第 19 版

哈里森内科学——
泌尿系统疾病分册

19th Edition
HARRISON'S PRINCIPLES OF
INTERNAL MEDICINE

注 意

医学是一门不断探索的学科。随着新的研究和临床试验不断拓宽我们现有的知识，医学手段和药物治疗也在不断更新。这本书是作者和出版商通过不懈努力、查阅多方资料，为读者提供的完整且符合出版时标准的内容。然而，鉴于难以避免的人为错误或医学科学的多变性，本书作者、出版商或其他参与本书准备和出版的工作人员均无法保证本书的每一方面都是准确和完整的，当然他们对本书中所有错误、纰漏或引用信息所产生的后果也难以承担所有的责任。我们鼓励读者参阅其他资料来验证本书的内容。例如，我们特别建议读者在使用每一种药物时查阅相关产品信息以确保本书内容的信息准确性，确认本书推荐的剂量或使用的禁忌证有无变化，尤其是涉及新的或不常用的药物时。

第 19 版

哈里森内科学——泌尿系统疾病分册

19th Edition
HARRISON'S PRINCIPLES OF INTERNAL MEDICINE

原　著　Dennis L. Kasper
　　　　Anthony S. Fauci
　　　　Stephen L. Hauser
　　　　Dan L. Longo
　　　　J. Larry Jameson
　　　　Joseph Loscalzo
主　译　余学清

北京大学医学出版社

HALISEN NEIKEXUE (DI 19 BAN) ——MINIAO XITONG JIBING FENCE

图书在版编目（CIP）数据

哈里森内科学：第 19 版. 泌尿系统疾病分册 /（美）丹尼斯·L. 卡斯帕（Dennis L. Kasper）等原著；余学清主译. —北京：北京大学医学出版社，2017.5
书名原文：Harrison's Principles of Internal Medicine，19/E
ISBN 978-7-5659-1534-5

Ⅰ. ①哈… Ⅱ. ①丹…②余… Ⅲ. ①内科学②泌尿系统疾病—诊疗 Ⅳ. ①R5

中国版本图书馆 CIP 数据核字（2016）第 314689 号

北京市版权局著作权合同登记号：图字：01-2016-2115

Dennis L. Kasper，Anthony S. Fauci，Stephen L. Hauser，Dan L. Longo，J. Larry Jameson，Joseph Loscalzo
HARRISON'S PRINCIPLES OF INTERNAL MEDICINE，19th Edition
ISBN 9780071802154
Copyright © 2015 by McGraw-Hill Education.

All Rights reserved. No part of this publication may be reproduced or transmitted in any form or by any means, electronic or mechanical, including without limitation photocopying, recording, taping, or any database, information or retrieval system, without the prior written permission of the publisher.

This authorized Chinese translation edition is jointly published by McGraw-Hill Education and Peking University Medical Press. This edition is authorized for sale in the People's Republic of China only, excluding Hong Kong SAR, Macao SAR and Taiwan.

Copyright © 2016 by McGraw-Hill Education and Peking University Medical Press.

版权所有。未经出版人事先书面许可，对本出版物的任何部分不得以任何方式或途径复制或传播，包括但不限于复印、录制、录音，或通过任何数据库、信息或可检索的系统。

本授权中文简体字翻译版由麦格劳-希尔（亚洲）教育出版公司和北京大学医学出版社合作出版。此版本经授权仅限在中华人民共和国境内（不包括香港特别行政区、澳门特别行政区和台湾）销售。

版权© 2016 由麦格劳-希尔（亚洲）教育出版公司与北京大学医学出版社所有。

本书封面贴有 McGraw-Hill Education 公司防伪标签，无标签者不得销售。

哈里森内科学（第 19 版）——泌尿系统疾病分册

主　　译：	余学清
出版发行：	北京大学医学出版社
地　　址：	（100191）北京市海淀区学院路 38 号　北京大学医学部院内
电　　话：	发行部 010-82802230；图书邮购 010-82802495
网　　址：	http://www.pumpress.com.cn
E - mail：	booksale@bjmu.edu.cn
印　　刷：	北京佳信达欣艺术印刷有限公司
经　　销：	新华书店
责任编辑：	高　瑾　武翔靓　　责任校对：金彤文　　责任印制：李　啸
开　　本：	889mm×1194mm　1/16　　印张：8.5　　彩插：4　　字数：290 千字
版　　次：	2017 年 5 月第 1 版　2017 年 5 月第 1 次印刷
书　　号：	ISBN 978-7-5659-1534-5
定　　价：	55.00 元

版权所有，违者必究
（凡属质量问题请与本社发行部联系退换）

译者名单（按姓名汉语拼音排序）

艾　珍（中山大学附属第一医院）
陈　崴（中山大学附属第一医院）
陈冬妮（中山大学附属第一医院）
樊　力（中山大学附属第一医院）
郭群英（中山大学附属第一医院）
黄　蓉（中山大学附属第一医院）
黄娜娅（中山大学附属第一医院）
李　明（中山大学附属第一医院）
李　伟（中山大学附属第一医院）
李剑波（中山大学附属第一医院）
林震川（中山大学附属第一医院）
罗绮媚（中山大学附属第一医院）
王　梦（中山大学附属第一医院）

文　琼（中山大学附属第一医院）
吴海珊（中山大学附属第一医院）
吴雨茜（中山大学附属第一医院）
夏　茜（中山大学附属第一医院）
杨琼琼（中山大学附属第一医院）
叶红坚（中山大学附属第一医院）
尹沛然（中山大学附属第一医院）
余健文（中山大学附属第一医院）
余学清（中山大学附属第一医院）
张　望（中山大学附属第一医院）
张涤华（中山大学附属第一医院）
钟　忠（中山大学附属第一医院）
周　琴（中山大学附属第一医院）

译者前言

《哈里森内科学》是一套在全球范围都具有良好声誉的高水平经典医学教科书。自20世纪50年代起，该教材每4年更新，由于它的权威性和实用性，已先后被译成德文、法文、日文、西班牙文等多种文字，为培养临床医生发挥了重要作用。

《哈里森内科学》系列教材的成功来源于其几十年形成的优良传统。首先，该教材重视阐述疾病的病理生理机制，这非常符合医学规律。因为同一种疾病可能出现多种临床表现，而同一个临床表现可能出现于多种不同疾病，可以说病理生理机制是疾病的"核心"。只有深刻理解疾病的病理生理机制，才能更好地理解其病因、病理、临床表现、诊断、鉴别诊断、治疗和预防等。这也是医生"知其然，知其所以然"的必要步骤。对于治疗也是如此，只有充分了解可能的获益和风险，才能给患者最合适的治疗。其次，该教材重视纳入和跟踪该领域的最新进展。每次再版时，编者们都会对全书内容进行大范围更新，从浩瀚的医学进展中进行归纳、总结，筛选出最有益于医学实践的新知识。因此，这套教材总是能带给读者耳目一新的感觉。再有，该教材特别注重图文并茂，以求更好地传递知识。编者们充分利用精心设计的图表信息，简明扼要地概括复杂的发病机制等内容，使广大读者受益匪浅。最后，该教材均邀请本领域的知名专家担任编者，他们在各自领域都有非常出色的工作表现和卓越成果，对其所编写的内容有着透彻的理解，因此能从整体上保证全书的权威性。

《哈里森内科学（第19版）——泌尿系统疾病分册》的内容主要涉及泌尿系统及其相关领域。我们非常乐意，也很荣幸接受此分册的翻译任务，以帮助中国肾内科医生阅读和学习。衷心感谢每一位译者的辛苦付出，正是因为他们夜以继日、加班加点地工作，才能如期把这部中文译著呈现给广大读者。

最后需要说明的是，虽然译者都付出了最大努力，但限于时间仓促和能力有限，失准和错误在所难免。各位读者在阅读此教材过程中如有任何意见或建议，请与出版社或作者联系，我们将在修订时予以更正。

余学清
2017年1月26日于广州

原著序

我们非常荣幸地向读者呈现《哈里森内科学（第19版）》。自从第1版于65年前问世以来，医学的各个领域和医学教育有了突飞猛进的进展，并衍生了许多新的学科。

在保留本书主旨的同时，本版在修订时进行了大范围的修改，以满足读者的不同需求，并使其能够以不同的方法和形式获取和应用知识。目前全球医学教育的焦点已经从经典的结构、功能、疾病转变为整合性的、常常是以病例为基础的学习方法——将基础医学和流行病学与疾病的诊断和治疗实践有机地结合起来。本书的许多更新和改进都体现了现代的医学教育与临床医疗理念。

本版本进行了全面的更新以展现临床医学的经典病理生理基础，并详述了目前可以获得的现代医疗模式下评估症状及有效治疗疾病的前沿方法和工具。同时新增补了丰富的照片、放射影像图、示意图、患者诊治流程图和表格等。使得最新版本同时具有使用的高效性和灵活性。

自《哈里森内科学》第1版于1949年出版以来，医学科学经历了惊人的进展。第1版出版之时，消化性溃疡被认为由应激引起，几乎所有不能切除的肿瘤均会导致患者死亡，风湿性心脏瓣膜病发病广泛，乙型病毒性肝炎和人类免疫缺陷病毒（HIV）感染都是未知的疾病。经过此后的数十年，消化性溃疡的感染性病因和治疗方法都已明确；诊断和治疗方法的进展使得2/3的癌症可以获得治愈；风湿性心脏瓣膜病已经消失；冠状动脉粥样硬化性疾病逐渐流行发展——并至少在一定程度上通过危险因素的控制可使其有所减少；乙型病毒性肝炎和其所致的肝硬化和细胞性肝癌成为通过疫苗可以预防的疾病；HIV，这一最初被认为是致命性的世界范围内的灾难，变成了一种可以治愈的慢性疾病。值得注意的是，新兴与复现的疾病成为医学研究与实践的挑战，同时一种新的对于系统概念的理解，如微生物群系，提供了一种全新的、令人兴奋的可用于理解和管理健康与疾病状态的可能方法。

我们要感谢很多人对于本书出版所做出的贡献。首先作者团队进行了卓越的工作，整合大量科学临床数据，创作出一个个对于内科医学临床疾病富于艺术性权威描述的章节。在当今这样一个信息爆炸、快速更新的环境下，我们保证本书中所提供的信息都是当前最新的。专家在撰写时还给予了有益的建议和关键点的提示，使得本书重点突出，层次清晰。我们还要对创作团队中的编校人员表示感谢，他们在不同的创作时期时刻关注工作动态并与作者、麦克劳希尔教育集团保持联系，这些编校人员是：Patricia Conrad，Patricia L. Duffey，Gregory K. Folkers，Julie B. McCoy，Elizabeth Robbins，Anita Rodriguez，Stephanie Tribuna。

麦克劳希尔教育集团在本书的出版过程中给予了持续的支持和专业意见。James Shanahanm，麦克劳希尔教育集团专业图书出版部的出版副总监，是创作团队的杰出而富有洞察力的伙伴，指导本书的进展。Kim Davis本书的副总编辑熟练地确保有多个作者参与的章节中各部分顺畅而高效的整合。Dominik Pucek管理新的视频资源。Jeffrey Herzich精干地承担起本书的产品经理职责。

总之，我们无比荣幸能够编著《哈里森内科学（第19版）》，并且满怀期望地将她推荐给读者们。我们在编写本书的过程中学习到了很多，也希望读者能够发现她独一无二的教育价值。

作者团队

目 录

第一部分　泌尿系统疾病

第一章　肾的细胞和分子生物学 …………… 1
第二章　肾对损伤的适应 ……………………… 12
第三章　急性肾损伤 …………………………… 17
第四章　慢性肾病 ……………………………… 31
第五章　透析在肾衰竭治疗中的应用 ……… 44
第六章　移植在肾衰竭治疗中的应用 ……… 49
第七章　肾小球疾病 …………………………… 57
第八章　多囊肾和其他遗传性肾小管生长和
　　　　发育障碍 …………………………… 80
第九章　肾小管间质疾病 ……………………… 88
第十章　肾的血管性疾病 ……………………… 97
第十一章　肾结石 ……………………………… 101
第十二章　尿路梗阻 …………………………… 107

第二部分　泌尿系统相关感染性疾病

第十三章　尿路感染、肾盂肾炎和
　　　　　前列腺炎 ………………………… 112

索引 …………………………………………… 122

第一部分　泌尿系统疾病
Disorders of the Kidney and Urinary Tract

第一章　肾的细胞和分子生物学
Cellular and Molecular Biology of the Kidney

Alfred L. George, Jr., Eric G. Neilson
（余健文　译　周琴　审校）

肾是人体最为高度分化的器官之一。在胚胎发育末期，近30种不同的细胞类型形成由一个动态的由间质包绕的大量滤过性毛细血管和节段肾单位群。这种细胞的多样性调节多种复杂的生理过程。内分泌功能、血压和肾小球内血流动力学调节、溶质和水分转运、酸碱平衡、药物代谢产物清除等都是通过肾复杂的反应机制完成的。这种生理功能的多元性依赖于复杂生物从海洋到陆地上生活进化而来的精巧的肾单位结构。

胚胎发育

如图1-1所示，肾是在许多基因的时序调控下由中胚层发育而来的。这些基因的转录由形态发生的信号启动，诱导输尿管芽侵入后肾芽基，在后者中诱导原始间充质细胞形成早期肾单位。双侧输尿管芽由后肾导管发育而来，成熟后分隔成独立的集合系统，最终形成肾盂和输尿管。由发育信号诱导的间充质组织发生间充质上皮细胞转分化，在输尿管芽近端形成逗号形小体，被分支血管母细胞来源的内皮细胞侵入并分隔、包绕形成S形肾单位。在血管内皮生长因子（VEGF-A）的调控下，这些侵入细胞形成由周围系膜细胞支持的毛细血管，进而分化成血浆溶质和水分的肾小球滤过器。输尿管芽发出分支，每个分支形成一套新的肾单位。分支数目最终决定每个肾中肾单位的总数。正常出生体重的成人，其每个肾中约有90万个肾小球，而低出生体重成人的肾小球数目可少至22.5万个，后者出现合并症风险显著增加。

在发育中的相邻足细胞分泌的VEGF-A和血管生成素1的调控下，肾小球分化为具有有孔内皮的复杂毛细血管过滤器。朝向肾小囊腔的上皮足细胞包绕外层基底膜，支持着新形成的内皮毛细血管。部分足细胞通过上皮向间充质细胞转分化过程发生极化，周期性剥落入肾小囊腔，小部分足细胞则会发生细胞凋亡；这些丢失的细胞只能通过肾小囊壁层迁移上皮细胞进行补充，补充受损可导致大量蛋白尿。足细胞通过特殊的足突结构附着于基底膜上，并与其相邻细胞共同构成裂隙膜。裂隙膜通过nephrin、annexin-4、CD2AP、FAT、ZO-1、P-cadherin、podocin、TRPC6、PLCE1及Neph1～3等蛋白质的协同相互作用构成血浆水分和溶质的滤过屏障。许多编码这些蛋白质的基因发生突变也可导致大量蛋白尿。肾小球毛细

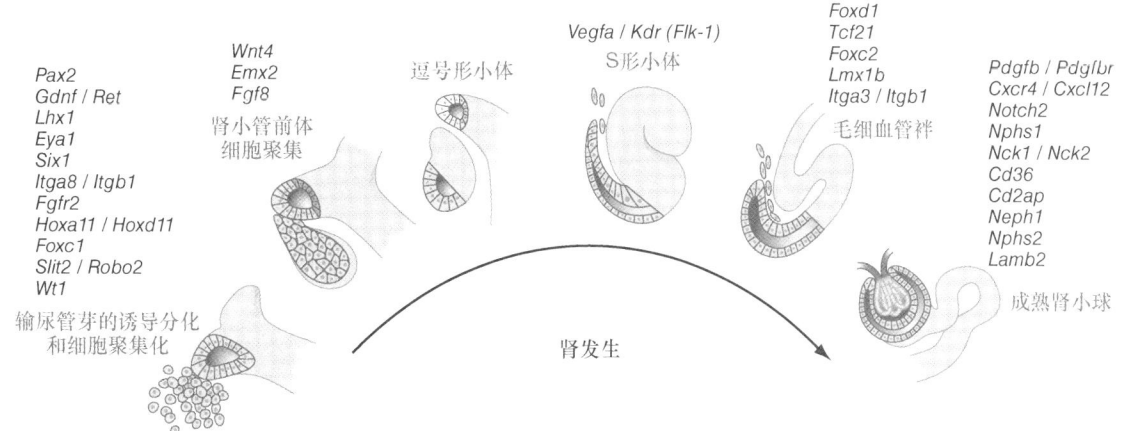

图1-1　调控肾发育的基因。大量基因在哺乳动物肾小球发育的各个阶段被鉴定出来。图中所列基因均已在各种基因改造小鼠中得到验证，它们的表达对应于由Saxen在1987年提出的经典肾发育分期

血管袢嵌于肾小囊壁层及近端肾小管上皮细胞包绕的系膜基质中。系膜细胞与小动脉或球旁细胞的胚胎来源一致，含有可收缩的肌动-肌球蛋白纤维。这些系膜细胞与肾小球毛细血管袢相连，其分泌的基质维持后者于紧密排列中。

肾单位之间为肾间质，此区域形成包绕肾小球及其下游肾小管的功能性空间；局部定居及迁移的细胞，包括成纤维细胞、树突状细胞、零星的淋巴细胞、载脂巨噬细胞等，都在肾间质内。皮髓质毛细血管可对经肾小管再处理后的肾小球滤过液中的水分和溶质进行重吸收，它们是间质纤维组织及支持肾小管折叠样标志性结构的结缔组织网的组成部分。这些结构相互关联的精确性决定了肾独特的生理功能。

在胚胎发育过程中，每个肾单位分为近端小管、髓袢降支和升支、远端小管和集合管。这些经典的肾小管节段由高度特异上皮细胞排列、行使特定区段生理功能的亚节段组成。所有肾单位都有相同的结构组成，按其在肾中的位置可分为两类。大部分肾单位为皮质肾单位，肾小球位于中和外皮质层；小部分肾单位为近髓肾单位，肾小球位于皮质层和外髓质层交界处。皮质肾单位髓袢短，而近髓肾单位髓袢较长。两者的血供也极为不同。皮质肾单位的管周毛细血管可供应相邻肾单位，而近髓肾单位则依赖于被称为直小血管的独立毛细血管网。皮质肾单位数目更多，且其入球小动脉较出球小动脉粗，故大部分滤过是由皮质肾单位完成；近髓肾单位则通过较长的髓袢建立尿液浓缩的渗透梯度。发育信号如何诱导这些特异上皮细胞在不同肾小管节段中分化的机制尚不清楚。

肾小球滤过的影响因素及其调节

肾血流量约占心排血量的20%，即1000ml/min。血流经入球小动脉到达肾单位，进入肾小球毛细血管，随后大量液体和溶质发生滤过作用形成肾小管液。肾小球毛细血管远端汇集成出球小动脉，进入管周次级毛细血管网络（皮质管周毛细血管或髓质直小血管）的第一节段（如图1-2A）。因此，肾单位具有两套毛细血管床，由出球小动脉隔开，出球小动脉可调控两者的静水压。远端毛细血管进入小静脉分支，再汇集成大静脉，最后形成肾静脉。

跨肾小球毛细血管静水压梯度是肾小球滤过的主要驱动力，而由未滤过的血浆蛋白浓度决定的毛细血管内胶体渗透压可部分抵消静水压梯度，从而对抗肾小球滤过发生。当毛细血管内胶体渗透压随血液流动逐渐升高时，肾小球滤过的驱动力在到达出球小动脉处降低到零。约20%肾血浆流量滤过到肾小囊，肾小球滤过率（glomerular filtration rate，GFR）与肾血浆流量的比值被称为滤过分数。多个因素参与生理状况下肾小球滤过的调节，主要因素为血流动力学。

由于存在GFR的自身调节，虽然肾小球滤过受到肾小球动脉压的影响，但在生理血压波动范围内，这种关系并不是线性的。肾小球滤过的自身调节由调节入球或出球小动脉阻力的三个因素所决定：入球小动脉的血管反应性自主反射（肌源性）、管球反馈（TGF）及血管紧张素Ⅱ介导的出球小动脉收缩。肌源性反射是对抗肾血流波动的第一道防线。肾灌注压的急性改变，包括血压升高或降低，可引起入球小动脉反射性收缩或舒张。这个机制有助于保护肾小球毛细血管免受收缩压突然改变的影响。

TGF通过入球小动脉反射性收缩或舒张来改变滤过率和肾小管流量，该过程是由位于髓袢升支粗段、可感受小管液溶质浓度和流速的致密斑细胞介导的。GFR升高时，小管液流速增加，到达致密斑的溶质也增加（图1-2B），引起入球小动脉收缩，使GFR回降至正常。NaCl重吸收增加诱导致密斑细胞释放可溶性信号成分腺苷三磷酸（ATP），ATP在细胞外代谢分解产生腺苷，后者是入球小动脉的强效收缩因子。当GFR下降时，到达致密斑的溶质减少，TGF减弱，引起入球小动脉舒张，使GFR增加至正常水平。血管紧张素Ⅱ及活性氧可增强TGF，而一氧化氮（NO）可抑制这一过程。

参与GFR自身调节的第三个因素是血管紧张素Ⅱ。肾血流量下降时，邻近致密斑、肾小球旁器区域内的入球小动脉壁上的颗粒细胞释放肾素（图1-2B）。肾素是一类蛋白水解酶，可催化血管紧张素原转化为血管紧张素Ⅰ，后者在血管紧张素转化酶（ACE）催化下转化为血管紧张素Ⅱ（图1-2C）。血管紧张素Ⅱ引起出球小动脉收缩，导致肾小球静水压升高，从而使GFR增加至正常水平。

肾小管转运机制

肾小管由形态和功能差异极大、高度分化的上皮细胞组成（图1-3）。肾小管各段的上皮细胞通过相邻细胞侧膜的特殊结构紧密相互连接形成单细胞层。紧密连接形成分隔肾小管腔和肾间质的闭合屏障，并将细胞膜分成不同的功能区域：朝向管腔面的细胞顶端膜和朝向间质的细胞基底侧膜。这种功能分区使细胞膜上蛋白质和脂质呈不对称性分布。由于这一特点，肾小管上皮细胞被称为极化性的。细胞膜蛋白（尤其是介导转运过程的蛋白质）的不对称分布提供了通过肾单位进行液体和溶质定向转运的结构基础。

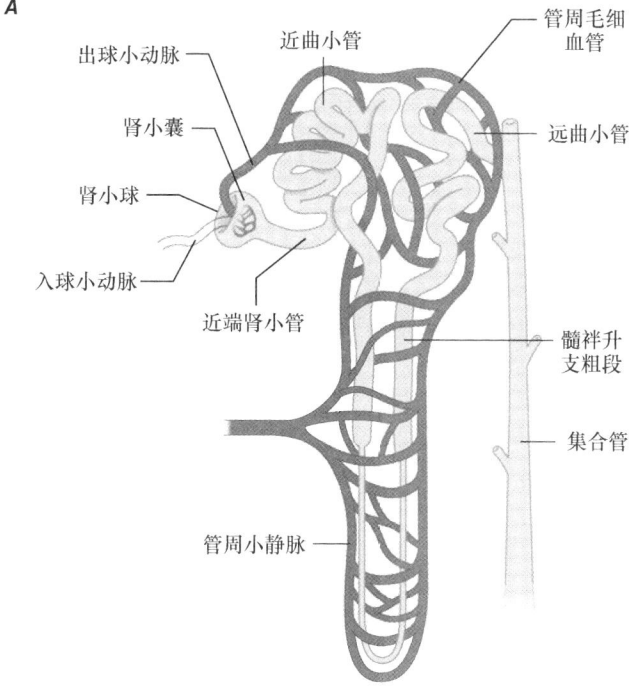

上皮细胞溶质转运

肾小管上皮细胞的转运可分为两种类型。由转运蛋白、通道或泵介导、液体和溶质顺次通过细胞顶端膜和基底侧膜（或反之）的途径被称为跨细胞转运，而液体和溶质经相邻细胞间狭窄通道转运的途径被称为细胞旁转运。细胞旁转运通过紧密连接完成，提示紧密连接并非完全"紧密"。实际上，某些上皮细胞层可发生较多的细胞旁转运，称之为渗漏性上皮；而其他上皮细胞层的紧密连接可更有效地限制细胞旁转运，称之为紧密上皮。另外，由于离子电荷经细胞旁途径转运的能力决定着上皮细胞层的电势阻力，渗漏性上皮和紧密上皮分别又被称为低阻力和高阻力上皮。近端肾小管包含渗漏性上皮，而远端肾单位节段，如集合管，则包含紧密上皮。渗漏性上皮最适合于大量溶液重吸收，而紧密上皮可对转运过程进行更精细的调控。

细胞膜转运

细胞膜由排斥水和含水溶质的疏水脂质构成。水和溶质跨细胞膜转运是通过不同类型的膜整合蛋白完成的，包括通道、泵及转运蛋白。这些不同的机制介导各自特定的转运方式，包括主动转运（泵）、被动转运（通道）、易化扩散（转运蛋白）及继发性主动转运（协同转运体）。主动转运需要 ATP 水解代谢产生的能量，介导主动转运的泵是离子转运 ATP 酶，包括广泛表达的 Na^+/K^+-ATP 酶、H^+-ATP 酶及 Ca^{2+}-ATP 酶。主动转运可建立细胞膜两侧离子浓度差，并驱动离子逆化学梯度运动。某一离子（如 Na^+）浓度梯度产生的电势能量可用于其他机制的转运方式（继发性主动转运）。泵通常可产生电位差，即其可造成细胞膜两侧静电负荷不对称分布并建立跨膜电位。溶质通过膜蛋白发生简单扩散的方式称为被动转运。这种转运方式由选择性通透膜蛋白组成的通道介导，可允许溶质或水分顺浓度或电位梯度跨经细胞膜。易化扩散是一类特殊的被动转运，由被称为载体或单转运体的单纯转运蛋白介导。例如，己糖转运体 GLUT2 介导葡萄糖在肾小管细胞中的转运。这些转运体由快速代谢造成胞外浓度高、胞质浓度低的葡萄糖浓度梯度所驱动。许多其他转运体可同向（共转运体或协同转运体）或逆向（反向转运体或交换体）转运两种或两种以上离子或溶质跨经细胞膜。这些离子或溶质的运动可能不产生静电负荷改变（电中性），或者改变电荷平衡（电生性）。编码各种通道、转运蛋白或其调节因

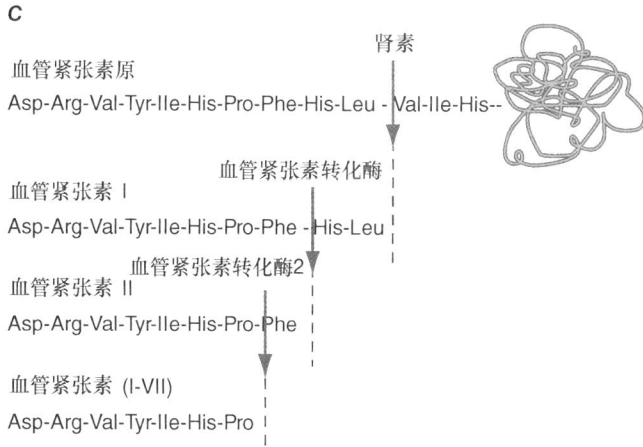

图 1-2（见书后彩图） 肾微循环和肾素-血管紧张素系统。A. 肾单位与肾小球毛细血管袢及管周毛细血管网的解剖关系示意图；B. 肾小球及其球旁器（包括致密斑及相邻的入球小动脉）的局部放大图；C. 血管紧张素生成的蛋白水解步骤

子的基因发生突变可导致多种表现为肾小管溶质和水分转运障碍的遗传性疾病的发生（表1-1）。

各段肾单位的功能

肾单位的每个解剖节段都有其特性及专职化功能，以保证选择性地转运水分和溶质（图1-3）。通过肾单位各段顺次的重吸收和分泌，肾小管液逐步形成终尿。明确肾小管水分和溶质转运的主要机制对理解肾功能的激素调节及肾分泌的药物干预至关重要。

表1-1 影响肾小管离子和溶质转运的遗传性疾病		
疾病或综合征	基因	OMIM[a]
近端肾小管酸中毒	钠碳酸氢盐协同转运体（SLC4A4，4q21）	604278
Fanconi-Bickel综合征	葡萄糖转运体，GLUT2（SLC2A2，3q26.2）	227810
孤立性肾性糖尿病	钠葡萄糖协同转运体（SLC5A2，16p11.2）	233100
胱氨酸尿症		
Ⅰ型	胱氨酸、二碱基和中性氨基酸转运体（SLC3A1，2p16.3）	220100
非Ⅰ型	氨基酸转运体，轻亚型（SLC7A9，19q13.1）	600918
赖氨酸尿性蛋白耐受不良	氨基酸转运体（SLC7A7，4q11.2）	222700
哈特纳普病	中性氨基酸转运体（SLC6A19，5p15.33）	34500
伴高钙血症的遗传性低血磷性佝偻病	钠磷酸盐协同转运体（SLC34A3，9q34）	241530
肾性低尿酸血症		
1型	尿酸-阴离子交换体（SLC22A12，11q13）	220150
2型	尿酸转运体，GLUT9（SLC2A9，4p16.1）	612076
登特病	氯通道，ClC-5（CLCN5，Xp11.22）	300009
伴肾衰竭的X-连锁隐性肾石病	氯通道，ClC-5（CLCN5，Xp11.22）	310468
X-连锁隐性低血磷性佝偻病	氯通道，ClC-5（CLCN5，Xp11.22）	307800
累及髓袢的遗传性疾病		
巴特尔综合征		
1型	钠钾氯协同转运体（SLC12A1，15q21.1）	241200
2型	钾通道，ROMK（KCNJ1，11q24）	601678
3型	氯通道，ClC-Kb（CLCNKB，1p36）	602023
伴感觉神经性耳聋	氯通道辅助亚基，Barttin（BSND，1p31）	602522
伴类巴特尔综合征的常染色体显性低钙血症	钙感应受体（CASR，3q13.33）	601199
家族性低尿钙高血钙症	钙感应受体（CASR，3q13.33）	145980
原发性低镁血症	Claudin-16或paracellin-1（CLDN16或PCLN1，3q27）	248250
孤立性肾丢镁	Na^+/K^+-ATP酶，γ1亚基（ATP1G1，11q23）	154020
累及远端肾小管和集合管的遗传性疾病		
Gitelman综合征	钠氯协同转运体（SLC12A3，16q13）	263800
伴继发性低钙血症的原发性低镁血症	Melastatin相关瞬时受体电位通道6（TRPM6，9q22）	602014
假性醛固酮增多症（利德尔综合征）	上皮细胞钠通道β或γ亚基（SCNN1B，SCNN1G，16p12.1）	177200
隐性假性醛固酮减少症1型	上皮细胞钠通道α，β或γ亚基（SCNN1A，12p13；SCNN1B，SCNN0G16pp12.1）	264350
假性醛固酮减少症2型（戈登高钾血症-高血压综合征）	激酶WNK-1，WNK-4（WNK1，12p13；WNK4，17q21.31）	145260
X-连锁肾性尿崩症	血管紧张素V2受体（AVPR2，Xq28）	304800
肾性尿崩症（常染色体）	水通道蛋白2（AQP2，12q13）	125800
远端肾小管酸中毒		
常染色体显性	阴离子交换体1（SLC4A1，17q21.31）	179800
常染色体隐性	阴离子交换体1（SLC4A1，17q21.31）	602722
伴神经性耳聋	质子泵ATP酶，$β_1$亚基（ATP6V1B1，2p13.3）	192132
听力正常	质子泵ATP酶，116kD亚基（ATP6V0A4，7q34）	602722

[a] 在线《人类孟德尔遗传》数据库（http://www.ncbi.nlm.nih.gov/Omim）

近端肾小管

近端肾小管重吸收滤过液中约60%的NaCl和水、约90%的HCO_3^-及大部分的重要营养成分（如葡萄糖和氨基酸）。近端肾小管同时采用跨细胞转运和细胞旁转运机制。近端肾小管细胞顶端膜通过致密排列的微绒毛即刷状缘来增加重吸收表面积，同时细胞间的紧密连接为渗漏性，可以保证高效的液体重吸收。

溶质和水分经紧密连接进入另一侧的细胞间组织间隙，被管周毛细血管吸收。近端肾小管的大量液体重吸收是由管周毛细血管内的高胶体渗透压及低静水压所驱动。绝大多数溶质的细胞转运与基底膜侧Na^+/K^+-ATP酶建立的Na^+浓度梯度相偶联（图1-3A）。这个主动转运机制通过保持细胞内低Na^+浓度而维持较大的Na^+浓度梯度差。溶质重吸收也与由Na^+依赖的转运蛋白（包括Na^+-葡萄糖及Na^+-磷协同转运体）所建立的Na^+梯度相偶联。除细胞旁转运外，水分也可通过由顶端膜和基底侧膜上的组成性激活水通道（水通道蛋白-1）介导的跨细胞途径进行重吸收。

肾小管细胞通过碳酸酐酶依赖的机制来重吸收HCO_3^-。滤过液中的HCO_3^-首先与Na^+/H^+交换转运到小管液中的H^+结合，生成的H_2CO_3由刷状缘上的碳酸酐酶催化分解为水和二氧化碳。二氧化碳溶解后扩散进入细胞内，由胞质内的碳酸酐酶催化再次合成H_2CO_3。最后，细胞内的H_2CO_3分解为游离H^+和HCO_3^-，后者经基底侧膜上的Na^+/HCO_3^-协同转运体离开细胞。这个过程是可饱和的，当血浆HCO_3^-水平超过正常生理范围（24~26mmol/L）时，尿液中HCO_3^-将增加。碳酸酐酶抑制剂，如乙酰唑胺，是一类效应较弱的利尿剂，可抑制肾小管重吸收HCO_3^-，有助于碱化尿液。

近端肾小管通过滴定尿液中的氨（NH_3）和磷酸盐两种机制来参与泌酸。谷氨酰胺在近端肾小管细胞中代谢生成NH_3，随后NH_3扩散进入小管腔，与Na^+/H^+交换分泌至腔内的H^+结合生成铵离子（NH_4^+）。细胞内K^+水平负性调节近端肾小管氨生成，因此在醛固酮减少症中，血清K^+水平升高，氨生成减少，容易发生Ⅳ型肾小管酸中毒。滤过液中的磷酸氢根离子（HPO_4^{2-}）也在近端肾小管与管腔中的H^+结合形成$H_2PO_4^-$，这个反应是尿液缓冲液中可滴定酸的主要组成部分。滤过液中大部分的磷酸盐离子在近端肾小管被重吸收，这一过程是通过受到甲状旁腺激素调节的Na^+偶联协同转运过程来完成的。

在近端肾小管第一段，Cl^-的重吸收很少，其浓度升高可平衡HCO_3^-从小管液中移除造成的负电荷丢失；在近端肾小管后面各段，Cl^-的重吸收由细胞顶端膜转换体启动，使管腔内高浓度Cl^-与细胞内甲酸盐进行交换。甲酸根阴离子进入小管腔后被Na^+/H^+交换体分泌的H^+滴定形成中性甲酸，甲酸经细胞顶端膜被动地弥散入细胞内，释放出H^+，再进行循环利用。Cl^-通过基底侧膜的K^+/Cl^-协同转运体离开细胞进入组织间隙。

葡萄糖在近端肾小管末段时已基本被完全重吸收。葡萄糖的细胞转运由顶端膜上的Na^+-葡萄糖协同转运体启动，随后经基底侧膜上葡萄糖转运体介导的易化扩散进入组织间隙。这个过程也是可饱和的，因此当血浆葡萄糖水平超过180~200mg/dl时，就会出现糖尿，如见于未治疗的糖尿病。

近端肾小管细胞上有分泌各种有机酸（羧酸阴离子）和有机碱（主要是原胺类阳离子）的特异转运体。其中，转运的有机酸包括尿酸、二羧酸（琥珀酸）、酮酸，以及某些肾小球未滤过的、与蛋白质结合的药物（青霉素类、头孢菌素类、水杨酸盐类）。丙磺舒可抑制肾分泌有机酸，临床上应用有助于提高青霉素、奥司他韦等某些药物的血浆浓度。近端肾小管分泌的有机阳离子包括各种生物源性的胺神经递质（多巴胺、乙酰胆碱、肾上腺素、去甲肾上腺素和组胺）及肌酐。ATP依赖的转运体P-糖蛋白在刷状缘上表达丰富，可分泌多种医学上重要的药物，包括环孢素、地高辛、他克莫司及各种肿瘤化疗药物。西咪替丁、甲氧苄啶等某些药物可与内源性复合物竞争有机阳离子转运途径，导致血清肌酐水平升高，但实际的GFR并未改变。

近端肾小管通过不同类型的Na^+依赖及非Na^+依赖的转运系统有效地重吸收氨基酸。这些转运体可特异性识别不同的氨基酸基团。比如，胱氨酸、赖氨酸、精氨酸及鸟氨酸是由*SLC3A1*和*SLC7A9*基因编码的两个蛋白质所组成的系统转运。*SLC3A1*或*SLC7A9*的突变可影响这些氨基酸的重吸收，导致胱氨酸尿症。胰岛素、生长激素等肽类激素、β2-微球蛋白、白蛋白及其他小分子蛋白是由近端肾小管经吸收性胞吞作用以重吸收，并在酸化的胞吞溶酶体中进行降解。这些囊泡的酸化依赖于空泡的H^+-ATP酶和Cl^-通道。Cl^-通道基因（*CLCN5*）突变引起胞吞囊泡的酸化障碍可导致Dent病的低分子量蛋白尿。

髓袢

髓袢主要分为三段：降支细段、升支细段和升支粗段。这些分段的根据是细胞形态学和解剖位置，同时也与功能特异化有关。15%~25%肾小球滤过的 NaCl 在髓袢被重吸收，主要发生在升支粗段。髓袢通过逆流倍增的机制形成高渗的髓质间质，在尿液浓缩中有重要作用。此外，髓袢是最强效利尿剂（袢利尿剂）发挥作用的部位，同时也参与钙和镁离子的重吸收。

髓袢降支细段密集表达组成性激活的水通道蛋白1，因而对水通透性高。反之，髓袢升支对水几乎不通透。升支粗段的细胞顶端膜上有 $Na^+/K^+/2Cl^-$ 协同转运体，其与基底侧膜 Cl^- 通道和 Na^+/K^+-ATP 酶相偶联（图1-3B），从而维持高水平的 NaCl 继发性主动转运。$Na^+/K^+/2Cl^-$ 协同转运体是袢利尿剂的主要作用靶点。小管液的 K^+ 是这个协同转运体的主要限速底物（小管液的 K^+ 浓度与血浆浓度接近，约 4mmol/L），而转运活性则由顶端膜上 K^+ 通道介导的 K^+ 重复利用来维持。这个协同转运体也可通过替代 K^+ 来重吸收 NH_4^+，使 NH_4^+ 和 NH_3 在髓质间质聚集。Bartter 综合征是一类髓袢升支粗段病变的遗传性疾病，表现为盐消耗性肾病，伴有低钾血症和代谢性碱中毒。编码 $Na^+/K^+/2Cl^-$ 协同转运体（NKCC2）、顶端膜 K^+ 通道（KCNJ1）、基底侧膜 Cl^- 通道（CLCNKB，BSND）、或钙感应受体（CASR）的 5 个基因中任何 1 个发生功能缺失突变都可导致 Bartter 综合征。

钾离子的再利用也有助于维持小管腔内相对于间质区的正性静电负荷，从而驱动二价阳离子（Mg^{2+} 和 Ca^{2+}）经细胞旁途径进行重吸收。位于基底侧膜上的 Ca^{2+} 感应 G 蛋白偶联受体（CaSR）通过环 AMP 或类二十烷酸双重信号机制来调节 NaCl 在升支粗段的重吸收。这个受体可维持血浆 Ca^{2+} 水平和肾 Ca^{2+} 分泌的浓度差，其功能缺失突变可导致升支粗段对细胞外液 Ca^{2+} 反应减弱，从而引起家族高钙血症性低钙尿症。编码紧密连接复合物中的跨膜蛋白 paracellin-1 的基因 CLDN16 发生突变可导致家族性低镁血症，伴高钙尿症和肾钙沉着症，提示离子经升支粗段细胞旁途径转运的过程是受到调节的。

髓袢通过建立一个高渗的髓质间质，促进下游内髓层的集合管重吸收水分，从而浓缩尿液。逆流倍增机制通过两个逆流系统建立高渗性髓质间质：髓袢（相对的降支和升支）和直小血管（包绕髓袢的髓质管周毛细血管）。这两个系统的对流有助于维持内髓层的高渗性环境，而 NaCl 在升支粗段的重吸收是主要的启动因素。重吸收 NaCl 而不重吸收水使小管液稀释，从而增加髓质间质的渗透梯度。由于髓袢降支细段对水通透性高，其腔内小管液与组织间隙发生渗透平衡，导致溶质逐渐滞留于内髓层。髓质间质渗透梯度的最大化还需要尿素从集合管的部分再利用。

远曲小管

远曲小管重吸收约 5% 滤过的 NaCl。此段上皮细胞排列紧密，对水通透性差。NaCl 转运的主要途径包括顶端膜上电中性的噻嗪类敏感的 Na^+/Cl^- 协同转运体及与之偶联的基底侧膜上的 Na^+/K^+-ATP 酶和 Cl^- 通道（图1-3C）。顶端膜上 Ca^{2+} 选择性通道（TRPV5）和基底侧膜上 Na^+/Ca^{2+} 交换体介导钙离子在远曲小管的重吸收。Ca^{2+} 重吸收受到甲状旁腺激素调控，且与 Na^+ 重吸收负向调节。抑制顶端膜上的 Na^+/Cl^- 协同转运可降低细胞内 Na^+ 浓度，使基底侧膜 Na^+/Ca^{2+} 交换增加，从而促进 Ca^{2+} 从顶端膜上顺梯度进入细胞内。编码顶端膜上 Na^+/Cl^- 协同转运体的基因 SLC12A3 发生功能缺失突变可导致 Gitelman 综合征，表现为伴随低钾性碱中毒、低钙尿症的盐消耗性疾病。编码 WNK 激酶（WNK-1 和 WNK-4）的基因发生突变可导致假性醛固酮减少症 2 型或者 Gordon 综合征，表现为家族性高血压伴高钾血症。WNK 激酶可影响数个肾小管上的离子转运体的活性。这类疾病的基因突变引起远曲小管顶端膜上的 Na^+/Cl^- 协同转运体过度激活，盐重吸收显著增加，从而导致细胞外容量扩增和高血压。高钾血症可能是集合管顶端膜上 K^+ 通道活性减弱所致，后者是 K^+ 分泌的主要途径。编码 Mg^{2+} 通透性离子通道的基因 TRPM6 发生突变可导致家族性低镁血症伴低钙血症。TRPM6 和 TRPM7 蛋白组成的复合物对 Mg^{2+} 在远曲小管上的重吸收至关重要。

集合管

集合管调节尿液的最终组成。其分为皮质集合管和内髓集合管两个主要部分，参与重吸收 4%~5% 滤过的 Na^+，在水和电解质平衡的激素调节中起着重要作用。皮质集合管由高电阻上皮细胞组成，分为两种类型。一种为主细胞，它是重吸收水、Na^+ 及分泌 K^+ 的主要细胞类型，并且是醛固酮、保钾利尿药、盐皮质激素受体拮抗剂（如螺内酯）的作用靶点。另一种细胞类型是 A 型和 B 型闰细胞。A 型闰细胞也受醛固酮调节，介导泌酸和碳酸氢盐的重吸收；B 型闰细胞则介导碳酸氢盐的分泌和酸的重吸收。

主细胞和闰细胞的转运几乎都是通过跨细胞途径完成。在主细胞，Na^+ 通过细胞顶端膜上对阿米洛利敏感的上皮 Na^+ 通道（ENaC）被动扩散进入细胞，随后经基底侧膜 Na^+/K^+-ATP 酶进入间质（图 1-3E）。这一重吸收 Na^+ 的过程受到醛固酮的严密调控，并且多种蛋白水解酶可通过剪切 ENaC 的胞外结构域生理性激活这一过程。例如，肾病综合征患者小管液中的纤溶酶通过激活 ENaC 引起钠潴留。醛固酮经基底侧膜进入细胞，与胞质内盐皮质激素受体结合，随后发生转位进入细胞核内调控基因表达，引起 Na^+ 重吸收和 K^+ 分泌增加。ENaC 激活突变可增加 Na^+ 重吸收，导致低钾血症、高血压以及代谢性碱中毒（Liddle 综合征）。保钾利尿药阿米洛利和氨苯蝶啶可抑制 ENaC，减少 Na^+ 重吸收。

主细胞通过细胞顶端膜上的钾通道来分泌 K^+，多个因素参与调控这一过程。其中较重要的是 Na^+/K^+-ATP 酶通过维持细胞内高 K^+ 来建立有利于 K^+ 分泌至小管液的浓度梯度。只重吸收 Na^+ 而无阴离子使小管腔形成相对细胞内部负性的电荷环境，从而建立有利于 K^+ 分泌的电位梯度。当 Na^+ 重吸收受到抑制时，驱动 K^+ 分泌的电位梯度消失，这一机制可解释在使用保钾利尿药或盐皮质激素受体拮抗剂时不会出现尿液失钾过多的现象。醛固酮通过增加 Na^+ 局部转运建立有利的电位梯度及增加钾通道的数目和活性来促进 K^+ 的分泌。体液容量扩增，或者给予作用于皮质集合管上游的利尿剂时，小管液流速增加，可促进 K^+ 的分泌；小管液中存在相对不被重吸收的阴离子（包括碳酸氢盐和半合成青霉素类）时，小管腔内负性电荷增加，也可促进泌钾。甲氧苄啶、喷他脒等某些抗菌药可非特异性地抑制 ENaC，容易导致低钾血症，尤其当存在其他原因导致肾处理 K^+ 能力下降时。如下所述，受到血管加压素的调控，主细胞也可通过增加水通透性来参与水的重吸收。

闰细胞不参与 Na^+ 重吸收，但介导酸碱分泌。此类细胞介导两种类型的转运：H^+-ATP 酶（质子泵）介导的 H^+ 主动转运和 Cl^-/HCO_3^- 交换。这两种转运机制分别位于细胞膜顶端膜或基底侧膜上，以实现分泌酸或碱。A 型闰细胞顶端膜上的质子泵介导泌酸，基底侧膜上的 Cl^-/HCO_3^- 阴离子交换体介导碳酸氢盐重吸收（图 1-3E）。醛固酮增加 H^+-ATP 酶的数目，因而有时可导致代谢性碱中毒的发生。分泌的 H^+ 被从周围间质弥散入集合管腔内的 NH_3 结合。反之，B 型闰细胞的阴离子交换体位于顶端膜上，介导碳酸氢盐分泌；质子泵位于基底侧膜上，介导酸的重吸收。在酸中毒时，肾优先使用 A 型闰细胞以分泌过多的 H^+，并增加 HCO_3^- 重吸收；而在碳酸氢盐过剩的碱中毒时，则主要由 B 型闰细胞发挥作用。细胞外蛋白 hensin 介导这一适应机制。

内髓集合管细胞与皮质集合管主细胞有许多相似之处。这些细胞顶端膜上有 Na^+ 和 K^+ 通道，分别介导 Na^+ 重吸收和 K^+ 分泌（图 1-3F）。内髓集合管细胞上也有受血管加压素调节的水通道（顶端膜的水通道蛋白 2 和基底侧膜的水通道蛋白 3、4）。抗利尿激素即血管加压素与基底侧膜上 V2 受体结合，通过 G 蛋白介导的腺苷酸环化酶激活启动细胞内信号转导，引起细胞内环腺苷酸水平升高。这一信号级联效应刺激水通道插入到内髓集合管细胞的顶端膜，使水通透性增加，促进水重吸收，引起尿液浓缩。血管加压素分泌缺陷时，内髓集合管细胞对水不通透，导致尿液不能浓缩。

钠在内髓集合管细胞的重吸收也可被心房钠尿肽或肾钠尿肽（尿扩张素）所抑制。这两种肽由同一基因编码，由于对共同的前激素原的翻译后修饰不一致，所以生成不同的蛋白产物。容量扩增引起心房肌细胞分泌心房钠尿肽，而尿扩张素则由肾小管上皮细胞分泌。尿扩张素、心房钠尿肽分别与内髓集合管细胞顶端膜、基底侧膜上的受体结合，激活腺苷酸环化酶，从而上调胞质内环鸟苷酸水平。这一效应进而抑制细胞顶端膜上 Na^+ 通道活性，减少 Na^+ 净重吸收，导致尿钠排泄增多。

内髓集合管将尿素从小管腔内转运回到肾间质中，参与维持髓质间质的高渗性。尿素可从肾间质弥散进入髓袢升支和降支，进行循环利用。

水钠平衡的激素调节

人体的水钠平衡是由摄入量、在不同组织间隙的分布及经皮肤、肠、肾分泌的量所决定。决定溶液中细胞容量行为的渗透状态由水平衡调节（图 1-4A），细胞外液容量则由钠平衡调节（图 1-4B）。肾是这两个生理过程的重要调节器。

水平衡

渗透性由细胞内外效应渗透因子的不同浓度决定，其驱动水分朝细胞膜某一侧移动。经典的效应渗透因子，如 Na^+、K^+、各种阴离子等，是可滞留于细胞膜一侧的溶质分子，造成细胞膜两侧浓度不同，从而驱动水分移动，以达到渗透平衡。Na^+/K^+-ATP 酶维持大部分 K^+ 在细胞内、大部分 Na^+ 在细胞外。正常渗透压（约 280mmol/L）由控制水平衡的机制严密调控，防止组织遭受损害细胞功能的意外脱水（细胞皱缩）或水中毒（细胞膨胀）（图1-4A）。

渗透压调节机制与细胞外容量调节机制不同，尽管两者具有某些共同的生理过程。虽然细胞内K^+浓度在任何水平的渗透压中都有决定作用，但临床上用于评估渗透压的常规替代指标是血清Na^+浓度。体内总水分的减少使Na^+浓度升高，引起饥渴感，刺激垂体后叶分泌血管加压素，使肾排水减少，从而保留水分。反之，血浆Na^+浓度降低抑制血管加压素分泌，使肾排水增加。虽然所有表达机械敏感性通道TRPV1、2或4（包括其他潜在感受器）的细胞都会通过改变细胞容量和Ca^{2+}浓度来应对渗透压变化，但只有与终板血管器相连的$TRPV^+$神经元细胞才是渗透压感受性的。这些细胞具有神经元连接性，并与极小部分血脑屏障相邻，因而可以调节垂体后叶分泌血管加压素。刺激血管加压素分泌的主要因素是渗透压改变，其次还包括其他非渗透压信号，如血容量变化、压力、疼痛、恶心和某些药物。随着血浆渗透压升高，垂体后叶释放血管加压素呈线性增加，尽管由于细胞外容量的变化会有所不同（调节血容量和渗透压的机制之间互相影响的表现之一）。改变水分的摄入或排泄是调节血浆渗透压的方法之一；因此，渗透压调节控制着水平衡。

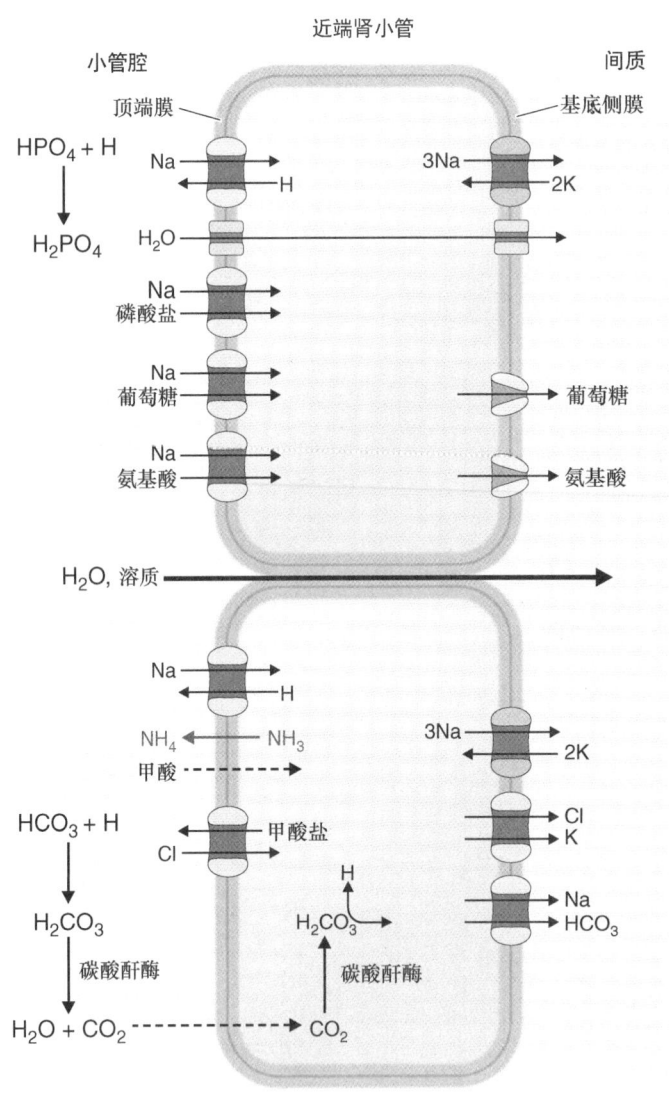

A

图1-3（见书后彩图） **肾单位主要节段的转运活动。** 图示为肾小管5个主要节段的典型细胞，细胞左侧为小管腔侧（顶端膜），右侧为肾间质侧（基底侧膜）。**A.** 近端肾小管细胞；**B.** 髓袢升支粗段细胞；**C.** 远曲肾小管细胞；**D.** 肾单位全貌；**E.** 皮质集合管细胞；**F.** 内髓集合管细胞。图中箭头指示溶质及水分经主要的膜转运蛋白、通道或泵转运的方向；对于某些转运活动，溶质前所加数字表示转运的化学计量值；利尿剂的主要作用靶点已在图中标注；对于内分泌激素的效应，带加号的箭头表示刺激效应，末端为垂直线的直线表示抑制效应；点线表示经细胞膜自由弥散；虚线表示髓袢升支粗段和远曲小管的细胞膜对水的非通透性

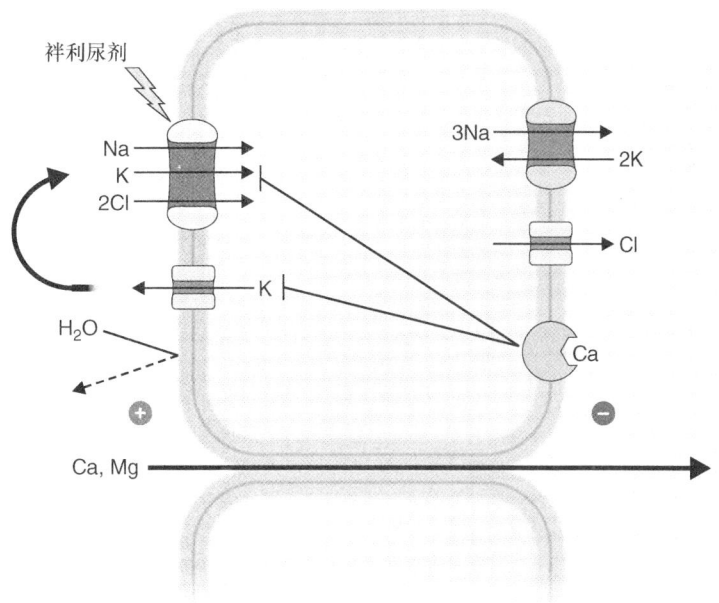

B

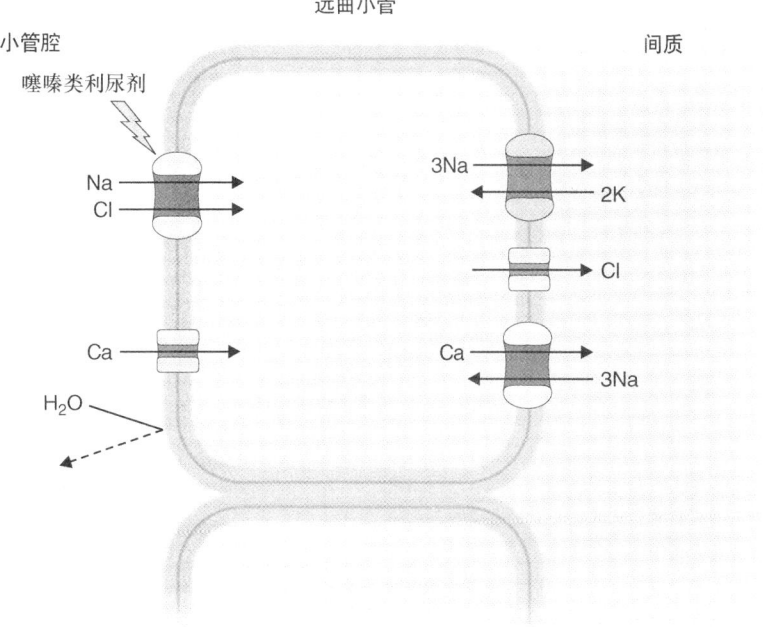

C

图 1-3 续图

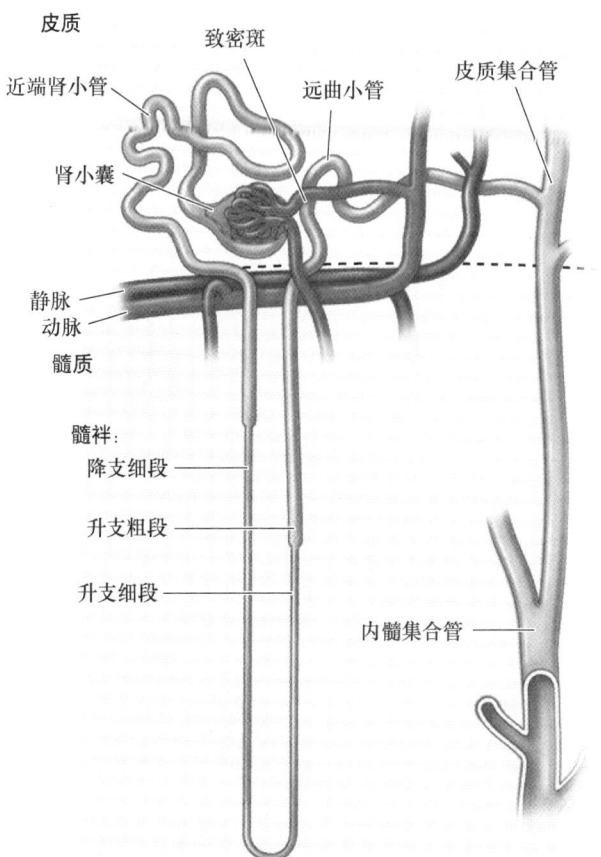

D

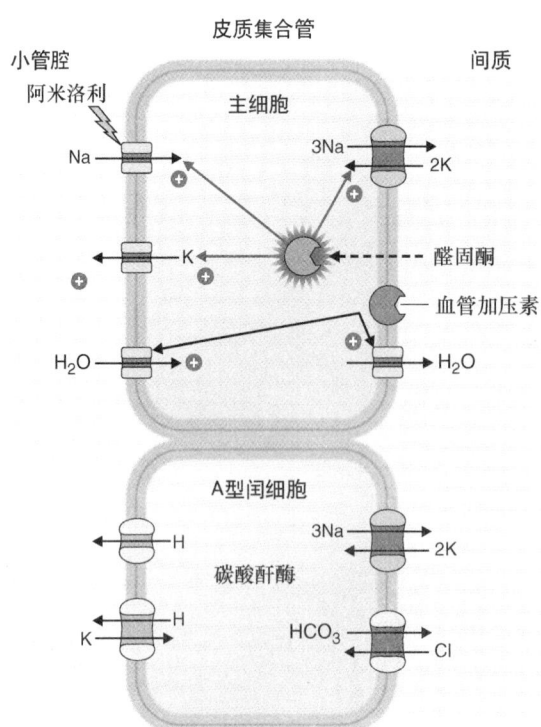

E

图 1-3　续图

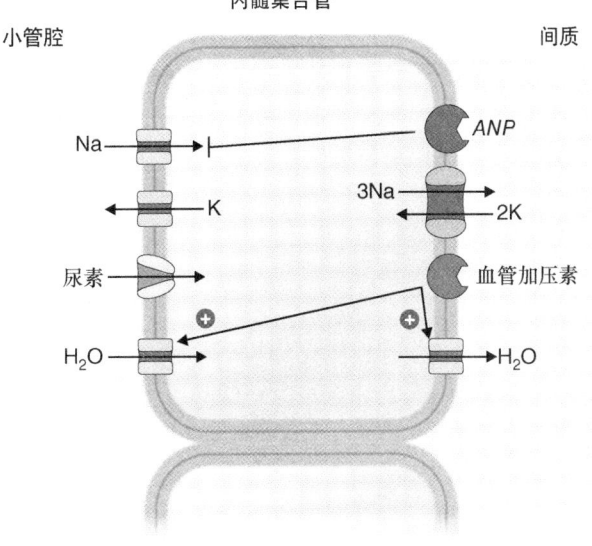

图1-3 续图

肾通过调节水分经肾的排泄在维持水平衡中发挥关键作用。肾可以浓缩尿液，使尿液渗透压高于血浆渗透压，从而保留水分；也可稀释尿液，使尿液渗透压低于血浆渗透压，以排泄过多水分。只有细胞膜上表达水通道蛋白，水分子才能进入或离开细胞。在肾中，所有近端小管和远端小管对水通透的节段都组成性表达水通道蛋白1并呈激活状态，而内髓集合管则表达受血管加压素调节的水通道蛋白2、3和4，参与促进水的快速通透。水分的净吸收最终由稀释的小管液与高渗的髓质间质之间的渗透梯度所驱动。

钠平衡

细胞外血容量受到动脉压、每搏量、心率、细胞外液中的水和溶质成分等因素的综合影响。Na^+和与之结合的阴离子是细胞外液中最为丰富的效应渗透因子，共同维持产生血管压力的血容量。在正常生理状态下，细胞外血容量是由钠平衡调节（图1-4B），而每日钠摄入和排泄的平衡受到局部血管的压力感受器和血管激素感受器的影响，后者由心房尿钠肽、肾素-血管紧张素-醛固酮系统、Ca^{2+}信号、腺苷、血管加压素、肾上腺素轴等调控。如果Na^+摄入超过Na^+排泄（Na^+正平衡），血容量增加，引起尿液Na^+排泄成比例地增加。反之，当Na^+摄入少于尿液排泄（Na^+负平衡），血容量减少，引起肾Na^+重吸收增加，从而减少尿液Na^+排泄。

肾素-血管紧张素-醛固酮系统是被研究得最为清楚的调控肾Na^+排泄的激素系统。肾素是由入球小动脉壁的颗粒细胞合成和分泌。其分泌受到多个因素调节，包括$β_1$-肾上腺素对入球小动脉的刺激、来自致密斑的信号转导及前列腺素类。肾素经ACE剪切最终生成血管紧张素Ⅱ，后者直接或间接促进肾重吸收Na^+和水分。血管紧张素Ⅱ可刺激近端肾小管Na^+/H^+交换直接增加Na^+重吸收，也可通过刺激肾上腺皮质分泌醛固酮来促进集合管Na^+重吸收。此外，血管紧张素Ⅱ可引起出球小动脉收缩，间接地增加滤过分数，进而升高管周毛细血管内的胶体渗透压，促进肾小管Na^+重吸收。最后，血管紧张素Ⅱ还可通过负反馈环路抑制肾素分泌。血管紧张素经ACE2的替代代谢产生舒张血管的多肽血管紧张素I-Ⅶ，后者通过Mas受体来拮抗血管紧张素Ⅱ对血压和肾功能的多种效应（图1-2C）。

醛固酮由肾上腺皮质的颗粒细胞合成和分泌，其与集合管主细胞胞质内的盐皮质激素受体结合，上调ENaC、顶端膜K^+通道和基底侧膜Na^+/K^+-ATP酶的活性。这些效应部分是由醛固酮刺激转录的基因所编码的血清/糖皮质激素诱导激酶1（SGK1）来介导。ENaC的活性可被SGK1介导的Nedd4-2磷酸化增强，后者促进Na^+通道在细胞膜上的重复利用。磷酸化的Nedd4-2与ENaC作用受阻，使细胞膜上Na^+通道密度增加，因而增加集合管重吸收Na^+的能力。

慢性暴露于醛固酮可引起尿液排钠减少，这种改变仅持续数天，随后尿钠排泄恢复正常。这种现象称为醛固酮逃逸，是由血容量扩增引起近端小管Na^+重吸收减少所致。未在近端小管重吸收的过多Na^+超过肾小管远端节段的重吸收能力。心房尿钠肽参与这一生理机制，但在心力衰竭、肾病综合征、肝硬化等疾病状况下，其效应消失，导致Na^+严重潴留和容量过度负荷。

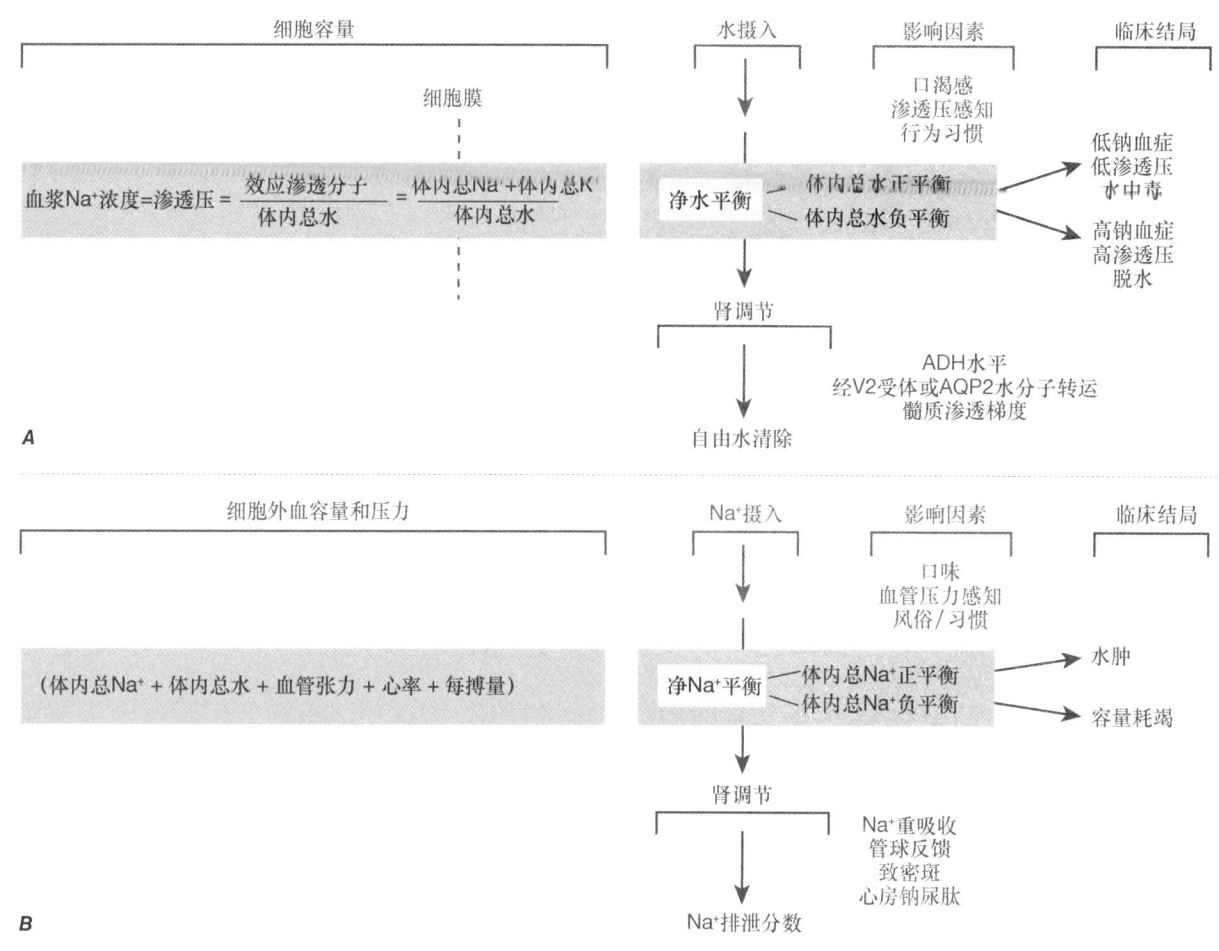

图 1-4 水钠平衡的影响因素。**A.** 血浆渗透压决定着特定溶液中细胞发生的容量改变行为,血浆 Na^+ 浓度是血浆渗透压的替代指标。渗透压由体内效应渗透因子总数与体内总水分的比值决定,或者可以简单理解为人体细胞外 Na^+、相应的阴离子总和,与细胞内 K^+ 总和的差值。净水平衡由渴感、渗透压感知、钠重吸收、血管加压素的释放、髓质渗透梯度的强度等因素综合决定,维持渗透压在 280mmol/L 左右的窄小波动范围。当水代谢障碍导致体内总水分增加时,将出现低钠血症、低渗透压和水中毒;反之,当体内总水分减少时,将发生高钠血症、高渗透压和脱水;**B.** 细胞外血容量和压力是由调节人体血管网容量和压力的体内总钠、总水分、血管张力、心率、每搏量等因素综合决定。细胞外容量由净钠平衡决定,后者受到口味、压力感受器、生活习惯、Na^+ 重吸收、致密斑或管球反馈、尿钠肽类的调节。当 Na^+ 代谢障碍导致体内总 Na^+ 增加时,将出现水肿;当体内总 Na^+ 减少,将发生容量耗竭。ADH,抗利尿激素;AQP2,水通道蛋白 2

第二章 肾对损伤的适应
Adaptation of the Kidney to Injury

Joseph V. Bonventre

(黄娜娅 译 杨琼琼 审校)

多年前 Claude Bernard (1878) 提出了 milieu extérieur (生物的生存环境) 和 milieu intérieur (生物组织的生存环境) 的概念。他认为 milieu intérieur (生物组织的生存环境) 变化十分细微,并且存在着重要的机制可维持内环境的稳定。Walter B. Cannon 随后扩展了这些概念,他识别出内部状态的稳定(他称之为内环境稳态)是维持人体这些细微差别的生理机制。在更高等的动物中,细胞质成分在个体内及个体间都维持着惊人的稳定。肾在维持这种稳态中起着重要作用。肾通过改变尿液的组成来保持电解质及酸碱平衡,并通过分泌激素来维持血红蛋白和矿物质代谢的平衡。当肾受损时,残余有功能的肾实质可做出反应,并试图继续维持内环境的稳定。残余肾单位在这方面的代偿作用十分惊人,因此在许多病例中,内环境稳态能够得以继续维持,直到肾小球滤过率降至极低水平。到那时,有功能的肾组织已无法继续代偿。在本章中,我们将会讨论一系列肾为了自我保护及维持内稳态而对损伤做出的代偿性应答。然而,贯穿整章的主题是这些适应性调节过程经常会出现适应不良,并造成更严重的肾功能不全，促进内环境不稳定的正反馈过程。

肾在发育过程中对于肾单位减少的应答

肾病与功能肾单位的减少相关。为了适应肾单位的减少，残余肾组织通过增加肾血流量和增大肾小球体积、增大残余肾小管的体积和增强其功能来实现。Robert Platt 于 1936 年提出："肾小球压力增高，肾单位的缺失（由疾病损伤引起），可解释肾病中肾功能的情况。"肾小球压力的提高可增加肾单位的滤过量，从而在肾部分组织受损时仍能代偿一段时间。但最终即使在尽可能高的肾灌注压及全身高血压情况下，残余的肾单位也无法产生足够的滤过量。肾对于损伤的应答可以是适应良好和适应不良的，在许多病例中，早期的良好应答可能随时间的推移变为适应不良，导致肾解剖、功能的完整性进展性下降。如前所述，在许多病例中，早期应答极有可能是人体为求生存而启动的维持内环境稳态的代偿反应（Claude Bernard）。

在 20 世纪 60 到 70 年代，Barry Brenner 进行显微注射实验，测定了肾小球毛细血管的压力和出球、入球阻力，建立了在健康和疾病状态下，人体各因子影响肾小球滤过率的行为模式。根据 Brenner 的超滤假说，肾单位的减少会引起肾小球高压力、高滤过和肾小球增大。长期的高滤过会引起肾小球受损，并最终导致肾功能下降。根据这个假说，肾小球受损趋势有一个正反馈过程，将会在之后引起其他肾小球的高滤过，并最终加速这些肾小球的损伤。人肾单位在孕 34～36 周后或出生后（在 34～36 周以前出生）不可再生成，这个假说指出了在出生时肾单位数量少的决定性影响。各个体出生时每个肾肾单位的数量不一，可相差 10 倍之多（20 万至 250 万）。然而，肾单位的多少与成年后肾大小无关。低出生体重儿在成年期更有可能患肾病。而出生时肾单位数量减少的原因有许多，可能包括：发育异常、遗传倾向和环境因素，例如营养不良等。同时，这些不同原因之间也有相互作用。肾单位的减少也可以在成年后患慢性肾病（CKD）时出现，肾的应答水平也与残余肾单位的高滤过水平相当。

发育异常 先天性肾和尿路畸形（CAKUT）有多种表现。肾发育不良的程度不同，肾功能异常程度随之不同。肾的解剖学异常可与下尿路畸形有关。引起梗阻或膀胱输尿管反流的尿路畸形可以显著影响肾单位的生长发育。发育异常或发育不全的肾可出现囊肿，囊肿的样式可与多囊肾不同。当然，常染色体隐性肾病可以表现为广泛囊肿形成。

发育不全的肾以有功能的肾单位数量减少为特点。肾发育不全的定义如下："肾大小小于同龄正常人群肾的 2 个标准差，或者双肾大小小于同龄正常肾大小的一半"。肾发育不全和囊性发育通常只累及一侧肾。任何先天性的发育不良本身会导致另一侧正常发育肾的增大。然而，尽管对侧肾体积增大了，但肾单位数量是否会相应地增加仍不清楚。

根据人群调查，先天性肾和尿路畸形的发病率一般在 0.003% 和 0.2% 之间。这还不包括患有与胎儿高尿流率相关的短暂上尿道扩张的胎儿。美国肾病数据系统（USRDS）中成人的数据显示，约有 0.6% 的终末期肾病是以肾的发育异常或发育不全作为原发疾病。然而，该数据仍很可能被低估，因为许多"肾缩小"的患者可能被误诊为慢性肾小球肾炎或慢性肾盂肾炎。

引起肾单位减少的环境因素 引起肾单位数量减少的最重要的环境因素是尿路的生长受限。这与母体某些疾病的进展相关，例如糖尿病等，但同时也有明显的遗传倾向。低出生体重儿极有可能其母亲自身也是低出生体重。同时也存在着其他明确的环境因素。胎儿时期的热量摄入受限与成年期血糖水平改变和高血压风险增加相关。有研究表明，若女性在孕中期（即肾单位快速形成时期）热量摄入受限，她们的孩子在成年后患蛋白尿的发病率是正常人的 3 倍。此外，维生素 A、钠、锌、铁缺乏等因素也是肾发育异常的警示。另外，怀孕期母体服用的药物，例如地塞米松、血管紧张素转化酶抑制药、血管紧张素受体拮抗药等（见表 2-1）也是可能影响肾发育的环境因素。研究表明，控制怀孕小鼠蛋白质摄入，其后代生存寿命缩短了 200 天左右。在肾实质减少的患者中，肥胖也在决定肾长期预后中起着重要作用。实验表明，高脂饮食的小鼠中，肾单位减少的小鼠高血压和肾纤维化的患病率更高。

出生时肾单位数量减少的提示 David Barker 第一个描述了低出生体重和之后心血管死亡之间的联系。此后出现了许多关于低出生体重与糖尿病、卒中、高血压和 CKD 患病风险相关的研究。现已发现肾单位数量和成年期血压呈负相关。这种联系存在于高加索人，但不存在于非裔美国人。在只有单个功能肾的儿

表 2-1　抑制肾生长发育的药物

地塞米松

血管紧张素转化酶抑制药

血管紧张素受体拮抗药

庆大霉素

非甾体消炎药

童中,约1/3在10岁时已有肾受损的征象,表现为高血压、蛋白尿或需要使用护肾药物。另有研究提示,只有单个功能肾的患者在30岁前有20%～40%会因为肾衰竭而需要进行透析治疗。

慢性肾病对肾单位减少的肾适应性应答

在慢性肾病早期,为了维持整个人体稳态,肾会有许多结构上和功能上的适应性调节以限制肾单位减少带来的影响。而在疾病的后期,这些调整不仅不足以抵消肾单位减少的影响,且实际上会演变为适应不良。

抵消平衡(counterbalance) 在1923年,Hinman把肾的抵消平衡定义为"肾受损较少或未受损的部分接管承担起受损较重部分肾的工作"。Hinman把"肾储备"定义为两种类型:"固有储备,即对于刺激的正常生理应答;获得性储备(acquired reserve),即源于过度刺激引起的生长发育和代偿"。已知切除一肾会引起对侧肾增大。若不是一侧肾切除,而是一侧肾缺血、对侧肾完好,则会引起缺血侧肾的萎缩。若在缺血侧肾严重萎缩之前移除对侧健康肾,则缺血侧肾体积会明显增大。若对侧正常肾不切除,则缺血侧肾会出现血管收缩和肾血流量减少。而当对侧正常肾被切除时,缺血侧肾的血管收缩和血流量减少能迅速恢复。然而,导致起始时(肾切除术前)持续的血管收缩和对侧肾切除术后出现的血管快速扩张和生长加快的原因仍未知。

肾肥大 与鱼类不同,哺乳类动物的肾单位无法再生,不管是因为疾病还是手术,肾功能单位的丧失会引起残余肾单位解剖上及功能上的改变。如前所述,随时间推移,残余肾小球血流量增高,引起残余肾小球体积增大以及高滤过(图2-1)。同时,肾小管也会肥大。引起残余功能肾小管肥大的介质(mediator)列于表2-2中。为捐献肾而行单侧肾切除术后的成年人中,肾小球滤过率大约是肾切除术前70%的水平。在大多数患者中,该肾小球滤过率会在15～20年间相对稳定于这一水平。高滤过与肾血流量增加有关,这很可能继发于一氧化氮(NO)产生增多引起的入球小动脉扩张。而同样为接受了肾切除术,成年人肾小球滤过率升高速度较年轻人更慢。切除功能性肾单位后,有很多因素从细胞和肾单位水平参与了肾的代偿性肥大(表2-2)。

随着肾血流量增大,会出现肾小球性高血压(如肾小球毛细血管压力增大)。血管壁压力提高,受内皮收缩性和肾小球基质膜舒张性相互作用的毛细血管壁的压力也会提高。这种压力传达至足细胞,通过增强细胞周期阻滞和提高细胞黏附,维持足突相互交叉结

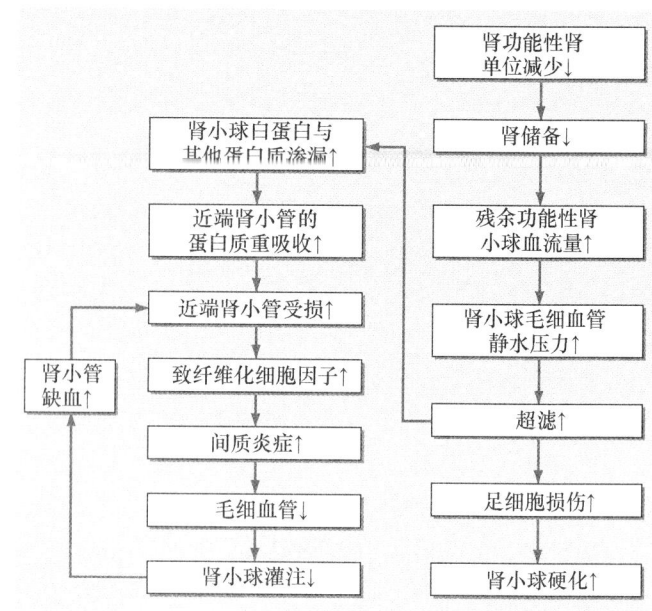

图2-1 由于先天因素或后天疾病进展,涉及功能性肾单位数量减少的适应不良应答的部分病理生理机制

合的细微结构。然而在一段时间后,这些因为肾小球性高血压而提高的压力则会导致足细胞损伤和肾小球硬化。

表2-2 提示肾单位减少后肾代偿性生长的因素
肾血流量提高
钠的肾小管吸收增加和远端排泄减少,和由于适应性管球反馈而导致入球小动脉阻力减少
肝细胞生长因子
葡萄糖转运蛋白
肾神经兴奋性提高
胰岛素样生长因子
哺乳类动物雷帕霉素靶向基因(mammalian garget of rapamycin, mTOR)信号通路活动
$p21^{Waf1}$, $p27^{kip1}$, 以及 $p57^{kip2}$
转化生长因子β

肾单位功能下降的其他系统性和肾适应调节 在慢性肾病中,随着功能性肾单位的减少,可出现其他系统性的适应调节以维持内环境稳态,因为肾参与了多种调节系统,当肾功能受损时,各种调节系统会受到影响。在20世纪60年代,Neil Bricker提出了"完好肾单位假说"。根据这个概念,随着功能性肾单位数量的减少,每一个残余肾单位会通过适应调节来承担起更大的运输、合成和调节功能。

钾 在正常和异常的情况下,大多数被肾小球滤过的钾离子会在近端肾小管被重吸收,因此钾的排泄量由远端肾小管的分泌量所决定。CKD患者体内钾离子调节方式会改变以保护人体一定程度上免受高钾血

症的致死性伤害。高钾血症是CKD患者的常见的表现。高钾血症（如果不严重和危险）可通过促进集合管中主细胞分泌钾离子来进行适应性调节。若给定一个钾负荷，CKD患者能与肾功能正常的患者同等效率地排泄钾，除非此时患者本身血钾水平已更高；这与高钾血症能够促进钾排泄的观点一致。高钾血症在远侧肾小管分泌钾的直接作用与醛固酮水平改变无关，但"正常"的醛固酮水平是观察高钾血症时钾排泄增加的必要因素。钾增多刺激醛固酮的产生，这种效果在CKD患者中也可见到。醛固酮提高了基底侧Na^+/K^+-ATP酶的密度和活性，增加集合管顶膜钠离子通道的数量。在CKD患者中，膳食负荷量的钾排泄是以血钾浓度的提高为代价的。

钠 在CKD患者肾功能下降的同时，排泄钠的能力随之下降。因此，晚期肾病患者经常出现液体超负荷。然而在疾病早期，肾会进行多种功能上的适应改变，以维持内环境稳定。随着功能肾单位的丧失，残余肾单位处于超灌注和高滤过状态，这种方式可受膳食摄入蛋白质的影响。尽管限制蛋白质摄入可以减弱这种代偿性超灌注，但仍有更多的钠和水被滤过并转运至残余的肾单位中。近端小管通过增加顶端膜Na^+/H^+交换体来增加水、钠重吸收以保持球-管平衡。而残余肾单位的管球反馈（TGF）对钠的摄入较为敏感。在肾功能正常的情况下，随着钠摄入量增多，远端排泄钠离子增加，负反馈引起GFR下降，从而降低钠滤过量。而在CKD患者中，TGF成为一种正反馈机制，远端排泄钠离子增加会引起滤过增加，从而实现肾单位排钠量增加。这种负反馈到正反馈的转变，可能是肾小球入球小动脉由腺苷主导的血管收缩反馈转变为一氧化氮主导血管舒张反馈所致。跟许多适应性调节一样，上述适应性调节也可能变为适应不良，导致肾小球内静水压增高，从而引起肾小球毛细血管壁和足细胞的张力增加最终导致肾小球硬化。

酸碱平衡 在正常饮食下，肾一天大约可以排出1mEq/kg的膳食性酸物质。随着功能肾实质的减少，残余功能性肾单位会产生适应性应答以增加H^+排出，此作用通过肾素-血管紧张素系统和内皮素-1来调节，通过增加肾单位的氨产生量和增加远端肾单位的H^+分泌量来实现。NH_3由近端肾小管上谷氨酰胺脱酰胺基作用产生。NH_3在集合管中与H^+结合被转化为NH_4^+。然而，有争议的观点是这种增加氢离子分泌的调节机制会变为调节不良，引起肾炎和硬化，并促进CKD的进展。

矿物质代谢 在CKD患者中，肾排泄磷酸盐和产生1,25-二羟基维生素D_3的能力下降，从而导致血清磷酸盐的增多和血钙的下降（图2-2）。人体为了做出应答，会通过提高甲状旁腺素（PTH）和成纤维细胞生长因子-23（FGF-23）水平以增多尿液磷酸盐排出而进行调节。PTH水平提高可提高骨重吸收，也可以增加骨细胞FGF-23的表达。增多的PTH通过活化蛋白激酶A和成骨样细胞wnt信号通路来增加FGF-23表达。CKD还有一系列其他因素来增加骨FGF-23的产生，包括酸中毒、羟磷代谢改变、骨基质改变和低分子量FGF的释放。尽管PTH和FGF-23的产生最初是人体通过增加肾排泄来保持磷酸盐平衡而做出的适应性调节，随着肾功能继续恶化，它们会因为对心血管和骨的系统性影响而变成适应不良。PTH和FGF-23还通过减少肾小管顶膜和基底膜的钠-磷酸盐共同转运体NaPi2a和NaPi2c的数量来减弱肾重吸收磷酸盐的能力。FGF-23可减弱肾产生1,25-二羟基维生素D_3的能力。在甲状旁腺中，随着FGF-23下调PTH的能力丧失，FGF-23受体、klotho-纤维母细胞生长因子1复合体水平同样下降。在CKD患者中，PTH和FGF-23能特异地提示心血管疾病。在CKD中，肾和甲状旁腺的klotho表达减少。klotho缺乏会引起CKD软组织的钙化。FGF-23跟CKD死亡率提高相关，也被报道是引起左心室肥大的原因。PTH也被报道可以直接影响大鼠心肌细胞，增加钙离子进入心肌细胞内并引起细胞死亡。

急性肾损伤对后续损伤（预适应）易感性的影响

预适应是人体在病理状态下内在防御机制的激活。缺血预适应是一种前期缺血损伤使器官可抵抗进一步的缺血损伤的现象。早在约100年前的1912年，这种由

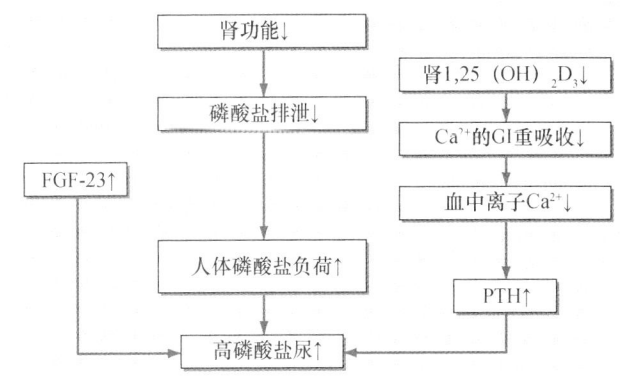

图2-2 Slatopolsky和Bricker交换假说的修正，其与有功能肾实质减少的人体进行适应性调节以尝试保持钙、磷酸盐储备和血钙磷水平有关。1,25(OH)$_2$D$_3$，1,25-二羟基维生素D$_3$；FGF-23，成纤维细胞生长因子-23；GI，胃肠道；PTH，甲状旁腺素

早期肾损伤引起的肾保护机制就已被 Suzuki 描述，他说若动物之前曾经接触过不足致死量的铀，其肾会对铀的肾毒性有抵抗能力。这种肾上皮抵抗再发毒性损害的作用被认为是肾的一种防御机制。多年来一系列的研究表明肾对于多种毒素的预适应可产生对同种毒素的二次暴露或者对不同肾毒素的暴露的保护作用。然而，这种预适应可抵抗后续损伤的作用并没有被广泛发现。

肾缺血预适应是针对肾对未致死缺血发作的前期暴露而引起对缺血损伤的保护性表达。在啮齿类动物实验中，对于毒素的早期暴露接触是短期（如 5min）重复的或者是长期的。而后续的保护作用通常在 1~2h 或直到 48h 后才被发现，但也有报道称小鼠接受预处理后直到 12 周后才出现保护作用。单侧肾缺血、对侧肾正常，缺血侧肾对后续缺血损伤产生保护作用，提示保护作用并非发生全身性尿毒症才出现。

远程缺血预适应 远程缺血预适应是一种治疗性策略，这种保护作用由一个血管床缺血产生，用以保护同一器官的不同血管床，或者其他器官的血管床。大量研究表明某一器官的缺血可以产生抵抗其他器官缺血的保护作用。然而，对于肾远程预适应机制的相关研究甚少。在一个研究中，纳洛酮阻断了肾的预适应，提示鸦片受体可能为预适应的效应器。由血压计袖套压迫致上臂缺血而诱发的远程预适应可引起对肾对损伤的保护作用，如对造影剂肾损伤的保护作用。表 2-3 列举了一些用于解释肾预适应的细胞过程和信号机制。这些保护性的过程，大多数在心脏中被发现，涉及多种信号通路，其中包括减少细胞凋亡、抑制线粒体渗透性转运通道、生存通路活化、自噬和其他减少能量消耗或减少活性氧生成的信号通路。我们实验室的一项研究显示，可诱导的一氧化氮合成酶是一种重要的促进肾损伤适应性应答的物质，可在后续损害中起保护作用。识别远程缺血预适应的积极应答的保护性因子，可为预防急性肾损伤或促进肾损伤的保护性调节提供治疗途径。

肾对于急性损伤的适应性应答

对于缺氧损伤的适应性应答 缺氧在缺血性、脓毒性和毒性急性肾损伤中有重要作用。许多情况可引起球性或局部性的供氧异常。这在外髓层中尤其重要，外髓层基础氧张力低、毛细血管网复杂且易受影响而中断。此外，近端肾小管的 S3 节段非常依赖于氧代谢，同时，贯穿外髓层的肾单位髓袢升支粗段可通过转变为以糖酵解为主要能量来源而适应缺氧环境。

一种缺氧的适应性应答是减少肾小球滤过，并减

表 2-3 可提示缺血预适应保护性调控的因子和过程

腺苷
AKT（蛋白激酶 B）
抗氧化剂
自噬性溶酶体
缓激肽
炎症调节基因减少（细胞因子合成、白细胞介素趋化作用、粘连、胞吐作用、内在免疫信号通路）
细胞外信号相关激酶（ERK）
热休克蛋白
缺氧诱导因子
JAK-STAT 通路
Jun 氨基末端激酶（JNK）
线粒体 ATP 敏感性钾通道（K^+-ATP 通道）
线粒体连接蛋白 43
一氧化氮
阿片类药物
蛋白激酶 C（PKC）
Sirtuin 活动（SIRT1）

少肾小管溶质的重吸收。在多年以前，Thurau 称之为急性肾挽救。然而其重要性遭到质疑，因为在心脏手术后有 GFR 和肾血流量下降的急性肾损伤患者中，肾耗氧量并未明显减少。

如果缺氧或者其他影响，比如毒素，可损伤近端肾小管并影响水、钠重吸收功能，那么肾通过这种方式进行适应调节显得极为重要，通过此方式调节后，则不会出现为减少血管内容量和降低血压而引起尿钠增多。这种方式至少部分是通过管球反馈（TGF）实现。水和盐分的远端运输增多会反馈性减少肾小球滤过，从而减少肾小管的水、盐运输，从而降低其往远端肾单位的运输。这种对急性损伤的适应性应答跟我们在本章节前面讨论过的 TGF 在 CKD 中的作用不一样。在慢性肾功能下降的疾病中，会有增加钠排泄的稳定需求，而在急性损伤中，钠的排泄量会减少。

在缺氧时，许多基因会被活化，以通过适应调节保护细胞和器官。在缺氧状态下，可促进缺氧诱导因子（HIF）1α 蛋白酶体降解的 HIF 脯氨酰羟化酶受到抑制，引起 HIF1α 迅速聚集。随后 HIF1α 与 HIF1β 结合成为二聚体，并转移至细胞核，在细胞核内上调一系列基因的表达，这些基因调控的蛋白质参与能量代谢、血管生成和凋亡，从而加强针对缺氧状态的氧运输和代谢适应。这需要通过可调节灌注、细胞氧化还原状态和线粒体功能的因子之间的相互作用而实现。举个例子，脓毒血症中，一氧化氮的产生增加，从而引起血管扩张、线粒体呼吸和耗氧量的减少。此外，

内皮细胞上 HIF1 的活化对于缺氧期或缺氧后的微血管适应性保护有重要作用。深入了解 HIF 的适应性保护作用的需求，引发生物技术和制药公司大力发展 HIF 脯氨酰羟化酶抑制剂用于临床的研究。

针对近端肾小管毒性损伤的适应性应答 通过基因操作，我们可以在近端肾小管插入一个猴白喉毒素（DT）受体，然后加入单剂量或多重剂量的白喉毒素，从而建立急性肾损伤模型。肾受单剂量白喉毒素损伤的修复作用可表现为有适应性，并且罕见发生长期后遗症。作为对白喉毒素的应答，近端肾小管细胞会出现活跃的增殖从而取代因接触毒素而死亡的细胞。最终炎症消失，且极少残留有间质的炎症、扩张或基质沉积。

肾对急性损伤的适应不良性应答 与上述单次损伤的适应性修复不同，接受三次白喉毒素（每间隔1周给药）给药的动物（小鼠）的应答不良会在5周后，即最后一次用药的2周后出现，并出现慢性肾间质浸润、肌纤维母细胞增殖增加、肾小管间质纤维化、肾小管萎缩甚至血肌酐增加（0.6 ± 0.1 mg/dl vs. 0.18 ± 0.02 mg/dl）。表达血小板衍生生长因子受体 β（周细胞/管周纤维母细胞）、αSMA（肌纤维母细胞）、FSP-1/S100A4（成纤维细胞特异蛋白-1）和 F4/80（巨噬细胞）的一系列间质细胞会明显增多。此外，内皮细胞、间质毛细血管减少，并出现球性和节段性肾小球硬化。

大型流行病学研究结果逐渐表明，即使轻微的急性肾损伤也有短期或长期的副作用，包括 CKD 的发生或发展、终末期肾病的快速进展。动物实验模型，比如上述的白喉毒素模型，可从病理生理学角度解释急性损伤如何引起慢性炎症、血管稀疏、肾小管细胞萎缩、间质纤维化和肾小球硬化。再发特异性肾小管损伤会引起 CKD 患者的典型表现：肾小管萎缩、慢性间质性炎症和间质纤维化、血管稀疏和肾小球硬化。由原发性肾小管损伤引起的肾小球硬化发展的机制可能是多因素的。肾单位节段的损害可引起肾小管腔细胞脱落和肾小管梗阻。肾小球袢周围的近端小管进展性狭窄能够引起类似输尿管梗阻中可见的无小管性肾小球硬化。可能存在一种来源于受损的和再生/未分化的上皮细胞的旁分泌信号通路，该通路能直接作用于肾小球。另外，一种源于萎缩和未分化肾小管的进展性小管间质反应可直接侵犯肾小球袢。间质毛细血管的丧失可导致肾小球血流量的进行性减少，从而引起肾小球及肾小球后毛细血管灌注区的缺血。这说明原发性肾小管损伤会触发肾多区域损伤的应答，并导致毛细血管损失、肾小球硬化、持续性缺血、肾小管萎缩、纤维化增多并最终导致肾衰竭的正反馈过程。

第三章　急性肾损伤
Acute Kidney Injury

Sushrut S. Waikar，Joseph V. Bonventre
（罗绮媚　林震川　译　张涤华　审校）

急性肾损伤（acute kidney injury，AKI），既往曾被称为急性肾衰竭，以肾功能突然受损、对含氮废物等各种代谢产物的清除能力下降为特征。AKI 不是某种特定的疾病，而是一系列病因不同但具有相同的诊断特征的疾病的总称。这类疾病以血尿素氮（blood urea nitrogen，BUN）浓度的上升和（或）血清或血浆肌酐（serum creatinine，SCr）浓度的上升为特征，通常伴有尿量的减少。需要注意的是，AKI 是一个临床诊断，而非器质性的诊断，AKI 的患者可以不伴有肾实质的损伤。AKI 可以表现为无任何症状或者一过性的肾小球滤过率（glomerular filtration rate，GFR）改变，严重者可表现为致命性有效循环血液容量调节失衡、电解质及酸碱平衡紊乱。

流行病学

AKI 患者在急诊住院的患者中占 5%～7%，在重症监护室的患者中可高达 30%，尤其是在腹泻疾病及感染性疾病如疟疾、细螺旋体病以及地震等自然灾害中多见。在美国，AKI 发病率自 1988 年以来增长超过 4 倍，估计年发病率高达 500/10 000，高于脑卒中的年发病率。住院患者若合并 AKI，死亡风险将显著提升；合并 AKI 的重症监护患者住院死亡率可超过 50%；合并 AKI 的慢性肾病患者病情进展及恶化的风险也会增加。需要透析的严重 AKI 患者病情恢复后，其发生透析依赖的终末期肾病的风险也会增加。AKI 可以是社区获得性，也可以是医院获得性。常见社区获得性 AKI 的病因包括血容量不足、药物副作用及尿路梗阻，常见医院获得性 AKI 的病因包括败血症、大型手术、严重疾病（例如心力衰竭、肝衰竭）、静脉注射含碘造影剂及其他具有肾毒副作用的造影剂。

发展中国家的 AKI 现状

AKI 是发展中国家主要的医疗并发症之一，由于人口统计学、经济学、地理学及合并疾病负荷等各方面的差异，AKI 在发展中国家的流行病学现状与发达国家存在着一定的差异。目前很多发展中家的城市中心区域发展已经与发达国家相当，AKI的流行病学特征彼此差异甚微。很多AKI的病因具有地域特异性，例如蛇类、蛛类、毛虫类、蜂类等引起的中毒、疟疾、细螺旋体病等所致感染性疾病，以及地震挤压伤所致的横纹肌溶解症等。

病因学及病理生理学

AKI的病因一般被分为肾前性氮质血症、肾实质性疾病及肾后性尿路梗阻疾病三类（图3-1）。

肾前性氮质血症

肾前性氮质血症（azotemia）是AKI最常见的类型，指的是由支持肾小球正常滤过功能的肾血流量及肾小球内静水压不足所导致的SCr及BUN浓度的升高。最常见的与肾前性氮质血症相关的临床情况有低血容量、降低的心排血量以及使用会干扰肾自身调节反应的药物例如非甾体消炎药（nonsteroidal anti-inflammatory drug，NSAID）和血管紧张素Ⅱ受体拮抗剂（图3-2）。肾前性氮质血症可与肾实质性的AKI同时存在。随着肾前性氮质血症病程的延长可造成缺血性肾损伤，常被称为急性肾小管坏死（acute tubular necrosis，ATN）。从定义上不难看出，肾前性氮质血症并不涉及肾实质性的损伤，而且一旦肾小球内的血流动力学恢复，病情也会得到迅速的好转。

入球小动脉与出球小动脉间的相对阻力决定了肾小球的血浆流量和驱动肾小球超滤作用的跨毛细血管净水压力梯度，正常的GFR一定程度上正是由它维系的。轻度的血容量减少及心排血量降低可引起肾代偿性的生理学改变。因为肾血流量占心排血量的20%，肾血管收缩和水盐重吸收作为对有效循环血量及心排血量降低的代偿性反应，起到了维持血压稳定、增加血流灌注以维持脑和冠状动脉供血的作用。该反应的调节由血管紧张素Ⅱ、去甲肾上腺素和血管加压素（又称为抗利尿激素）介导实现。血管紧张素Ⅱ可调节肾小球出球小动脉收缩，使肾小球的毛细血管静水压维持在接近正常的水平，从而在肾血流灌注减少的情况下维持正常的肾小球滤过，由此避免了肾血流灌注非严重下降条件下肾小球滤过出现大幅度下降的情况。

同时，在肾灌注压降低条件下，入球小动脉肌源性反射导致血管扩张，从而维持了肾小球的灌注。同时，具有舒张血管作用的前列腺素（前列环素、前列腺素E_2）、激肽及激肽释放酶，以及一氧化氮的肾内生物合成反应性升高。肾的自动调节机制还通过管球反馈来实现：通过减少向致密斑（远端小管内的一种特殊细胞）的溶质输送引起入球小动脉的扩张，以达到维持肾小球灌注的目的，其中一氧化氮参与了该调节机制。然而，上述维持正常GFR的调节机制存在一定的限度，即使在健康正常个体，一旦收缩压低于80mmHg，肾的自动调节机制也不能充分代偿，无法维持正常的肾小球滤过功能。

肾自身调节的稳定性及肾前性氮质血症的风险由多种因素决定。动脉粥样硬化、长期高血压及老龄可导致肾内小动脉肌样透明变性和肌内膜增生，出现肾内小动脉狭窄和肾入球小动脉扩张功能受损。在慢性肾病中，入球小动脉极度舒张，使剩余GFR最大化以代偿肾功能性肾单位的减少。临床上部分药物可影响肾小球上述代偿性改变。NSAID类药物可抑制肾前列腺素的产生及其对肾小球入球小动脉的舒张作用。血管紧张素转化酶抑制药（angiotensin-converting enzyme inhibitor，ACEI）和血管紧张素受体拮抗药（angiotensin receptor blocker，ARB）可抑制肾小球出球小动脉的收缩功能，在肾低灌注条件下出球小动脉收缩对维持正常GFR至关重要，该效应在双侧肾动脉狭窄或单侧肾动脉狭窄（独肾）患者尤为明显。NSAID类药物与ACEI或ARB类药物联合应用使肾前性氮质血症的发病风险显著升高。

许多晚期肝硬化患者尽管全身血容量超负荷，仍会呈现出一种类似肾前性氮质血症的独特的血流动力学状态：由于内脏主要动脉扩张，外周血管阻力大幅度下降，最终导致人体发生类似低血容量时的血管收缩反应。AKI是其常见的并发症之一。此种条件下发生的AKI常常由血容量下降及自发性细菌性腹膜炎诱发。其中1型肝肾综合征的预后特别差，该病AKI常常没有明显诱因（如休克、肾毒性药物的使用），临床上液体复苏充分且未过度使用利尿剂；2型肝肾综合征的严重程度要较轻，主要以难治性腹水为特征。

肾实质性AKI

最常见引起肾实质性AKI的原因有脓毒血症、缺血和肾毒素（包括内源性和外源性）（图3-3）。在很多情况下，肾前性氮质血症会进展为肾小管损伤。尽管被命名为"急性肾小管坏死"，在脓毒血症和缺血患者肾组织活检病理中也常常缺乏明确的肾小管坏死表现。事实上肾炎症、细胞凋亡和局部血流灌注改变是病理生理学改变的重要参与者。其他实质性AKI的原因则较少见，可以根据肾损伤部位的不同进行解剖学概念上的分类：肾小球性、小管间质性以及肾血管性。

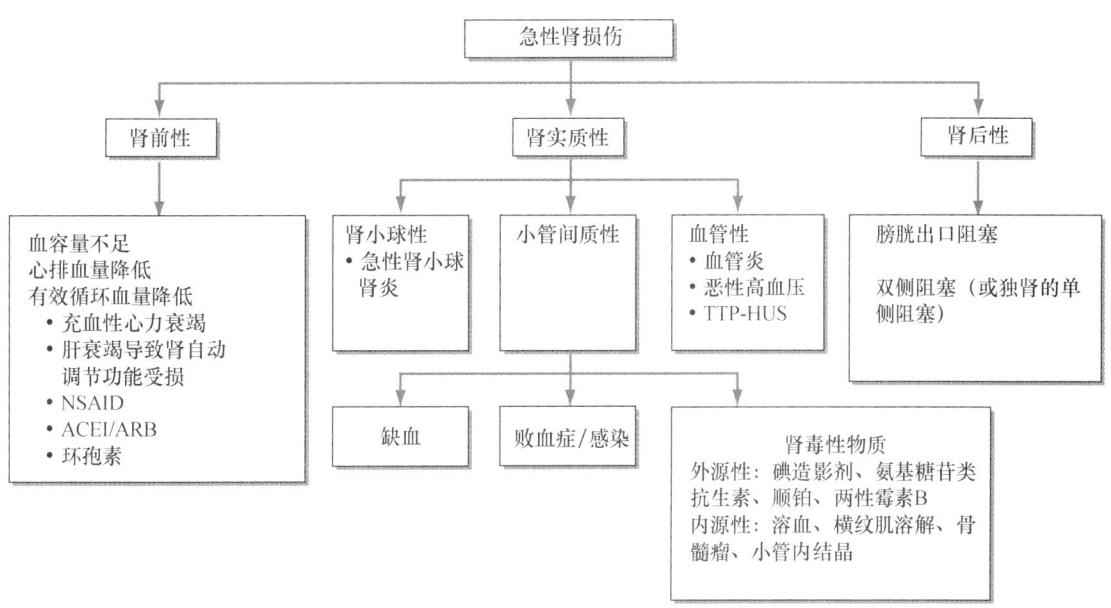

图 3-1 急性肾损伤的主要病因分类。ACEI，血管紧张素转化酶抑制药；ARB，血管紧张素受体拮抗药；NSAID，非甾体消炎药；TTP-HUS，血栓性血小板减少性紫癜-溶血尿毒症综合征

脓毒血症相关 AKI

在美国，每年发生的脓毒血症超过 70 万例。超过 50% 的重度脓毒血症患者合并 AKI，患者的死亡风险显著增加。在发展中国家，脓毒血症也是 AKI 的重要病因之一。尽管重度 AKI 多见于需要血管加压药物维持血流动力学稳定的患者，但在脓毒血症时，即使患者没有出现明显低血压，其 GFR 也可出现明显下降。通过检测尿液中肾小管碎片及管型已经明确证实了脓毒血症相关 AKI 中肾小管的损伤，但重度脓毒血症死亡患者的尸检研究报告提示脓毒血症相关 AKI 的病理生理学机制中还存在着其他重要影响因素，例如炎症、细胞线粒体功能障碍、间质水肿等。

脓毒血症引起的血流动力学效应可引起 GFR 的下降，该效应源于广义上的血管扩张，并通过上调血管中可诱导性一氧化氮合酶表达的细胞因子进行调节。该效应的可能作用机制包括肾出球小动脉在脓毒血症早期极度扩张；交感神经系统、肾素-血管紧张素-醛固酮系统激活及血管加压素、内皮素等引起的肾血管收缩效应。此外，脓毒血症可导致血管内皮损伤，继而引发微血管血栓形成、活性氧激活、白细胞黏附及迁移，并最终导致肾小管细胞损伤。

缺血相关 AKI

健康人体肾占人体总质量的 0.5%，却接受了 20% 的心排血量，耗氧量占安静时身体总耗氧量的 10%。肾髓质是体内氧含量最低的部位之一。由于外髓部的血管主要向肾小管供氧及提供营养物质，所以外髓部组织对缺血损伤特别敏感。小血管内白细胞和内皮细胞间相互作用导致炎症发生，使氧化代谢活跃的近端小管 S3 段局部血流减少，并导致肾小管损伤。对一个正常的肾而言，单纯的缺血并不足以造成重度 AKI，临床上肾血流中断（肾上部主动脉钳夹或心搏骤停等）引起重度 AKI 的情况并不常见。临床上缺血相关 AKI 的发生及病情进展常常伴有肾功能储备不足（例如慢性肾病或老龄），或伴有其他协同性损伤因素（例如脓毒血症、血管活性药物使用、肾毒性物质使用、横纹肌溶解、烧伤或胰腺炎导致全身炎症反应等）。肾前性氮质血症和缺血相关 AKI 代表了肾低灌注损伤的连续性表现。肾小球前血管持续收缩可能是 AKI 时 GFR 下降的共同原因；其他引起血管收缩的因素包括：近端小管损伤后到致密斑的溶质输送增强导致管球反馈激活，对血管收缩药物反应性增强及血管基础张力增加，对血管扩张因子的反应性降低。其他与 GFR 降低有关的因素包括通过受损小管上皮及裸露处发生的滤液渗漏，以及坏死组织碎片造成的小管机械性梗阻（图 3-4）。

术后 AKI 缺血相关 AKI 是一种严重的术后并发症，特别是涉及大量失血和术中出现低血压的大型手术。与 AKI 发生相关的常见手术包括：使用体外辅助循环的心脏手术（尤其是瓣膜手术和冠状动脉旁路移植手术），使用了主动脉阻断的血管手术，以及腹腔内手术。心脏和血管手术中需要透析治疗的重度 AKI 发生率约为 1%。大型腹腔内手术后重度 AKI 发生风险

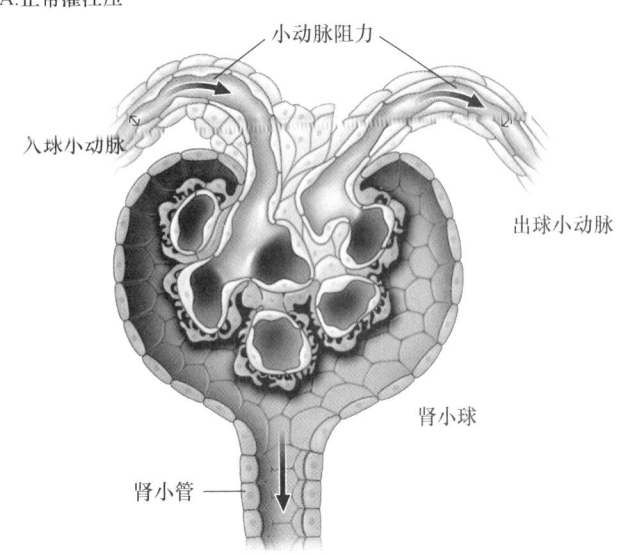
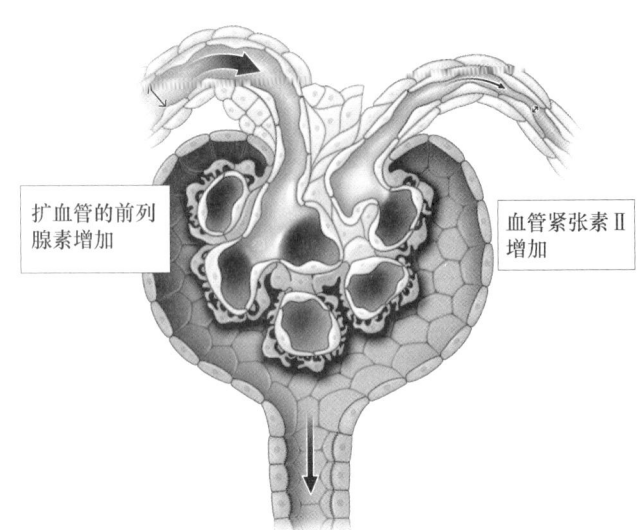
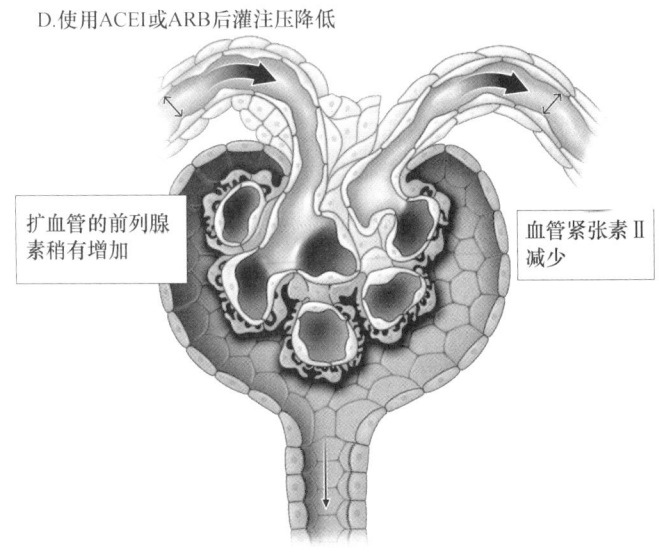

图 3-2　灌注压降低及药物引起肾小球滤过率降低时肾内的自动调节机制。**A.** 正常情况和正常的肾小球滤过率。**B.** 灌注压的降低在自动调节范围内。正常的肾小球毛细血管压的维持通过入球小动脉的扩张及出球小动脉的收缩来实现。**C.** NSAID 引起的灌注压降低。扩血管作用的前列腺素的减少引起入球小动脉阻力增加，这使肾小球毛细血管压低于正常值，并导致肾小球滤过率降低。**D.** ACEI 或 ARB 引起的灌注压降低。缺少血管紧张素Ⅱ的作用导致出球小动脉阻力减少，这使肾小球毛细血管压低于正常值，并导致肾小球滤过率降低。英文缩写含义见图 3-1 图注

的研究目前并不多，与心脏和血管手术相比，其风险似乎较低。术后 AKI 的常见危险因素包括潜在的慢性肾病、老龄、糖尿病、充血性心力衰竭以及急诊手术。对于心脏手术后发生的 AKI，其病理生理学机制由多方因素所致。心脏手术后的患者群体经常存在发生 AKI 的危险因素，使用肾毒性药物包括术中使用含碘造影剂，都可能会增加 AKI 的发病风险。体外循环是一种以无搏动血流及血液暴露于体外循环通路为特征的独特血流动力学状态。长时间的体外循环是造成 AKI 的危险因素之一，除了持续性低血流灌注造成的缺血性损伤外，体外循环可能通过以下一系列机制导致 AKI：白细胞在体外循环被激活导致后续炎症反应，溶血导致的色素性肾病（详见下文），动脉损伤导致的动脉粥样硬化性栓塞。动脉粥样硬化栓塞性疾病所导致的 AKI，常为自发性或经皮主动脉插管术后发生，主要由于胆固醇栓子完全或部分堵塞肾内小动脉所致，随着时间推移，异物反应会造成血管内膜增生、巨细胞形成及血管腔的进一步狭窄，并最终导致亚急

肾实质性肾衰竭

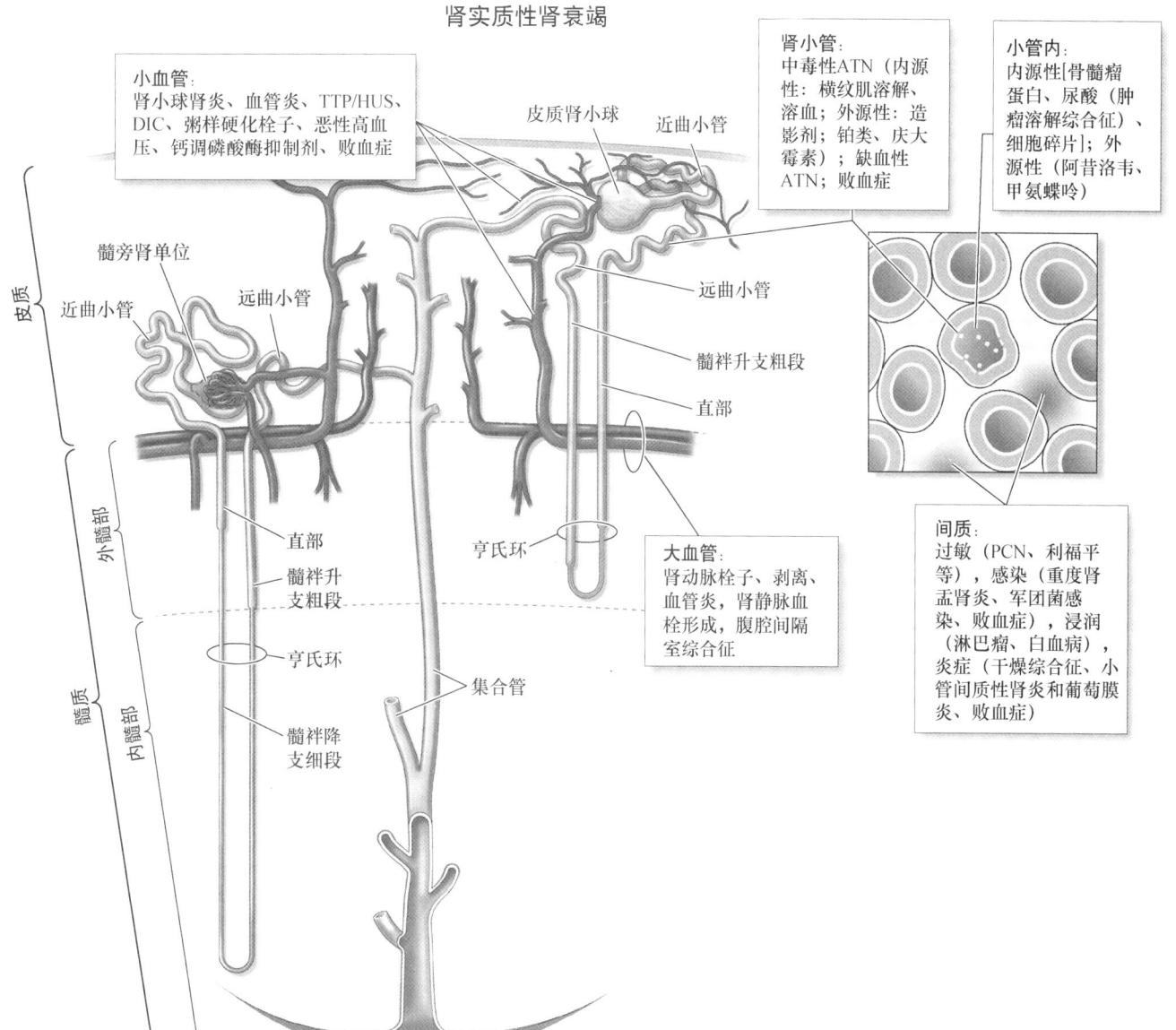

图 3-3（见书后彩图） 实质性急性肾损伤的主要病因。ATN，急性肾小管坏死；DIC，弥散性血管内凝血；PCN，青霉素；TTP/HUS，血栓性血小板减少性紫癜/溶血尿毒症综合征

性（一般数周时间）的肾功能下降。

烧伤及急性胰腺炎 重度烧伤和急性胰腺炎常伴有大量体液向血管外间隙流失。对烧伤患者而言，AKI 是一个不祥的并发症，在烧伤面积超过体表面积 10% 的患者中约有 25% 的患者会发生 AKI。除了低血容量造成的心排血量降低和神经体液系统激活，烧伤和急性胰腺炎还会造成炎症反应失调、增加脓毒血症和急性肺损伤的发病风险，并促进 AKI 的发生和进展。在创伤、烧伤及急性胰腺炎后大量补液的患者，其腹腔内压显著提升（常高于 20mmHg），这导致腹腔间隔室综合征及肾静脉受压而收缩，并最终引起 GFR 的下降。

微血管病变导致的缺血 与 AKI 相关的微血管病变包括血栓性微血管病（如抗磷脂抗体综合征、放射性肾炎、恶性肾硬化、血栓性血小板减少性紫癜/溶血尿毒症综合征）、硬皮病以及动脉粥样硬化性栓塞病。与 AKI 相关的大血管病变包括肾动脉剥离、栓塞及血栓形成，以及肾静脉受压或血栓形成。

肾毒性相关 AKI

由于肾有极为丰富的血流灌注，同时由于水分在肾单位及髓部间质重吸收所致的浓缩效应，使肾小管、肾间质及内皮细胞暴露于高浓度的肾毒性物质中，因此肾对肾毒性物质具有高度敏感性。许多结构各异的合成类药物、内源性物质和外部环境毒性物质暴露都会导致包括肾小管、肾间质、脉管系统、集合管系统在内的肾毒性损伤。与其他类型 AKI 相似，肾毒性相关

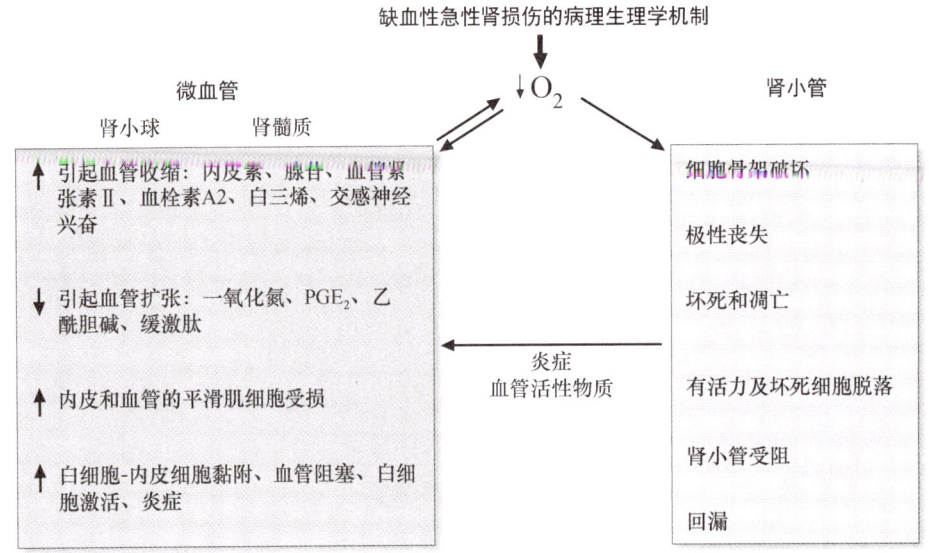

图 3-4 微血管和肾小管间相互作用对缺血性急性肾损伤的病理生理影响。PGE_2，前列腺素 E_2

AKI 的危险因素包括高龄、慢性肾病以及肾前性氮质血症。低蛋白血症时由于血液循环中游离药物浓度升高，肾毒性相关 AKI 发生风险增加。

造影剂 心血管造影及计算机断层扫描影像技术所使用的含碘造影剂是造成 AKI 的主要原因之一。对于肾功能正常患者，造影剂相关 AKI 或者"造影剂肾病"的风险较低，但对于慢性肾病（如糖尿病肾病）患者，其发生风险显著增加。造影剂肾病最常见的临床特点是 SCr 在使用造影剂后 24~48h 内开始上升，并在 3~5 天内达到峰值，随后 1 周内逐渐恢复。在有严重慢性肾病基础患者中，常发生需要透析治疗的严重 AKI，且常合并充血性心力衰竭或其他可引起缺血相关性 AKI 的病因。多发性骨髓瘤及骨髓瘤肾病患者 AKI 易感性较高，临床常表现为钠排泄分数降低以及相对良性的非肾小管坏死尿沉渣（详见下文）。造影剂肾病由一系列因素共同造成，包括：①由于肾微循环紊乱和小血管堵塞导致的肾外髓质缺氧；②药物在肾小管内浓度显著升高，直接损伤肾小管或间接通过氧自由基对小管造成损伤；③由于造影剂沉积导致的小管一过性堵塞。其他可引起 AKI 的诊断性试剂包括用于磁共振成像的高剂量钆剂，以及用于肠道成像准备的口服磷酸钠导泻剂。

抗微生物药物 部分抗微生物药物常导致 AKI。氨基糖苷类和两性霉素 B 均可导致肾小管坏死。即使按治疗范围内血药浓度使用氨基糖苷类抗生素治疗，也有 10%~30% 的患者治疗过程中出现非少尿型 AKI（即尿量没有明显减少）。氨基糖苷类药物完全由肾小球滤过并在肾皮质浓集，肾皮质药物浓度远高于血浆。AKI 一般在疗程 5~7 天后开始出现，即使停用药物，AKI 病情仍会继续进展，患者常伴低镁血症。

两性霉素 B 通过增强管球反馈以及氧自由基直接损伤肾小管，导致肾血管收缩，其肾毒性呈剂量依赖性和时间依赖性。药物直接与肾小管上皮细胞膜胆固醇结合并导致细胞膜孔隙形成。两性霉素 B 引起肾毒性 AKI 的临床表现常为多尿、低镁血症、低钙血症和阴离子间隙正常代谢性酸中毒。

大剂量万古霉素可能与 AKI 的发病相关，但未被明确证实。阿昔洛韦可在肾小管沉积，并通过小管阻塞导致 AKI，特别是在给予高剂量（500mg/m^2）静脉滴注或在血容量不足的时候。药物膦甲酸、戊烷脒、替诺福韦、西多福韦具有肾小管毒性，与 AKI 有密切联系。青霉素类、头孢菌素类、喹诺酮类、磺胺类以及利福平等药物可导致急性间质性肾炎。

化疗药物 顺铂和卡铂在近端小管细胞浓集并导致小管细胞坏死和凋亡。强化水化治疗可减少顺铂肾毒性，其肾毒性与剂量相关。异环磷酰胺可引起出血性膀胱炎和肾小管中毒，后者常表现为 Ⅱ 型肾小管酸中毒（范科尼综合征）、多尿、低血钾以及一定程度 GFR 下降。血管生成抑制剂（例如贝伐单抗）通过损伤肾小球毛细血管导致蛋白尿和高血压（血栓性微血管病）。其他的抗肿瘤药物如丝裂霉素 C 和吉西他滨也可引起血栓性微血管病并导致 AKI。

毒物误服 汽车防冻剂中所含的乙二醇可代谢为草酸、羟乙醛、乙醛酸，这些产物可直接通过损伤肾小管导致 AKI。二甘醇是广泛使用的工业试剂，曾多次被报道用于药物掺假而造成严重 AKI 的暴发，其代谢物 2-羟基乙氧乙酸与肾小管损伤有关。被三聚氰胺污染的食物可造成肾结石和 AKI，后者可能由小管内阻塞或直接肾小管毒性导致。马兜铃酸被认为是"中草药肾病"和"巴尔干肾病"的元凶，源于中草药或农作物污染。无论在发展中国家还是发达国家，环境性毒物在不断增加，并使我们对从前被归类为"原发性疾病"的慢性肾小管间质性疾病有了更深入的认识。

内源性毒物 很多内源性化合物可引起 AKI，例如肌红蛋白、血红蛋白、尿酸以及骨髓瘤轻链。肌红蛋白由受损的肌细胞释放，而血红蛋白则在急性溶血时大量释放并引起色素性肾病。外伤、血管手术或骨科手术时肌肉局部缺血、昏迷或长期固定体位时肌肉局部受压、长时间癫痫发作、过度运动、中暑或恶性高热、感染、代谢性疾病（例如低磷血症、重度甲状腺功能减退）以及肌肉病变（药源性、代谢性或感染性）等常导致横纹肌溶解症。AKI 致病因素包括肾内血管收缩、近端小管中毒、肌红蛋白或血红蛋白与 Tamm-Horsfall 蛋白（尿调节素，是尿中最常见的蛋白，产生于亨氏管的髓袢升支粗段）结合形成沉淀导致远端肾单位机械性梗阻。淋巴瘤和急性淋巴细胞性白血病患者使用细胞毒性药物进行治疗后，可出现肿瘤溶解综合征，尿酸的大量释放（血尿酸水平常超过 15mg/dl）可引起肾小管内尿酸盐沉积并导致 AKI 的发生，临床上常伴高钾血症和高磷血症。肿瘤溶解综合征偶尔可自发发生，或在实体肿瘤或多发性骨髓瘤治疗过程中发生。骨髓瘤轻链可以通过直接肾小管毒性以及与 Tamm-Horsfall 蛋白结合形成梗阻性小管内管型导致 AKI。多发性骨髓瘤可并发高钙血症，使肾血管广泛收缩及血容量减少从而导致 AKI。

过敏性急性小管间质性疾病和其他因素所致肾实质性 AKI 尽管前文介绍了众多引起 AKI 的缺血和中毒因素可导致小管间质损伤，但有部分药物与过敏反应的发生有关，主要特征表现为炎症细胞浸润、外周血及尿中嗜酸性粒细胞增多。AKI 也可由感染和浸润性疾病引起。小球和血管的疾病可通过影响肾血液循环的血流量导致 AKI。AKI 在肾小球肾炎和血管炎患者中较少见，由于该类疾病需及时进行免疫抑制剂或血浆置换治疗，所以早期诊断 AKI 尤为重要。

肾后性急性肾损伤

当尿液单向流动的正常通道突然被部分或完全阻断，逆行静水压升高并影响肾小球滤过时，肾后性 AKI 即可发生。尿流受阻可发生在肾盂到尿道的任意部位，可为功能性或器质性（图 3-5）。尿流速率正常并不能排除尿路的局部梗阻，因为肾小球滤过率较尿流速率高两个数量级。健康的成年人若发生 AKI，梗阻必须影响到双肾；除非患者只有一侧肾有功能，则单侧梗阻也可导致 AKI。有慢性肾病基础的单侧尿路梗阻患者可发生 AKI，某些罕见病例报道单侧尿路梗阻患者对侧肾血管反射性痉挛导致 AKI 发生。膀胱颈部梗阻是肾后性 AKI 的常见原因，造成梗阻的病因包括前列腺疾病（良性前列腺肥大或前列腺癌）、神经源性膀胱、使用抗副交感神经类药物。导尿管梗阻未及时发现和解除也会导致肾后性 AKI。其他下尿路梗阻的病因包括血凝块阻塞、结石梗阻以及尿道狭窄。尿路梗阻可以源自管腔内的梗阻（例如结石、血块、肾乳头突起等），管壁的浸润（例如肿瘤形成），或者外部的压迫（例如腹膜后纤维化、肿瘤形成、脓肿、手术意外损伤等）。肾后 AKI 的病理生理机制包括小管内压力陡增所导致的血流动力学改变。由于入球小动脉扩张，最初阶段肾呈充血改变，随着血管紧张素Ⅱ、血栓素 A2、抗利尿激素产生及一氧化氮生成减少，肾内血管出现收缩。GFR 降低则是由于肾小球血流灌注减少以及肾小球超滤系数改变所致。

诊断评估（表 3-1）

AKI 的诊断通常是依据血清肌酐水平升高而做出推断。近年来，AKI 被定义为 48h 内血肌酐较基线值升高至少 0.3mg/dl 或者 1 周内血肌酐较基线值至少升高 50%，或者每小时尿量少于 0.5ml/kg，持续 6h 以上。根据上述定义，部分 AKI 患者并没有出现小管或小球损伤（例如肾前性的氮质血症）。AKI 与 CKD 的鉴别诊断对于 AKI 正确诊断和治疗极为重要。当获得近期基线血肌酐浓度时，此鉴别较为简单，但在许多情况下基线血肌酐水平并不清楚，这增加了鉴别诊断的困难。在这种情况下，提示 CKD 的线索可以来自影像学（例如：肾超声提示肾体积缩小且皮质变薄，或者有肾性骨营养不良的影像学证据）或者实验室检查，例如在无失血情况下的正细胞性贫血或者伴有高磷血症和低钙血症的继发性甲状旁腺功能亢进，提示符合 CKD 诊断。然而，目前没有可靠的临床指标鉴别 CKD 基础上发生的 AKI，而 AKI 是 CKD 患者常见的并发症，使 AKI 与 CKD 间鉴别更加复杂。血清肌酐水平的持续上升是急性肾损伤的明确证据。一旦急性肾损伤被确诊，需要进一步明确其原因。

病史及体格检查

临床上仔细问问病史和进行体格检查有助于对 AKI 原因的鉴别诊断。当临床表现为呕吐、腹泻、高尿糖导致的多尿以及曾服用利尿剂、非甾体消炎药、血

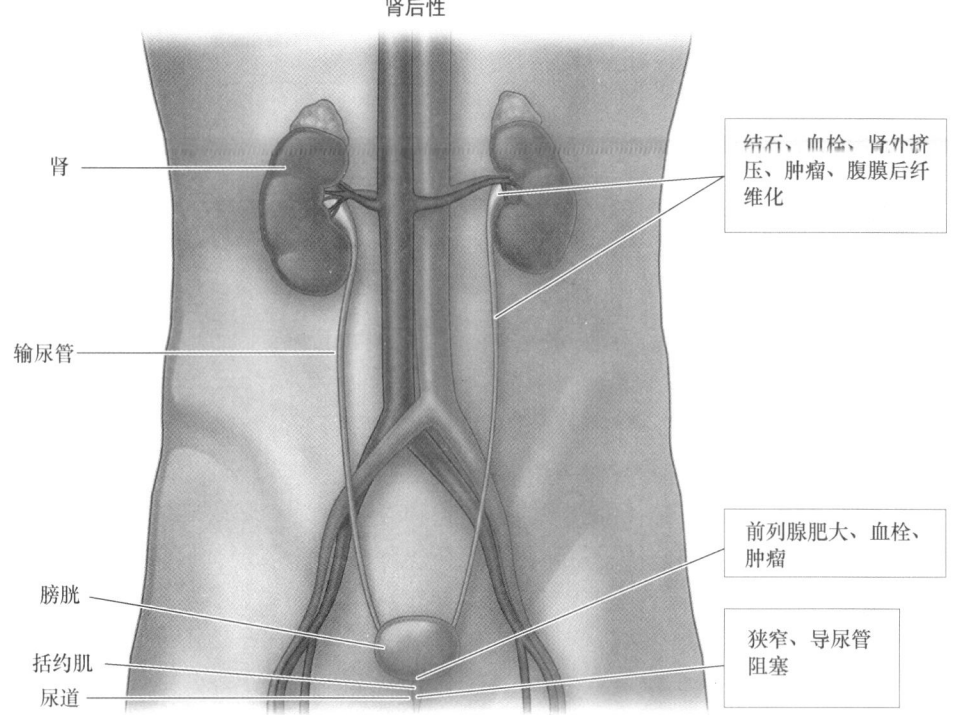

图3-5（见书后彩图） 导致肾后性急性肾损伤的解剖学部位及阻塞病因

管紧张素转化酶抑制药、血管紧张素受体拮抗药等药物，应怀疑肾前性氮质血症。若患者出现直立性低血压、心动过速、颈静脉压降低、皮肤皱缩和黏膜干燥等体征则常提示肾前性氮质血症。患者有前列腺疾病、肾结石、盆腔或腹主动脉旁恶性肿瘤病史则提示肾前性AKI的可能。尿路梗阻症状是否在早期出现取决于梗阻的位置，侧腹部绞痛放射到腹股沟提示急性输尿管梗阻，夜尿和尿频或尿踌躇则提示前列腺疾病可能，若下腹部饱满和耻骨上区疼痛则提示膀胱扩大。尿路梗阻的确诊需要影像学辅助检查。

必须仔细询问AKI患者所有药物的使用情况，不仅仅是因为药物经常引起AKI，更重要的是需要依据肾小球滤过率调整药物的服用剂量。对各种药物的异质性反应可导致过敏性间质性肾炎，并伴随着发热、关节痛和瘙痒性红斑疹。然而，缺乏全身过敏特征并不能排除间质性肾炎的诊断。

AKI伴随着明显的皮肤紫癜、肺出血或鼻窦炎，提示系统性血管炎伴肾小球肾炎的可能。粥样硬化栓塞性疾病可有网状青斑和其他腿部栓塞的症状。腹部紧张应考虑急性腹腔间隔室综合征，确诊需要测量膀胱内压力。肢体缺血的症状可为横纹肌溶解症的诊断提供线索。

尿液证据

AKI早期出现完全无尿并不常见，但完全性尿路梗阻、肾动脉闭塞、严重感染性休克、严重缺血（常伴有肾皮质坏死）或严重增生性肾小球肾炎或血管炎可以出现无尿。尿量减少（少尿，定义为尿量＜400ml/24h）通常提示比尿量正常更严重的AKI（即更低的肾小球滤过率），少尿者临床预后较差。长期尿路梗阻导致的肾性尿崩症、肾小管间质疾病、顺铂或氨基糖苷类肾毒性药物等所致的AKI常表现为非少尿型AKI。红色或棕色尿液可能是肉眼血尿，离心后尿液颜色无明显改变提示可能为横纹肌溶解或溶血所致色素性肾病。

尿液分析和尿沉渣检查是非常重要的检验手段，但因为敏感性和特异性限制（图3-6），通常需要与其他临床指标结合分析。若患者无慢性肾病性蛋白尿基础，缺血或肾毒性药物所致AKI可出现轻度蛋白尿（＜1g/d），出现大量蛋白尿提示肾小球滤过膜损伤或者骨髓瘤轻链异常蛋白排出，后者不能用传统的尿液试纸法检测（试纸法检测白蛋白），需要进一步采用磺基水杨酸或免疫电泳测定。粥样硬化性栓塞可引起不同程度的蛋白尿。肾小球肾炎、血管炎或者间质性肾炎（尤其是非甾体消炎药相关）偶尔可出现重度蛋白尿（"肾病综合征范围"，＞3.5g/d）。AKI也可出现于微小病变型肾病综合征患者。如果尿液试纸检测提示血红蛋白阳性，但尿沉渣红细胞稀少，应怀疑横纹肌溶解症或溶血。

肾前性氮质血症患者尿沉渣检查改变不明显，部分可有透明管型。肾后性AKI尿沉渣检查结果取决于

表 3-1	肾前性和内源性急性肾损伤的主要原因、临床特点和诊断的相关研究		
病因	临床特点	实验室特点	评论
肾前性氮质血症	有液体摄入不足或丢失的病史（出血，腹泻，呕吐，液体到第三间隙）；NSAID/ACEI/ARB；心力衰竭；有容量丢失证据（心动过速，明显的或者直立性低血压，低颈静脉压力，黏膜干燥），有效循环容量下降（肝硬化，心力衰竭）	尿素氮/肌酐>20，FeNa<1%，尿沉渣有透明管型，尿比重>1.018，尿渗透压>500mOsm/kg	在 CKD 及使用利尿剂情况下一般不会有低 FeNa，高的尿比重和渗透压；跟肌酐相比尿素氮不成比例升高明显提示上消化道出血或增加的分解代谢。对血流动力学恢复的反应是最有效诊断依据
败血症相关的 AKI	败血症，败血症综合征或感染性休克。在轻度到中度 AKI 中，明显的低血压不常见	正常无菌液体培养阳性；尿沉渣常有颗粒管型，肾小管上皮细胞管型	FeNa 可<1%，尤其在病程的早期，但通常是>1%伴渗透压<500mOsm/kg
缺血相关的 AKI	全身性低血压，往往叠加在败血症和（或）其他影响肾储备功能的因素如年龄大，CKD	尿沉渣通常有颗粒管型，肾小管上皮细胞管型。FeNa 通常>1%	
肾毒性相关的 AKI：内源性			
横纹肌溶解	粉碎性外伤，癫痫，受压	肌红蛋白，肌酐激酶升高；尿液胆红素阳性但少有红细胞	FeNa 低（<1%）
溶血	近期有输血并有输血反应	贫血，LDH 升高，低结合珠蛋白	FeNa 低（<1%）；评估输血反应
肿瘤溶解	近期有化疗	高磷血症，低钙血症，高尿酸血症	
多发性骨髓瘤	年龄>60 岁，全身症状，骨痛	尿液或血浆电泳有单克隆电泳峰，低阴离子间隙，贫血	骨髓或肾穿刺活检可协助诊断
肾毒性相关的 AKI：外源性			
造影剂相关肾病	有使用碘造影剂	特征的病程是血肌酐在 1~2 天内升高，3~5 天内达高峰，7 天内恢复	FeNa 低（<1%）
小管损伤	氨基糖苷类抗生素，顺铂，替诺福韦，唑来膦酸，乙二醇，马兜铃酸和三聚氰胺	尿沉渣常有颗粒管型，肾小管上皮细胞管型。FeNa 通常>1%。	可以是少尿或非少尿
间质性肾炎	最近有服用药物；可以有发热，皮疹，关节痛	嗜酸性粒细胞增多，无菌性脓尿；通常非少尿	尿液嗜酸性粒细胞诊断精确度有限，常缺乏系统性药物反应的迹象，肾穿刺活检可有助诊断
其他原因引起的内源性 AKI			
肾小球肾炎/血管炎	特征性表现（第七章）包括皮疹，关节痛，鼻窦炎（AGBM 病），肺出血（AGBM 病，ANCA 相关性血管炎，狼疮），近期有皮肤感染或咽炎（链球菌感染后肾炎）	ANA，ANCA，AGBM 抗体，肝炎血清学，冷球蛋白，血培养，补体水平下降，ASO 滴度（这些检查的异常取决于病因）	需要行肾穿刺活检协助诊断
间质性肾炎	非药物性相关的原因包括肾小管间质性肾炎-葡萄膜炎综合征（TINU），军团菌感染	嗜酸性粒细胞增多，无菌性脓尿；通常非少尿	尿液嗜酸性粒细胞诊断精确度有限，需要行肾穿刺活检协助诊断
血栓性血小板减少性紫癜/溶血尿毒症综合征	神经系统异常和（或）AKI，近期有腹泻，有使用钙调磷酸酶抑制剂，怀孕或产后，自发的	外周血涂片有破碎红细胞，升高的 LDH，贫血，血小板减少	"典型的 HUS"指 AKI 伴有腹泻的前驱症状，常因大肠杆菌或者其他细菌释放志贺毒素引起；"非典型 HUS"是由于遗传性或获得性补体失调。"TTP/HUS"是指成人散发病例，诊断可能涉及 ADAMTS 13 活性和志贺毒素大肠杆菌检测，补体调节蛋白基因评估，肾穿刺活检
粥样栓塞性疾病	主要累及主动脉或其他大血管；可自发性或在抗凝治疗后发生；视网膜斑块，明显紫癜，网状青斑，胃肠道出血	低补体血症，嗜酸性粒细胞尿，大量的尿蛋白	皮肤活检或肾活检有诊断意义
肾后性 AKI	有肾结石，前列腺疾病，导尿管阻塞，腹膜后或盆腔肿瘤病史	除了 AKI 没有其他特异发现，可有脓尿或血尿	计算机断层扫描或超声检查

缩写：ACEI，血管紧张素转化酶抑制药；AGBM，抗肾小球基底膜；AKI，急性肾损伤；ANA，抗核抗体；ANCA，抗中性粒细胞质抗体；ARB，血管紧张素受体拮抗药；ASO，抗链球菌素 O；BUN，血尿素氮；CKD，慢性肾病；FeNa，钠排泄分数；GI，消化道出血；LDH，乳酸脱氢酶；NSAID，非甾体消炎药；TTP-HUS，血栓性血小板减少性紫癜/溶血尿毒症综合征

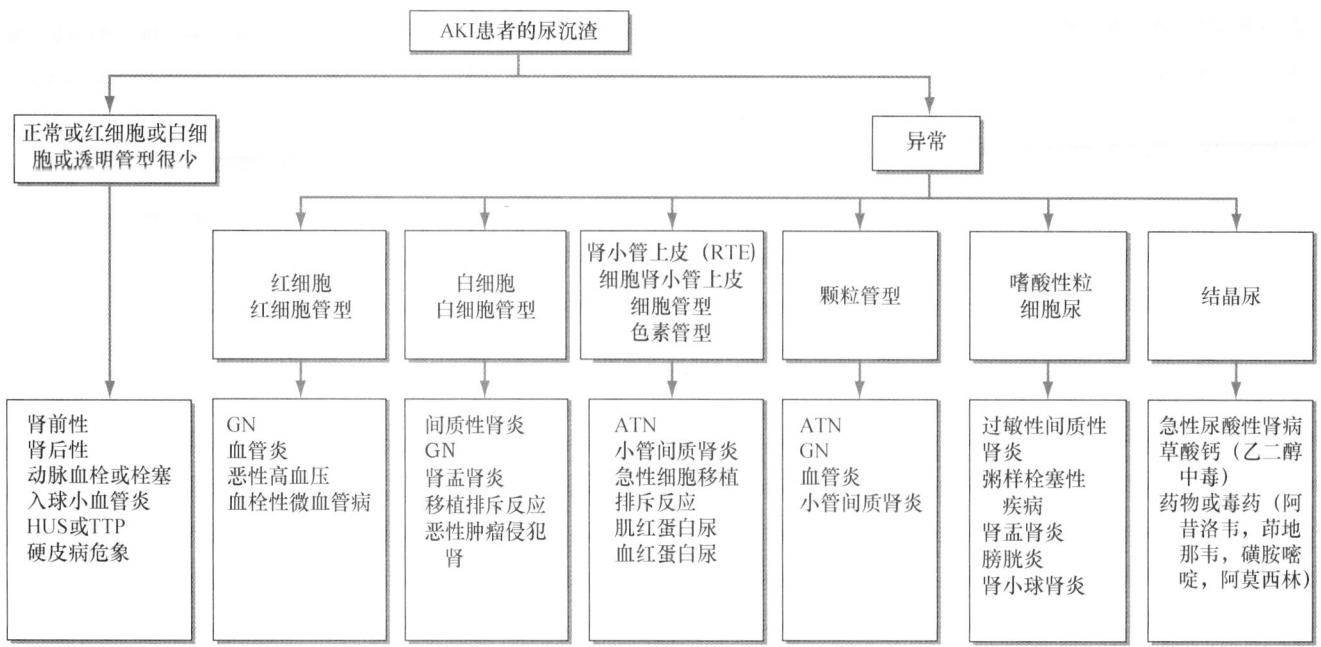

图 3-6 急性肾损伤患者尿沉渣结果的解释。ATN，急性肾小管坏死；GN，肾小球肾炎；HUS，溶血尿毒症综合征；TTP，血栓性血小板减少性紫癜〔Adapted from L Yang, JV Bonventre: Diagnosis and clinical evaluation of acute kidney injury. In Comprehensive Nephrology, 4th ed. JFloege et al（eds）. Philadelphia, Elsevier, 2010〕

梗阻的原因，可出现血尿和脓尿，也可无明显改变。缺血性肾损伤、脓毒血症或某些肾毒性药物所致急性肾小管坏死所导致的AKI，其尿液沉渣检查具有特征性的"泥汽样棕色"颗粒管型和小管上皮细胞管型，然而，超过20%的患者尿液沉渣检查无上述特征改变。肾小球肾炎可导致尿液中出现畸形红细胞或者红细胞管型。间质性肾炎可导致白细胞管型。肾小球肾炎和间质性肾炎的尿液沉渣检查结果可能相似，临床上并不能单纯依据尿液沉渣结果做出诊断。尿液嗜酸性粒细胞检测在鉴别诊断中的作用有限，间质性肾炎、肾盂肾炎、膀胱炎、粥样硬化栓塞性疾病、肾小球肾炎患者尿液可出现嗜酸性粒细胞。尿结晶可能是重要的诊断依据，在AKI患者尿液中发现草酸结晶应高度警惕乙二醇中毒，大量的尿酸结晶见于肿瘤溶解综合征。

血液实验室检查

某些类型的AKI与特征性血清肌酐的升降模式相关。典型的肾前性氮质血症可导致血清肌酐轻度升高，随着血流动力学改善，血清肌酐恢复到基线水平。造影剂肾病导致血清肌酐在24~48h内升高，3~5天内达到高峰，5~7天内下降。相比之下，尽管粥样硬化栓塞性疾病所导致的严重AKI血清肌酐可迅速上升，但通常更多地表现为血清肌酐水平亚急性上升。氨基糖苷类抗微生物制剂和顺铂等药物具有上皮细胞毒性，其所导致的AKI血清肌酐水平升高呈延迟性，通常在首次药物暴露后3~5天到2周出现。

一份完整的血细胞计数可提供诊断线索。贫血在AKI里较常见，通常由多因素所致，与AKI影响红细胞生成无关，此效应需要更长的时间。外周血嗜酸性粒细胞增高可出现在间质性肾炎、粥样栓塞性疾病、结节性多动脉炎及变应性肉芽肿性血管炎。严重的贫血而没有出血的表现提示可能为溶血、多发性骨髓瘤或者血栓性微血管病（如溶血尿毒症综合征或血栓性血小板减少性紫癜）。血栓性微血管病的其他实验室证据包括血小板减少、外周血涂片有破碎细胞、乳酸脱氢酶水平升高和结合珠蛋白含量减少。评估疑似血栓性血小板减少性紫癜-溶血尿毒症综合征患者的方法包括血管性血友病因子裂解蛋白酶（ADAMTS13）水平测定和产志贺毒素大肠杆菌检测。多数成人溶血尿毒症综合征表现为"非典型溶血尿毒症综合征"，据统计60%~70%非典型溶血尿毒症综合征患者存在编码调控补体旁路途径蛋白质的基因突变，因而基因检测对诊断至关重要。

AKI常导致高钾血症、高磷血症和低钙血症。明显的高磷血症伴随低钙血症提示横纹肌溶解或肿瘤溶解综合征。横纹肌溶解常伴血清肌酸磷酸激酶和血尿酸水平升高，而肿瘤溶解综合征肌酸激酶正常或轻微升高，血尿酸水平显著升高。因为尿毒症导致磷酸盐、马尿酸盐、硫酸盐及尿酸盐等阴离子在体内潴留，所以任何原因引起的尿毒症都可使阴离子间隙升高。阴离子间隙和渗透压间隙同时增高提示乙二醇中毒，同时可出现草酸结晶尿。由于多发性骨髓瘤有不能检测到阳离子蛋白存在，因此，多发性骨髓瘤可以出现阴离子间隙降低。其他有助于肾小球肾炎和血管炎诊断的实验室检查有补体水平低、抗核抗体（ANA）、抗中性粒细胞胞质抗体（ANCA）、抗肾小球基底膜抗体（AGBM）和冷球蛋白滴度测定水平高。

肾衰竭指标

在肾前性氮质血症中，由于小管流量降低和肾髓质尿素循环增加，导致血清尿素氮和肌酐比值不成比例升高，因而常被用来鉴别肾前性氮质血症和肾小管功能障碍所致的肾实质性 AKI。然而，也需要注意其他引起尿素氮不成比例升高的疾病，包括上消化道出血、饮食过量、组织分解代谢增加和糖皮质激素使用。

钠排泄分数（FeNa）是小管重吸收的滤过钠负荷的分数，用来衡量肾重吸收钠能力及影响肾小管重吸收的内在和外在因素。因此，钠排泄分数取决于钠摄入量、有效血容量、肾小球滤过率、利尿剂使用和完整的小管重吸收机制。对于肾前性氮质血症，肾小管钠重吸收增强，排钠分数低于 1%。慢性肾病患者，尽管有肾前性因素的叠加，但排钠分数可明显大于 1%。由于利尿剂可导致血容量减少，排钠分数也可大于 1%。肾小球肾炎和其他疾病早期可出现排钠分数降低，因此，排钠分数不应作为肾前性氮质血症的初步证据。排钠分数降低可以提示有效血容量下降，但并不等同于有效血容量下降，低排钠分数不应作为血液容量管理的唯一参考。补充晶体或者胶体液后尿量反应可以作为肾前性氮质血症的诊断和治疗措施。对于缺血性 AKI，由于小管损伤和钠重吸收能力下降，排钠分数经常大于 1%。然而，缺血和毒性相关等几种原因所致 AKI 可出现排钠分数小于 1% 的情况，其中包括脓毒血症（通常在早期）、横纹肌溶解和造影剂肾病。

肾产生浓缩尿液的能力取决于多种因素，并且依赖于分布在不同肾区域肾小管的良好功能。肾功能良好、没有服用利尿剂的患者，出现肾前性氮质血症时尿渗透压可达 500mOsm/kg 以上，提示肾具有完整的髓质浓度梯度和对血清抗利尿激素水平升高具有正常反应，促进水重吸收和尿液浓缩。然而，对于有慢性肾病的老年患者，其基础浓缩功能可能下降，因此许多情况下尿渗透压并不可靠。在感染性或缺血性 AKI，浓缩功能也常常下降，导致尿渗透压低于 350mOsm/kg，但缺乏特异性。

影像学检查

AKI 鉴别诊断时应考虑肾后性 AKI，若能早期明确诊断，则治疗效果良好。单纯的导尿便能排除尿路梗阻。除非诊断明确，否则应该使用肾超声或者 CT 检查尿路梗阻情况。梗阻的证据包括集合系统的扩张和输尿管积水，在容量不足、腹膜后纤维化、肿瘤包裹和梗阻早期阶段等情况下，影像学检查可无典型梗阻表现。如临床高度怀疑尿路梗阻，尽管影像学检查正常，应进行顺行或者逆行性肾盂造影。影像学检查也可以提供额外的关于肾大小和回声区的有用信息以帮助区分急性和慢性肾病（CKD）。对于 CKD 患者，除糖尿病肾病、HIV 相关性肾病或浸润性疾病以外，患者肾通常较小。AKI 患者肾大小一般正常。AKI 患者肾体积增大提示可能为急性间质性肾炎。如怀疑肾静脉或动脉梗阻，可行血管成像检查，但是需注意造影剂相关急性肾损伤的风险。对严重 AKI 患者，应避免基于钆造影剂的磁共振成像检查，此类造影剂可导致肾源性系统性纤维化，终末期肾病患者中一种罕见严重的并发症。

肾穿刺活检

如果基于病史、体格检查、实验室检查和影像学评估，AKI 原因仍不明确，应考虑肾穿刺活检。肾活检可以提供关于急性肾病和慢性肾病明确的诊断和预后信息。临床上排除肾前性氮质血症、肾后性 AKI 和缺血或肾毒性 AKI，高度怀疑 AKI 由其他原因所致的，如肾小球肾炎、血管炎、间质性肾炎、骨髓瘤肾病、溶血尿毒症综合征、血小板减少性紫癜和移植肾失功能等，应进行肾活检病理检查。肾活检术的主要风险是出血，在血小板减少或者凝血功能障碍患者中可出现严重危及肾和生命的大出血。

新的生物标志物

尿素氮和肌酐是肾小球滤过的功能性标志物而不是组织损伤标志物，因此，可能并不是诊断肾实质损伤的最好标志物。肾损伤后尿素氮和肌酐也相对缓慢上升。现已发现几种新的肾损伤的标志物并对 AKI 的早期和精确诊断有较好的前景。肾损伤分子-1（KIM-1）是一种 1 型跨膜蛋白，在缺血或顺铂等肾毒性药物所致近端小管上皮细胞损伤中表达丰富。KIM-1 在无肾小管损伤或者在肾外组织不明显表达。KIM-1 的功能可能是使小管细胞具有吞噬属性，使小管细胞能够在肾损伤后从管腔清除细胞碎片。KIM-1 可在缺血或肾毒性损伤后短期内在尿液中检测到，因此，KIM-1 可能是一种在临床上较容易检测的生物标志物。中性粒细胞明胶酶相关脂质运载蛋白（NGAL，也被称为脂质运载蛋白-2 或者 siderocalin）是 AKI 另一种新的生物标志物。NGAL 是首次在人类中性粒细胞颗粒中发现的蛋白。NGAL 可以结合到含铁的铁载体复合物，并在近端小管有组织保护作用。在炎症反应和肾损伤后 NGAL 表达升高，体外循环所致急性肾损伤 2h 内可在血浆和尿液中检测到 NGAL。AKI 其他候选的生物标志物包括白介素（IL）18 和 L-型脂肪酸结合蛋白，IL-18 是白介素-1 超家族的促炎细胞因子并可介导缺血性近端小管损伤，L-型脂肪酸结合蛋白在缺血性近端小管细胞中表达并通过结合游离脂肪酸和脂质过氧化物发挥保护肾的作用。目前正研究其他对 AKI 早期和准确诊断有帮助并能用于识别个人风险增加的危险分层的生物标志物。新的 AKI 生物标志物在临床的最佳应用是目前正在进行的研究领域。

并发症

肾在血容量、血压、血浆电解质组成、酸碱平衡以及含氮和其他代谢废物排泄的稳态中至关重要。早期轻度至中度 AKI 可完全无症状。

尿毒症

含氮废物的积累，表现为尿素氮浓度的升高，这是 AKI 的一个标志。尿素氮水平低于 100mg/dl 时有较低的直接毒性。在较高浓度时，可能出现精神状态改变和出血并发症。通常被肾清除的其他毒素可导致被称为尿毒症的复杂症状。许多可能的尿毒症毒素已被确定。尿素氮和肌酐浓度与尿毒症症状相关性是极其多变的，部分是由于尿素氮和肌酐产生率存在个体差异。

血容量过多和血容量减少

细胞外液容量扩增是少尿和无尿 AKI 的一个主要并发症，由于盐和水排泄功能的受损。细胞外液容量扩增可导致体重增加，可凹性水肿，颈静脉压力增加和肺水肿；后者可危及生命。肺水肿也可以发生于容量负荷过多和肺肾综合征所致的肺出血。AKI 也可能诱发或加剧急性肺损伤发生，其特点是血管渗透压和肺实质炎症细胞浸润增加。AKI 恢复有时可伴随着多尿，若不及时治疗，可导致显著的容量丢失。恢复期的多尿阶段可能是由于尿素和其他代谢产物的留存所致渗透性利尿和小管重吸收功能的延迟恢复。

低钠血症

低渗的晶体或等渗的葡萄糖的过度使用可导致低渗血症和低钠血症，如果严重的话，可引起神经系统异常，包括癫痫发作。

高钾血症

血浆电解质成分异常可有轻微危险或者生命危险。急性肾损伤最相关的并发症是高钾血症。显著的高钾血症通常发生在横纹肌溶解、溶血和肿瘤溶解综合征患者，原因是受损细胞释放细胞内钾。钾影响心脏和神经肌肉组织细胞膜电位。肌无力可能是高钾血症的一种症状。高钾血症更严重的并发症是由于对心脏传导系统的影响，导致致命的心律失常。

酸中毒

代谢性酸中毒，通常伴随着阴离子间隙的升高，在 AKI 中是常见的，并可以与包括败血症、糖尿病酮症酸中毒或呼吸性酸中毒等在内的其他原因所致酸中毒混合进一步使酸碱和钾平衡复杂化。

高磷血症和低钙血症

AKI 可导致高磷血症，尤其是在高分解代谢的患者或者横纹肌溶解、溶血和肿瘤溶解综合征所致 AKI 的患者。转移性磷酸钙的沉积可导致低钙血症。AKI 相关的低钙血症也可由维生素 D-甲状旁腺激素-成纤维细胞生长因子-23 轴的紊乱而引起。低钙血症通常是无症状的，但也可导致感觉异常、肌肉痉挛、癫痫、手足痉挛和心电图上 QT 间期延长。钙水平应用低白蛋白血症程度校正，如果可以，应追踪离子钙水平。轻度无症状的低钙血症一般不需要治疗。

出血

AKI 的血液系统并发症包括贫血和出血，二者都可因共存的疾病（例如败血症、肝病和弥散性血管内凝血等）加剧。AKI 相关的尿毒症对血液系统直接影响包括红细胞生成减少和血小板功能障碍。

感染

感染是 AKI 一个常见的致病因素，并且也是 AKI 的一种可怕的并发症。终末期肾病患者有宿主免疫力受损，严重的 AKI 患者也是如此。

心脏并发症

AKI 的主要心脏并发症是心律失常、心包炎和心包积液。

营养不良

AKI通常是一个严重高代谢状态，因此，营养不良是一个主要的并发症。

治疗　急性肾损伤

预防和治疗

对有AKI和有AKI风险的患者需要依据潜在的原因进行管理（表3-2）。共有如下几个原则：改善血流动力学，纠正水和电解质失衡，中止肾毒性药物和调整药物剂量。这些原则都是至关重要的。败血症和缺血性肾小管坏死等常见原因所致的AKI，一旦损伤已开始，尚没有有效的特定的治疗手段，但是临床上需要对患者有细致的医疗照顾直到AKI恢复。在严重的透析依赖的急性肾损伤后肾仍有惊人的自我修复能力。然而，许多AKI患者并不能完全恢复，可能仍然依赖透析。目前越来越多学者认为AKI可能会加速慢性肾病的进展，并且慢性肾病是AKI的一个重要危险因素。

肾前性氮质血症　预防和治疗肾前性氮质血症需要改善肾灌注。补充的液体成分需要针对液体丢失的类型。严重急性失血应用浓缩红细胞悬液。等张晶体和（或）胶体应用于烧伤和胰腺炎等相对不太严重的急性出血或血浆丢失。晶体溶液比较便宜并与胶体溶液有同样效果。羟乙基淀粉溶液可增加发展至严重AKI的风险，故是禁忌使用的。据报道，在创伤性脑损伤情况下晶体更优于白蛋白。等张晶体（如0.9%盐水）或胶体应该用于严重血容量减少的液体复苏，而低渗的晶体（如0.45%盐水）则用于不那么严重的血容量减少。过度从0.9%盐水摄入氯化物可能导致高氯性代谢性酸中毒，这可以损伤肾小球滤过率。如果涉及代谢性酸中毒应使用含碳酸氢盐的溶液（如含150mEq碳酸氢钠的葡萄糖水）。

改善AKI患者的心脏功能可能需要使用正性肌力药物，降低前负荷和后负荷药物，抗心律失常药物和主动脉内气囊泵等器械帮助。可能需要侵入性血流动力学监测以指导治疗。

肝硬化和肝肾综合征　有肝硬化、腹水和AKI患者的液体管理是很有挑战性的，因为难以确定血管内容量状态。静脉输液的容量控制可能在诊断上和治疗上都是必需的。然而，过度的容量补充可能导致肝肾综合征或AKI情况下的腹水和肺损伤加重，原因是自发性细菌性腹膜炎的重叠。应用腹水培养排除

表3-2　急性肾损伤的处理

一般问题

1. 通过容量复苏和明智地使用升压药物改善全身和肾血流动力学
2. 如果可以的话，停止使用肾毒性药物（如血管紧张素转化酶抑制药，血管紧张素受体拮抗药，非甾体消炎药，氨基糖苷类药物）
3. 当有指征时启用肾替代治疗

特殊问题

1. 特殊的肾毒素
   a. 横纹肌溶解：积极的静脉输液；考虑补碱利尿
   b. 肿瘤溶解综合征：积极静脉输液和应用别嘌呤醇或拉布立酶
2. 容量超负荷
   a. 限制盐和水
   b. 使用利尿药
   c. 超滤
3. 低钠血症
   a. 限制肠内水的摄入，低渗的静脉注射液（包括含有葡萄糖的溶液）的使用减少到最低用量
   b. 在急性肾损伤高渗盐水是很少需要用到的，一般不需要使用血管加压素
4. 高钾血症
   a. 限制饮食中钾的摄入
   b. 停止使用保钾利尿药，血管紧张素转化酶抑制药，血管紧张素受体拮抗药，非甾体消炎药
   c. 使用袢利尿药促进尿液钾的排泄
   d. 钾离子交换树脂（聚苯乙烯磺酸钠）
   e. 胰岛素（常规10单位）和葡萄糖（50%葡萄糖50ml）促进钾进入细胞
   f. 吸入β受体激动药促进钾进入细胞
   g. 葡萄糖酸钙或氯化钙（1g）以稳定心肌
5. 代谢性酸中毒
   a. 碳酸氢钠（如果pH值<7.2则用，以保持血碳酸氢根浓度>15mmol/L）
   b. 用其他碱性药物，如三羟甲基甲烷（THAM）
   c. 肾替代治疗
6. 高磷血症
   a. 限制饮食中磷的摄入
   b. 磷结合剂的使用（醋酸钙，盐酸司维拉姆，氢氧化铝——随餐服用）
7. 低钙血症
   如有症状使用碳酸钙或葡萄糖酸钙
8. 高镁血症
   停止使用含镁离子的抗酸药
9. 高尿酸血症
   通常不需要急性的治疗，除了肿瘤溶解综合征（见上面）
10. 营养不良
    足够的蛋白质和能量的摄入（每天20~30kcal/kg）避免负氮平衡。如果可以，应该通过肠内营养补充营养。
11. 药物剂量
    a. 注意药物剂量和使用频次，依据肾衰竭程度调整用量
    b. 值得注意的是在非稳态的AKI患者血肌酐浓度可能高估肾功能

腹膜炎可能。在使用抗生素治疗自发性细菌性腹膜炎患者时可以使用白蛋白预防 AKI。明确的治疗肝肾综合征的方法是原位肝移植。较有前景的联合治疗方法包括特利加压素（一种抗利尿激素模拟剂）、奥曲肽（一种生长激素模拟剂）和米多君（一种 α_1 肾上腺素受体激动药）的联合治疗，去甲肾上腺素，以上的药物与白蛋白（25～50g，最大量 100g/d）联合。

内源性 AKI 目前在急性肾损伤治疗中已测试过几种药物，但均显示其对治疗没有益处。包括心房钠尿肽、低剂量多巴胺、内皮素拮抗剂、袢利尿剂、钙通道阻滞药、α 肾上腺素受体阻滞药、前列腺素类似物、抗氧化剂、抗白细胞黏附分子抗体和胰岛素样生长因子等其他药物。大多数研究纳入了较严重和已经确诊的 AKI 患者，治疗可能启动太晚了。新的肾损伤的生物标志物可提供一个早期诊断 AKI 的机会。

由于急性肾小球肾炎或血管炎所致 AKI 对免疫抑制剂和血浆置换反应较好（第一章）。由药物引起的过敏性间质性肾炎需要停用相关药物。停用可疑药物后急性肾损伤仍持续存在或恶化的情况下，可使用糖皮质激素治疗，但这并未在随机试验中证实。由于硬皮病（硬皮病肾危象）所导致的 AKI 应该用血管紧张素转化酶抑制药治疗。特发性血小板减少性紫癜-溶血尿毒症综合征是临床的急症，应及时予血浆置换治疗。通过药物阻断补体活化可能是非典型的溶血尿毒症综合征的有效治疗方法。

对横纹肌溶解的患者进行早期和积极的容量补充是必需的，最初可能需要每天 10L 的液体。碱性液体（如 75mmol/L 碳酸氢钠加到 0.45% 盐水）可有利于防止 AKI 和管型的形成，但可带来低钙血症这一更严重的风险。如果液体补充是足够的但尿流率不能达到 200～300ml/h 时可以使用利尿剂。对于横纹肌溶解所致 AKI 没有特异的治疗方法，除了在病情严重者中使用透析治疗或一般支持治疗以维持水、电解质平衡和组织灌注。必须密切关注钙和磷的水平，因为钙磷可在损伤的组织沉积并在愈合的组织释放。

肾后性 AKI 及时识别和解除尿路梗阻可阻止由尿潴留引起的永久性结构损伤形成。梗阻的位置决定了治疗的方法。经尿路或耻骨上膀胱穿刺可能是尿路狭窄或膀胱功能障碍所需要的。输尿管梗阻可通过经皮肾造瘘置管或输尿管内支架植入治疗。解除梗阻后通常适当利尿数天。在极少数情况下，由于小管功能障碍所致严重的多尿持续存在，需要连续一段时间予静脉内补充液体和电解质。

支持措施

容量管理 少尿或无尿 AKI 所致血容量过多可因急性肺水肿而有生命危险，特别是由于许多患者有并存的肺部疾病，AKI 也可能增加肺血管通透性。水和钠摄入应受到限制，可用利尿剂增加尿流率。尚没有证据表明尿量增加可改善 AKI 的进程，但在某些情况下利尿剂的使用对避免透析有帮助。在严重容量超负荷情况下，可用大剂量呋塞米（200mg），随后维持静脉滴注（10～40mg/h），可加用或不加用噻嗪类利尿剂。在失代偿性心力衰竭方面，已经发现在保护肾功能方面逐步利尿治疗优于超滤治疗。如果没有效果应停止利尿治疗。小剂量多巴胺可暂时在肾前性状态下增加肾盐和水的排泄，但临床试验没有显示出对内源性 AKI 有任何益处。由于存在心律失常和潜在的肠缺血的风险，已逐渐认识到多巴胺的风险大于治疗或预防 AKI 的益处。

电解质和酸碱失衡 代谢性酸中毒一般不需要治疗，除非是严重的酸中毒（pH 值 <7.20 和血碳酸氢根 <15mmol/L）。可用口服或静脉碳酸氢钠治疗酸中毒，但需避免过度纠正酸中毒，因为有代谢性碱中毒、低钙血症、低钾血症和容量超负荷的可能。高磷血症在 AKI 是常见的，通常可使用磷酸盐结合剂（碳酸钙、醋酸钙、镧、司维拉姆或氢氧化铝）限制肠道吸收磷酸盐的治疗。低钙血症通常不需要治疗，除非出现症状。当存在低白蛋白血症时需监测离子钙而非总钙。

营养不良 蛋白质能量丢失在 AKI 中是常见的，尤其在多系统器官衰竭情况下。营养不足可能导致饥饿酮症酸中毒和蛋白质分解代谢。营养过剩可增加含氮废物产生，导致氮质血症恶化。全肠外营养需要大量液体的补充，可使容量控制变得更复杂。依据改善全球肾病预后（KDIGO）指南，AKI 患者每天摄入的总能量应达到 20～30kcal/kg。蛋白质的摄入应依据 AKI 的严重程度而有所不同：不需要透析的非分解性 AKI 患者每天需要 0.8～1.0g/kg，透析患者每天需要 1.0～1.5g/kg，对于高代谢和接受连续性肾替代治疗患者每天最多达 1.7g/kg。对需要透析和接受肾替代治疗的 AKI 患者也应该补充微量元素和水溶性维生素。

贫血 AKI 中的贫血通常是多因素的，使用促红细胞生成素并不能改善贫血，因为重症患者对其反应延迟和有骨髓抵抗。尿毒症的出血可对去氨加压素或雌激素有反应，但长期或严重尿毒症患者需要透析治疗。质子泵抑制剂或组胺（H_2）受体阻滞药是肠道预防所必需的。静脉血栓栓塞是重要的并发症，应依据临床情况进行预防。在严重 AKI 患者中使用低分子肝素和 Xa 因子抑制剂有不可预知的药物动力学影响，应该避免使用。

透析指征和方法 当内科保守治疗不能控制容量超负荷、高钾血症和酸中毒，食物中毒，以及当出现尿毒症严重并发症（扑翼样震颤、心包摩擦音或积液、脑病、尿毒症出血）时，需要进行透析治疗。透析的时间仍然是一个有争议的问题。晚开始透析治疗会带来 AKI 的容量、电解质和代谢相关并发症风险，及时透析本可避免上述情况。另一方面，过早开始透析治疗使患者遭受不必要的静脉输液和侵入性操作，随之将带来感染、出血、手术并发症和低血压的风险。不应该等到肾衰竭带来危及生命的并发症时才开始透析。许多肾病学者的经验是 AKI 患者开始进行透析治疗时，尿素氮超过一定值（如 100mg/dl），患者无肾功能恢复的临床迹象。AKI 肾替代治疗的有效模式需要通往腹膜腔（腹膜透析）或者大血管（血液透析、血液滤过和其他混合程序）。小分子溶质通过半透膜的浓度梯度（"扩散"清除）和（或）随着等离子水运动而被清除（"对流"清除）。模式的选择常取决于直接可用的技术和专业的医务人员能否到位。腹膜透析是通过一个临时的腹腔内导管进行的。腹膜透析很少在美国成年 AKI 患者中使用，但在国际上广泛被使用，特别是无血液透析技术的地区。透析液是在规律的时间间隔缓慢滴入腹膜腔和从腹膜腔移除，为了通过腹膜扩散和对流清除溶质；水的超滤是通过腹透液中高浓度葡萄糖所形成的通过腹膜时的渗透压梯度完成的。由于其连续性，腹膜透析治疗对低血压患者往往比间歇治疗（如血液透析）有更好的耐受性。腹膜透析并不足以满足高代谢患者，这是由于透析效果固有的局限性。

血液透析可间歇地或连续地使用，可以通过对流清除、扩散清除或者二者组合来完成。可通过股静脉、颈内静脉或锁骨下静脉建立血管通路。血液透析是一个间歇过程，通过扩散和对流清除溶质。血液透析通常是每天进行 3~4h，每周 3~4 次，是 AKI 肾替代治疗的最常见的形式。低血压是血液透析治疗的主要并发症之一，特别是对重症患者。

连续血管内治疗在 20 世纪 80 年代初出现，用于治疗血流动力学不稳定患者，并无诱导出血容量、渗透压和电解质快速改变等间歇性血液透析的特征。连续肾替代治疗（CRRT）可以通过对流进行清除[连续性静脉-静脉血液滤过（CVVH）]，大量的等离子水（和陪同的溶质）被迫以净水压力方式通过半透膜，然后等离子水被生理的晶体溶液取代。CRRT 可以通过扩散进行清除[连续性静脉-静脉血液透析（CVVHD）]，这是一种类似血液透析的技术（除了有低的血流量和透析液流量）。混合疗法结合了扩散和对流清除[连续性静脉-静脉血液透析滤过治疗（CVVHDF）]。一些医生更喜欢缓慢低效血液透析（SLED）或延长每日透析（EDD），由于其有 CRRT 所没有的不需要 24h 人员编制的优势。这种治疗，血流量和透析液流率高于 CVVHD，但治疗时间减少到 12h 或更少。

AKI 透析的最佳方式尚不清楚。每日间歇性血液透析和 CRRT 并没有带来明显的生存或肾功能恢复的优势，但应注意避免治疗不足。研究并没有证明连续疗法优于间歇疗法。如果可以，在严重血流动力学不稳定、脑水肿或明显容量超负荷的患者，CRRT 往往是首选。

结果和预后

AKI 与住院和长期死亡率高、住院时间长和成本增加显著相关。肾前性氮质血症和肾后性氮质血症，除了心肾综合征和肝肾综合征所致氮质血症，其预后比大部分内源性 AKI 更好。严重的需要透析治疗的 AKI 患者，其肾功能仍可能恢复。然而，需要临时透析治疗的 AKI 存活患者，其进展为慢性肾病风险极高，10% 患者可发展为终末期肾病。肾病医师的指导下的出院后护理对肾病的二级预防是明智的。即使其肾功能已经恢复，AKI 的患者出院后仍容易出现早期死亡。

第四章　慢性肾病
Chronic Kidney Disease

Joanne M. Bargman，Karl Skorecki

（吴雨茜　王梦　译　樊力　审校）

慢性肾病（chronic kidney disease，CKD）是与肾功能异常和进行性的肾小球滤过率（glomerular filtration rate，GFR）下降相关的一系列病理生理过程。图 4-1 展示了新近更新的 CKD 分级。为了更好地预测 CKD 进展

依据GFR及白蛋白尿的CKD进展分期: KDIGO 2012				持续性白蛋白尿分类 描述及范围		
				A1	A2	A3
				正常到轻度升高	中度升高	重度升高
				<30mg/g <3mg/mmol	30~300mg/g 3~30mg/mmol	>300mg/g >30mg/mmol
GFR分类[ml/(min·1.73m²)] 描述及范围	G1	正常或升高	≥90			
	G2	轻度下降	60~89			
	G3a	轻度到中度下降	45~59			
	G3b	中度到重度下降	30~44			
	G4	重度下降	15~29			
	G5	肾衰竭	<15			

图4-1（见书后彩图） 改善全球肾病预后组织（KDIGO）慢性肾病分级。颜色由绿色到红色的渐变对应CKD进展的风险增加。GFR：肾小球滤过率（Reproduced with permission from Kidney Int Suppl 3：5-14，2013.）

的风险，更新的分级根据估计的GFR和白蛋白尿水平对CKD进行分级。既往CKD分级仅依据GFR水平，但肾功能恶化的风险与白蛋白尿水平密切相关，因此新的分级将白蛋白尿水平纳入其中。

本章节将主要阐述CKD的病理生理过程、病程的调节变化、疾病的临床表现及评估、治疗干预的手段。另一个令人沮丧的术语终末期肾病（end-stage renal disease，ESRD），是指CKD的一个阶段，该阶段中毒素及液体累积、肾排泄异常，导致尿毒症综合征。若不进行透析或肾移植等肾替代治疗清除毒素，该综合征将导致患者死亡。肾替代治疗将在第五章及第六章展开讨论。在本章节中ESRD将表述为CKD5期。

慢性肾病的病理生理

CKD的病理生理过程包括两大类损伤机制：①特定病因所致的原发性肾损害（例如：基因异常所致的肾发育障碍或是完整性缺失；免疫复合物沉积和炎症反应所致的某些类型肾小球肾炎；有毒物质所致的肾小管和间质损伤）。②导致肾病进展的其他机制，包括健存肾小球的高滤过和肥大，这一机制是长期肾功能丢失的共同原因（图4-2）。肾单位数目的减少由血管活性物质、细胞因子及生长因子介导，最终导致健存肾单位由短期代偿（表现为肾单位的肥大和高滤过）变成失代偿，引起肾单位压力和血流量增加诱发肾小球结构异常、足细胞功能障碍、滤过屏障破坏，最终导致残余肾单位的硬化和废弃（图4-2）。肾内肾素-血管紧张素系统的激活不仅参与了最初肾小球代偿性高滤过，也参与了后期肾小球失代偿的增生和硬化。这一过程是单一肾单位的减少导致多年后肾功能进行性下降的可能原因（图4-3）。

慢性肾病的危险因素和分级标准

明确增加CKD发病风险的因素是十分必要的，即便对GFR正常的人来说也是如此。目前发现的危险因素包括低出生体重、儿童时期肥胖、高血压、糖尿病、自身免疫性疾病、高龄、非洲裔、肾病家族史、急性肾衰竭病史、尿蛋白阳性、尿沉渣异常和尿路结构异常。

许多罕见的遗传性慢性肾病服从孟德尔遗传定律，通常表现为系统综合征的一部分，其中最常见的是常染色体显性遗传的多囊肾病。除此之外，最近在常见复杂疾病的遗传倾向性研究中，已发现大量与常见CKD疾病相关的遗传位点的DNA序列变异。一个突出的例子是*APOL1*等位基因。这一在西非裔人群中发现的基因与非裔和西班牙裔美国人常见的非糖尿病导致的CKD（如局灶性节段性肾小球硬化）风险升高数倍有关。而该基因在西非人群的流行也许是为了避

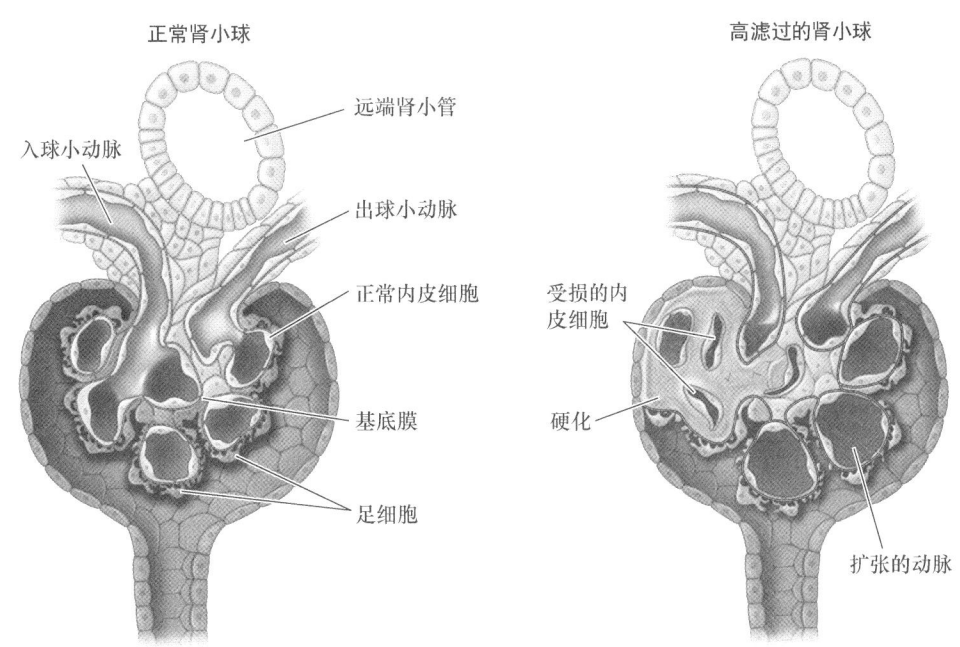

图 4-2 左图为正常肾小球结构的模式图。右图为肾单位数目减少后肾小球的继发改变,包括由健存肾单位高滤过和肥大导致的毛细血管腔扩张和局部粘连 (Modified from JR Ingelfinger: N Engl J Med 348: 99, 2003.)

免热带病原体损伤而产生的进化性适应。在其他常见有遗传倾向的疾病中,环境(如病毒的作用)是使遗传风险转变为疾病的一个重要的始动因素。

相比血清肌酐的水平,根据 GFR 水平对 CKD 分级更为必要(表 4-1)。目前众多的实验室已经报告了根据这些公式计算的估计 GFR 或估计 GFR (eGFR)值。

正常人群 GFR 在 30 岁达到峰值,约为 120ml/(min·1.73m²),以后每年平均下降 1ml/(min·1.73m²),在 70 岁时 GFR 平均值为 70ml/(min·1.73m²)。尽管 GFR 会随着年龄的增长而下降,但低 GFR 值是肾功能损伤的标志,CKD 也是据此原理利用 GFR 进行分级。女性的 GFR 平均值低于男性,例如一

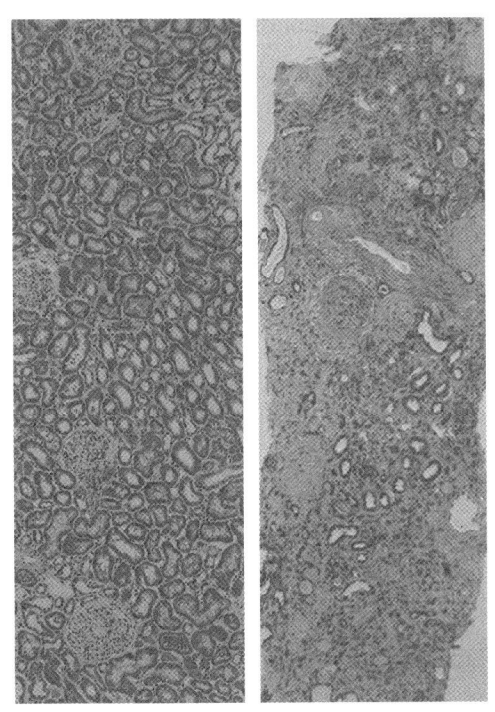

图 4-3(见书后彩图) **左图**:低倍镜正常肾显微照片显示正常肾小球和无纤维化的小管间质。**右图**:低倍镜慢性肾病显微照片,图中可见大量硬化的肾小球和严重的小管间质纤维化(Masson 染色,×40 倍)(Slides courtesy of the late Dr. Andrew Herzenberg.)

表 4-1	使用血清肌酐浓度(S_{Cr})、年龄、性别、种族及体重估计肾小球率过滤(GFR)的推荐公式

1. MDRD(modification of diet in renal disease)公式

   估计的 GFR [ml/(min·1.73m²)] = 1.86 × $(S_{Cr})^{-1.154}$ × (年龄)$^{-0.203}$

   女性×0.742

   非洲裔×1.21

2. CKD-EPI 公式

   GFR = 141 × min $(S_{Cr}/\kappa, 1)^\alpha$ × max $(S_{Cr}/\kappa, 1)^{-1.209}$ × $0.993^{年龄}$

   女性×1.018

   非洲裔×1.159

S_{Cr} 代表血浆肌酐浓度,单位是 mg/dl;κ 女性为 0.7,男性为 0.9;α 女性为-0.329,男性为-0.411;min 代表 S_{Cr}/κ 的最小值或 1,max 代表 S_{Cr}/κ 的最大值或 1

缩写:CKD-EPI,慢性肾病流行病协作组织

位 80 岁血清肌酐正常的女性，她的 GFR 值可能只有 50ml/（min·1.73m²）。因此，对于绝大多数人而言，即使血肌酐只是轻度升高［如 130μmol/L（1.5mg/dl）］，也意味着 GFR 明显下降。

估计 GFR 的公式仅适用于患者病情稳定时，即血清肌酐在数天内无明显的波动。

检测尿白蛋白水平有助于监测肾单位受损程度及不同类型 CKD（尤其是慢性肾小球肾炎）的治疗反应。尽管准确收集 24h 尿是检测尿白蛋白的标准方法，但检测晨尿中尿蛋白肌酐比值更实际可行，且与 24h 尿蛋白定量的相关性好。微量白蛋白尿（图 4-1，A2 期）是指尿白蛋白排泄水平较低，不能使用尿蛋白试纸或是常规的尿蛋白测量方法检测到。尿微量白蛋白检测是早期筛查肾病的有效工具，也可能是普通人群微血管疾病的标志物；但患者一旦出现大量蛋白尿，没有理由再检测尿微量白蛋白。

CKD1 期和 CKD2 期常没有 GFR 下降导致的临床症状。但随着疾病进展，GFR 逐渐下降，到达 CKD3 期和 CKD4 期时，与 CKD 相关的临床并发症和实验室检查异常将表现出来。CKD 可影响全身各个系统，但最突出的临床表现为贫血及与之相关的疲劳感、食欲下降和进行性营养不良，钙、磷和矿物质调节激素如 1,25 (OH)$_2$D$_3$（骨化三醇）、甲状旁腺素（PTH）和成纤维细胞生长因子-23（FGF-23）代谢障碍，钠、钾、水代谢异常和酸碱失衡。部分患者，尤其是老年人，其 GFR 值相当于 CKD2 期或 CKD3 期。但是大部分患者肾功能稳定，未进行性降低。初诊医生应建议患者复查 GFR，如患者肾功能稳定且不伴有蛋白尿，可定期复查，不需特殊处理。当患者出现 GFR 下降、不可控制的高血压或蛋白尿时，应转诊至肾内科治疗。如果进展到 CKD5 期，由于毒素累积，导致营养、水和电解质紊乱，明显影响患者的日常生活，即为尿毒症。

病因学及流行病学

在美国，人口调查的数据显示至少 6% 的成年人为 CKD1 期和 CKD2 期，另有 4.5% 的美国人群处于 CKD3 期和 CKD4 期。表 4-2 显示了 CKD 最常见的五大病因，全球 90% 以上的 CKD 由这五大病因导致，但不同病因致 CKD 所占比重因不同的地理区域而异。在北美洲及欧洲，CKD 最常见的病因是糖尿病肾病，并且绝大多数继发于 2 型糖尿病。新诊断的 CKD 患者多伴有高血压，只有在排除原发性肾小球性和肾间质性肾病后，才可考虑 CKD 由高血压导致。但是，对于

表 4-2　CKD 病因的主要类别[a]

- 糖尿病肾病
- 肾小球肾炎
- 高血压肾损害（包括血管性相缺血性肾病以及与高血压相关的原发性肾小球疾病）
- 常染色体显性多囊肾病
- 其他囊性肾病和肾小球间质性肾病

[a] 每一类别所致 CKD 的相对比重因不同地理区域和种族有所差异

这些患者，目前可分为两类：第一类是不伴有明显肾病或肾炎表现但有肾小球病理改变，如局灶性阶段性肾小球硬化（见第七章）；第二类是由系统性血管疾病所致的进行性肾硬化和高血压，通常还伴有大、小血管的心脏和脑血管损害。后一类型的复合型损害在老年人中更为常见，在这些人群中肾慢性缺血导致的 CKD 可能被漏诊。CKD 在老年人中的发病率升高，部分降低了动脉粥样硬化血管疾病心脑并发症所致的死亡率，使人群寿命延长，表现出血管性疾病肾损伤。然而需要指出的是，绝大多数 CKD 早期的患者在进展到 CKD 晚期前已经死于心脑血管疾病。事实上，GFR 轻度下降或伴有白蛋白尿已被认为是心血管疾病的主要危险因素。

尿毒症的病理生理过程及生物化学特点

虽然临床上使用血清尿素氮和肌酐水平来评估肾的排泄功能，但是肾衰竭晚期的尿毒症症状不完全是由于这两种小分子物质累积造成的。肾衰竭导致体内数百种毒素累积引起尿毒症症状，这些毒素包括水溶性的、疏水性的、蛋白结合的及带电荷和不带电荷的复合物。除此之外还有含氮的代谢产物，如胍基复合物、尿酸、马尿酸盐、核苷酸代谢产物、多聚胺类、肌醇、酚类、苯酸盐以及吲哚。由此可见，血清尿素氮和肌酐虽然容易测量，但不能完全代表这些化合物。仅用尿素和肌酐水平来评价患者肾功能，会低估尿毒症的复杂性。

肾衰竭导致的尿毒症和疾病状态不仅与肾排泄功能衰竭有关，肾的代谢和内分泌功能损害或抑制也参与其中，导致贫血、营养不良，以及碳水化合物、脂肪和蛋白质代谢异常。不仅如此，随着 CKD 的进展，由于排泄减少、分解下降、调节异常，多种激素如 PTH、FGF-23、胰岛素、胰高血糖素、类固醇类激素（包括维生素 D、性激素和催乳素）的血浆水平异常。最后，CKD 还与全身炎症状况恶化相关。急性期反应蛋白（如 C 反应蛋白）水平升高，而负急性期反应蛋

白（如白蛋白和胎球蛋白）水平随着GFR的进行降低而下降。因此，CKD相关的炎症反应在营养不良-炎症-动脉粥样硬化/钙化综合征中扮演了重要的角色，这一综合征又使血管损伤和晚期肾病相关的并发症进展加快。

总之，尿毒症的病理生理过程表现为以下三方面的功能障碍：①肾排泄障碍引起的包括蛋白质代谢物在内的毒素累积所带来的损伤；②由于肾功能的丢失导致的功能障碍，如水和电解质平衡紊乱、激素调节功能障碍；③进行的全身炎症反应导致的血管损伤及营养障碍。

慢性肾病及尿毒症的临床表现和实验室检查

尿毒症导致多个器官功能障碍，维持性透析明显减少了尿毒症所致功能障碍的发生率和严重程度，所以在现代医疗条件下，尿毒症引起的临床症状基本消失。但是，由于一些肾功能损伤导致的功能障碍对透析治疗无反应，因此，即使最理想的透析治疗都不能完全代替肾功能。

水、电解质和酸碱代谢异常

钠和水代谢平衡 大多数病情稳定的CKD患者，其钠和水的总体含量略有增加，但临床检查无异常。肾功能正常的情况下，通过调节肾小管对滤过的钠和水的重吸收，钠和水的排出量与摄入值相平衡。这种平衡在多种肾病（如肾小球肾炎）中遭到破坏，使得人体从饮食中摄入的钠多于肾排泄的钠，从而引起体内钠潴留和细胞外液（extracellular fluid volume，ECFV）增加。细胞外液增加可导致高血压，而高血压又进一步加重肾的损伤。当水的摄入量不超过其清除量，ECFV等渗性扩张，患者的血浆钠浓度也可以维持在正常范围（详见第二章）。低钠血症在CKD患者中不常见，一旦出现，可通过限制水的摄入而改善。患者若出现ECFV扩张的症状，如外周性水肿、难治性高血压时，应严格限制盐的摄入。噻嗪类利尿剂对CKD3期～5期的患者作用有限，可使用袢利尿剂如呋塞米、布美他尼或托拉塞米。CKD患者存在袢利尿剂抵抗现象，因此，相对于肾功能正常患者，CKD患者常需要使用较高剂量的袢利尿剂。联合使用袢利尿剂与远曲小管钠-氯协同转运体抑制剂美托拉宗（metolazone）可促进肾对盐的排泄。CKD晚期出现利尿剂抵抗并伴有顽固性水肿和高血压，是患者开始透析治疗的指征。

除了水、盐排泄障碍之外，一些CKD患者还可能存在肾水、钠保留障碍。当患者从肾外途径（如胃肠道）丢失液体时，衰竭的肾不能重吸收滤过的钠，导致细胞外液的丢失。此外，胃肠道或过度利尿导致的细胞外液丢失，可通过低灌注或"肾前性"因素影响肾功能，导致慢性肾病基础上的急性肾衰竭。一旦出现上述情况，谨慎使用生理盐水补液，使细胞外液容量恢复到正常水平，将残存的肾功能恢复到基线水平，延缓透析的开始。

钾代谢 钾在肾的代谢主要在远端肾单位，并受醛固酮的调节。CKD患者GFR的降低并不伴随尿钾排泄的平行性下降；另一方面，由于尿钾排泄减少导致的钾蓄积使CKD患者通过胃肠道排泄钾增加。尽管存在这两种稳态平衡，某些情况下仍可出现高钾血症，包括：饮食钾摄入增多、蛋白质分解代谢增加、溶血、出血、输注库存红细胞及代谢性酸中毒。另外，一些药物可抑制肾排泄钾，导致高钾血症，其中最重要的药物有肾素-血管紧张素系统（RAS）阻滞药、螺内酯和其他保钾利尿剂（如阿米洛利、依普利酮及氨苯蝶啶）。

某些CKD的致病因素可导致与GFR降低不成比例的、早期发生的远端肾单位分泌钾的功能严重破坏，包括与低肾素性低醛固酮血症相关的疾病，如糖尿病；以及主要影响远端肾单位的肾病，如梗阻性肾病、镰刀细胞肾病。

低钾血症在CKD患者中并不常见，但出现低钾血症常提示饮食中钾摄入明显不足，尤其是在使用大剂量利尿剂和反复腹泻、呕吐的患者中更为明显。在伴有肾功能损伤的患者中进行补钾治疗和使用潴钾类利尿剂时可增加高血钾的风险。因此，当GFR降低时需持续监测血钾水平。

酸碱代谢平衡 代谢性酸中毒在进展期CKD患者中常见。虽然大部分患者仍能酸化尿液，但是由于NH_3生成减少，不能结合足够的H^+形成NH_4^+排到尿中；若患者伴有高钾血症可进一步抑制NH_3的生成，使病情恶化。阴离子间隙（anion-gap，AG）正常高钾高氯性代谢性酸中毒常见于糖尿病肾病、肾小管间质疾病或梗阻性肾病患者，甚至在CKD早期（CKD1～3期）即出现。

随着肾功能的恶化，尿净酸排泄量减少，每日约为30mmol～40mmol，带负电的有机酸阴离子潴留，从而引起高AG型代谢性酸中毒。因此，随着CKD进展，CKD早期出现的正常AG型代谢性酸中毒可发展为高AG型代谢性酸中毒。绝大多数患者代谢性酸中毒并不严重，血pH值很少低于7.35，口服碳酸氢钠可纠正。动物和人体研究表明，轻微的代谢性酸中毒即可以使蛋白质分解增强，补碱可减轻蛋白质高分解状态，从而延缓CKD进展，因此，当血清碳酸氢盐浓度低于20mmol/L～23mmol/L时建议补碱治疗。但是，补碱可增加体内钠负荷，因此需密切关注容量负荷的变化，必要时使用利尿剂治疗。

治疗 水、电解质和酸碱代谢异常

限制饮食中盐的摄入，使用袢利尿剂、必要时联合美托拉宗，有助于维持CKD患者的液体容量正常。然而，过度的限制钠盐摄入和利尿也可引起ECFV的减少，从而导致GFR的降低。对于少数主要表现为盐重吸收障碍的CKD患者，需给予适当的高盐饮食或补盐治疗。除非患者出现低钠血症，一般不严格限制饮水。已经严格限制饮食盐摄入并使用利尿剂，但仍出现难治性ECFV增加的患者需进行肾替代治疗。限制饮食中的钾摄入、使用排钾类利尿剂，但未适当补钾（包括隐性补钾，如增加食盐中的钾含量）或给予保钾药物〔尤其是血管紧张素转化酶抑制药（ACEI）或是血管紧张素受体阻滞药（ARB）〕可导致低钾血症。使用排钾类利尿剂促进尿钾的排泄，而钾结合树脂如聚苯乙烯磺酸钙或是多乙烯苯钠，可通过促进钾在胃肠道的排泄，减少高钾血症的发生。虽然难治性高钾血症在CKD患者不常见，但是，一旦出现，应及时给予透析治疗。CKD晚期患者出现肾小管酸中毒及其引起的高AG型代谢性酸中毒时，可予以补碱治疗，一般使用碳酸氢钠。近期有研究表明，血清碳酸氢盐低于20mmol/L～23mmol/L时应予以补碱治疗，以改善由轻度代谢性酸中毒引起的蛋白质分解代谢状态，从而延缓CKD的进展。

钙、磷代谢异常

CKD患者钙、磷代谢异常并发症主要发生在骨骼和血管床，偶见严重者累及骨外软组织。骨转化障碍可能与血管、软组织钙化是相互关联的（图4-3）。

CKD的骨表现 骨代谢异常主要分为两类：一类是与PTH升高相关的高转化性骨病，包括继发性甲状旁腺功能亢进症的典型病变——纤维性囊状骨炎；另一类是PTH降低或正常的低转化性骨病，如非动力性骨病和骨软化。

继发性甲状旁腺功能亢进症及高转化性骨病的病理生理学与矿物质代谢异常相关，其机制如下：①GFR下降导致磷排泄减少，从而引起磷的蓄积；②蓄积的磷刺激骨细胞和PTH，使FGF-23合成增加，并促进甲状旁腺增生；③肾功能不全和FGF-23增加导致骨化三醇生成减少引起血清离子钙降低和磷蓄积，同时也刺激甲状旁腺素的产生。低骨化三醇导致甲状旁腺功能亢进，是由骨化三醇导致低钙血症和PTH基因转录的直接效应所致。当GFR低于60ml/min时，上述症状即可出现。

FGF-23是调磷因子家族的一员，可促进肾排泄磷。近期研究发现由骨细胞分泌的FDF-23在CKD早期开始升高，甚至早于磷的蓄积和高磷血症。FGF-23至少通过以下三个方面发挥作用维持正常的血磷水平：①促进肾排泄磷；②通过刺激PTH的分泌，促进肾排泄磷；③抑制$1,25(OH)_2D_3$的合成，从而减少磷在胃肠道的吸收。有趣的是，高水平的FGF-23也是CKD、透析及肾移植患者左心室肥厚和死亡的独立危险因素。即使是血磷在正常范围内，FGF-23的升高也提示患者可能需要治疗干预（如限制磷的摄入）。

甲状旁腺功能亢进症进刺激骨转运增强，导致纤维性囊状骨炎。骨组织出现异常的类骨质，骨及骨髓纤维化。随着疾病的进展，可出现骨囊肿，有时可伴有出血导致肿物外观呈棕色，因此也叫棕色瘤。严重的甲状旁腺功能亢进症的临床表现有：骨骼疼痛和易骨折，棕色瘤及压缩综合征，促红细胞生成素抵抗也与骨髓纤维化有一定的关系。还有，PTH本身也被认为是一种尿毒症毒素，高水平的PTH与肌无力、心肌纤维化和非特异性的全身症状相关。

低转化型骨病可以分为两类——非动力性骨病和骨软化。非动力性骨病的患病率正在逐年增加，在糖尿病和老年患者中尤为明显。其特征性表现为骨量减少、骨质矿化不足，这可能由PTH生成的过度抑制、慢性炎症反应或是二者共同导致。使用维生素D制剂、含钙的磷结合剂或高钙透析液都可抑制PTH的产生。非动力性骨病的并发症包括骨折和骨痛，以及血管和心肌钙化增多。钙质沉积偶可致软组织体积增大、硬度增加，称之为"肿瘤样钙质沉积"（图4-4）。

钙、磷以及心血管系统 新近的流行病学证据已经表明在CKD5期，甚至是较早期的患者中，高磷血症都与增加的心血管事件死亡率有着较强的相关性。高磷血症和高钙血症都与血管钙化相关，但是增加的血管钙化是否导致患者的死亡率增加尚不清楚。有研究使用计算机断层扫描（CT）及电子束CT扫描发现，CKD患者冠状动脉中层和心脏瓣膜钙化的程度比

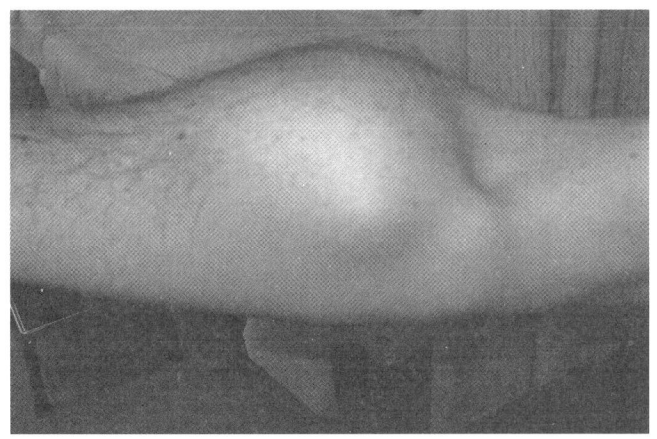

图 4-4 肿瘤样钙质沉积。这是一例血液透析多年、饮食限制磷摄入及使用磷结合剂依从性差的患者。他出现严重的慢性高磷血症，过度的钙化在他的手臂上形成了一个进行性增大的疼痛性肿块

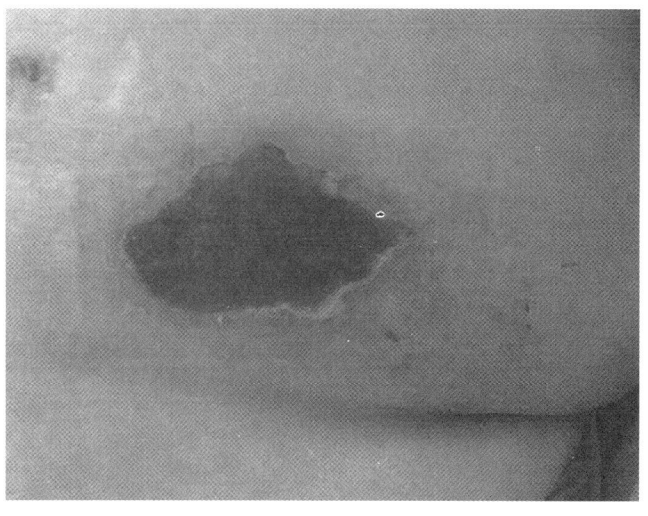

图 4-5（见书后彩图） 钙化防御。这是一例因心房颤动而长期使用华法林抗凝治疗的腹膜透析患者。她发现自己的上腹部出现了一个小的疼痛性结节，并进行性出现皮肤坏死及前腹壁溃疡。给予高压氧、静脉注射硫代硫酸盐，以及停用法华林治疗后，溃疡缓慢好转

无肾病的患者严重得多。钙化的严重程度与患者年龄、血磷水平成比例，并且与低 PTH 水平、低骨转化相关。可能是由于肾病晚期，患者摄取的钙因低骨转化而不能沉积在骨内，而沉积于血管壁和软组织等骨外组织。有趣的是，在普通人群中，研究也发现骨质疏松与血管钙化存在一定的关联。最后，高磷血症可介导血管细胞基因表达的变化，使血管细胞向类成骨细胞转化，导致血管钙化甚至是骨化。

其他矿物质代谢异常的并发症 钙化防御（钙化性尿毒症性小动脉病变）是一种毁灭性病变，几乎只见于 CKD 晚期。其先驱症状为网状青斑，随后可出现缺血性坏死性斑块，主要见于小腿、大腿、腹部和前胸壁（图 4-5）。其病理机制目前认为是由于大量的血管和软组织钙化而引起的血管闭塞。钙化防御的发病率呈逐渐升高的趋势。最初，研究者认为钙化防御与透析患者严重的钙、磷异常有关，常与严重的甲状旁腺功能亢进症相关。但是最近的研究发现，钙化防御在不伴有严重甲状旁腺功能亢进患者中的发生率日益增加；因此包括使用口服含钙磷结合剂在内的其他病因也逐渐受到重视。华法林常用于血液透析患者中，其治疗效应之一是减少维生素 K 依赖的卵蛋白的再生；卵蛋白在预防血管钙化中有重要的作用。因此，使用华法林治疗也被认为是钙化防御的危险因素，如果患者发展为钙化防御，应停止使用华法林，并使用其他药物抗凝治疗。

治疗　钙、磷代谢异常

继发性甲状旁腺功能亢进症和纤维性骨炎最理想的管理手段是预防。一旦甲状旁腺体积明显增大，治疗将会十分困难。对于那些需要限制磷摄入及使用磷结合剂的 CKD 患者应谨慎关注血磷水平。餐中服用的磷结合剂，可结合食物中的磷，阻止磷在胃肠道的吸收，如醋酸钙和碳酸钙。含钙磷结合剂主要的副作用是钙的蓄积和高钙血症，尤其是在患有低转化骨病的患者中更为明显。司维拉姆和镧制剂是不含钙的高分子多聚物，也可作为磷结合剂；CKD 患者使用它们不会引起高钙血症，而且可减少钙在血管壁的沉积。

骨化三醇可直接抑制 PTH 的分泌，也可通过增加血清游离钙的浓度间接抑制 PTH 的分泌。但是，骨化三醇治疗可以通过增加胃肠道吸收钙、磷导致高钙血症和（或）高磷血症。某些骨化三醇的类似物（如帕立骨化三醇）可抑制 PTH 的分泌从而减少高钙血症的发生。

随着研究者对细胞外钙敏受体作用的认识，增强甲状旁腺细胞对钙抑制作用敏感性的拟钙剂逐步发展起来。这一类型的药物包括西那卡塞，在某些患者中可剂量依赖性地降低 PTH 和血钙浓度。

目前美国国家肾脏基金会肾病与透析患者生

存质量指导（NKF KDOQI）指南推荐PTH的靶目标为150～300pg/ml，承认非常低的PTH水平与非动力性骨病和及其所导致的骨折及异位钙化有关。

心血管异常

心血管疾病是各期CKD患者死亡的最主要原因。CKD患者发生心血管疾病的风险比相同性别和年龄的普通人群明显增高，不同分期的CKD患者，其心血管疾病发生的风险较普通人群增加10～200倍。30%～45%的CKD5期患者已经患有严重的心血管并发症。由此也导致大多数CKD患者在疾病进展到CKD5期前死于心血管疾病（图4-6）。因此，早期CKD患者的诊治重点应放在预防心血管并发症上。

缺血性疾病　CKD是缺血性心血管疾病发病的危险因素，包括冠状动脉闭塞、脑血管以及外周血管疾病。CKD患者血管疾病发病率升高可归咎于传统的（经典的）危险因素和非传统的（CKD相关的）危险因素。传统的危险因素包括高血压、容量过多、血脂异常、交感亢进以及高同型半胱氨酸血症。CKD相关的危险因素包括贫血、高磷血症、甲状旁腺功能亢进症、FGF-23水平升高、睡眠呼吸暂停及广泛的炎症反应。炎症状态与肾功能下降相关，表现为循环急性期反应物（如炎症因子和C反应蛋白）的升高，以及"非急性期反应物"（如血浆白蛋白、胎球蛋白）的相应下降。炎症状态可加速血管闭塞的恶化，同时低水平的胎球蛋白可加速血管的钙化，在高磷血症的患者中尤其如此。CKD患者的其他异常可能会加重心肌缺血，包括左心室肥大和微血管病变。除此之外，血液透析中出现的低血压及低血容量，也可能使心肌缺血进一步恶化，反复损伤心肌。然而有意思的发现是，透析患者心血管死亡的主要原因不是急性心肌梗死，而是充血性心力衰竭和与之相关的所有症状和猝死。

CKD患者在没有急性心肌缺血的情况下也常常出现肌钙蛋白的升高。肌钙蛋白的升高使诊断CKD患者为急性心急梗死变得复杂。动态监测肌钙蛋白的水平对于诊断是必需的，如果肌钙蛋白水平无变化，则可能未出现急性心肌缺血。因此，肌钙蛋白升高后几小时内肌钙蛋白的动态变化比单次肌钙蛋白升高更有诊断意义。有趣的是，肌钙蛋白持续升高是CKD人群发生不良心血管事件的独立危险因素。

心力衰竭　继发于心肌缺血、左心室肥大以及弗兰克心肌病的心脏功能异常和由CKD引起的水、盐潴留，常导致心力衰竭（简称心衰）甚至肺水肿。心衰可以是心脏舒张或收缩功能障碍，或二者共同作用的结果。晚期CKD患者也可出现一种"低压力"的肺水肿，表现为气短、胸片可见蝶翼样分布的肺泡性肺水肿征象。这种肺水肿可在无细胞外液容量超负荷的患者中出现，与正常或是轻度升高的肺毛细血管楔压相关；是尿毒症状态下，肺泡毛细血管膜渗透性增加所致，透析治疗有效。其他CKD相关的危险因素，包括贫血、睡眠呼吸暂停，也可能可以增加心衰发病的风险。

高血压和左室肥大　高血压是CKD最常见的并发症之一。它常在CKD早期即出现，并与包括心室肥大及肾功能快速丧失的不良结局有关。许多研究已经发现血压水平与糖尿病肾病及非糖尿病肾病进展之间的关系。左心室肥大和扩张型心肌病是CKD患者心血管死亡的最强危险因素，持续的高压和细胞外液容量负荷增加是导致左心室肥大和扩张型心肌病的主要因素，但不是唯一因素。除此之外，贫血、动静脉内瘘都可使心排血量增加，从而导致心力衰竭。

高血压患者出现血压下降可能是左心室功能受损的信号。事实上，对透析患者的流行病学研究发现，低血压患者的预后较高血压患者差。这也部分解释了透析患者中的"因果反向"现象，以及存在传统危险因素（如高血压、高脂血症、肥胖）的患者预后可能更好。但需要注意的是，这些发现源于纳入晚期CKD患者的横断面研究，不应理解为对这些危险因素可以放任不管。尤其是在CKD早期阶段，仍需要积极控制这些危险因素。与普通人群不同，CKD晚期的患者出现低血压、体重指数下降和低脂血症往往提示患者存在严重的营养不良-炎症状态，故而预后差。

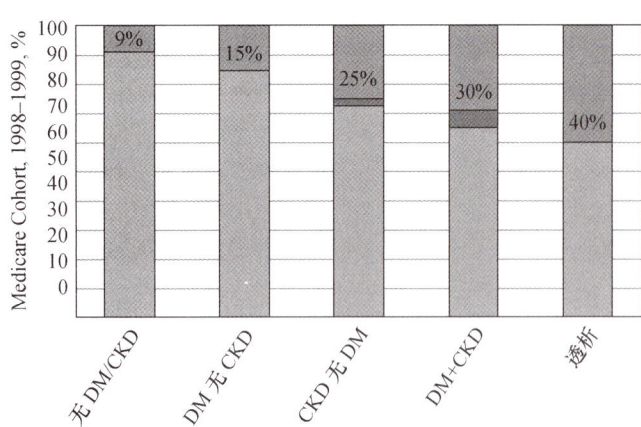

图4-6（见书后彩图）　美国肾脏数据系统显示患者死亡的可能性较而透析或是进展到CKD5期增加。粉色框：死亡；蓝色框：ESRD；绿色框：无终点事件。DM：糖尿病（Adapted from RN Foley et al: J Am Soc Nephrol 16: 489-495, 2005.）

使用外源性促红细胞生成素制剂会升高血压，因此，降压药的使用也随之增加。长期的细胞外液容量超负荷也是高血压发生的原因，故而低盐饮食、使用利尿剂、通过透析清除水分可以改善患者的血压情况。但是由于 RAS 的激活及其他原因所致的血管收缩和舒张失衡，一些患者即使是在严格的控制细胞外液水平的情况下仍可出现高血压。

治疗　心血管异常

高血压的管理

CKD 患者高血压治疗的总体目标是预防高血压的肾外并发症，如心血管疾病和脑卒中，虽然控制血压在减缓 CKD 进展方面尚未被证实有明确的益处，但对心脏和神经系统健康的益处是非常引人注目的。所有 CKD 患者血压均应控制在国家指导小组推荐的水平，合并糖尿病或尿蛋白＞1g/24h 的 CKD 患者，若无禁忌证，血压应控制在 130/80mmHg 以下。限盐是控制血压的一线治疗，当容量控制后血压不能达到靶目标时，可使用抗高血压药物控制血压，药物的选择原则与普通人群类似。血管紧张素转化酶抑制药（ACEI）和血管紧张素受体拮抗药（ARB）不仅降低全身动脉压，还可纠正肾小球囊内高滤过和高压状态，从而延缓 CKD 患者肾功能的下降。ACEI 和 ARB 偶可导致 AKI，尤其是在缺血性肾血管疾病患者中联合使用这两类药物时。使用 ACEI 和 ARBs 也可导致高钾血症。通常联合使用排钾利尿剂（如美托拉宗），不仅可增加尿钾的排泄，还可改善血压控制。在大多数患者中应谨慎或完全避免使用保钾利尿剂。

心血管疾病的管理

目前治疗 CKD 患者传统和非传统心血管危险因素的策略有很多，虽然这些策略在普通人群中已证实有效，但在晚期 CKD 患者，尤其透析患者中的获益仍缺乏证据。当然，高血压、高同型半胱氨酸血症和血脂异常导致动脉粥样硬化性疾病，同时也是 CKD 可治疗的并发症。并发于肾病综合征的肾病与促动脉粥样硬化脂质的形成和高凝状态相关，从而增加闭塞性血管疾病的发生风险。由于糖尿病和高血压是晚期 CKD 最常见的病因，所以心血管疾病是透析患者死亡最常见的原因，这并不奇怪。在 CKD 患者中，"炎症"可能在定量上更为重要，治疗传统心血管危险因素可能效果有限。然而，在 CKD 患者中炎症的本质和其有效治疗措施得到充分的认识前，治疗传统的危险因素仍可能是唯一的治疗措施。

应该提倡生活方式的改变，包括定期锻炼。应依据国家指南管理 CKD 患者的高脂血症，如果饮食控制不佳，应使用他汀类等首选的降脂药物。同样，尚未证实使用这些药物对 CKD 患者有益。

心包疾病　患者出现胸痛、呼吸困难，同时伴有心包摩擦音，可诊断为心包炎。心包炎经典的心电图异常包括 PR 段偏移和广泛的 ST 段抬高；超声心动图可见心包积液，但是很少导致心脏压塞。然而，心包积液也可以无症状，并且心包炎也可能不伴有显著积液。

晚期尿毒症患者常伴有心包炎，但随着透析开始，心包炎的发病率降低；目前心包炎常见于透析依从性差的患者而不是新开始透析的患者。

治疗　心包疾病

尿毒症性心包炎是紧急透析或加强透析的绝对指征。由于心包积液有出血倾向，因此应进行无肝素血液透析。对于复发性心包积液的患者，尤其是超声心动图显示有心脏压塞征象的患者应考虑心包引流术。非尿毒症性心包炎和心包积液的病因包括病毒、恶性肿瘤、结核和自身免疫性疾病，也可见于心肌梗死后和使用抗高血压药物米诺地尔。

血液系统异常

贫血　虽然 CKD3 期即可出现正细胞、正色素性贫血，但贫血在 CKD4 期更普遍。CKD 患者贫血的主要原因是肾病致肾功能损伤，肾促红细胞生成因子（EPO）分泌不足，其他原因详见表 4-3。CKD 患者的贫血会导致一系列病理生理改变，包括组织氧的供应与利用障碍、心排血量增加、心室扩张及心室肥大。临床表现包括乏力、运动耐受量降低、心绞痛、心力衰竭、认知水平和精神敏度减低以及宿主抗感染的防御受损。此外，贫血可影响儿童 CKD 患者的生长发育。尽管很多研究已经发现，贫血和外源性促红细胞生成素（ESA）抵抗与 CKD 患者预后差有关，但这是由低血细胞比容本身所导致，还是由炎症和 ESA 抵抗所导致，尚不知晓。

表4-3	CKD 患者贫血的原因

促红细胞生成素相对不足

红细胞的寿命减短

出血倾向

铁缺乏

甲状旁腺功能亢进症/骨髓纤维化

慢性炎症

叶酸或维生素 B_{12} 缺乏

血红蛋白病

其他合并症：甲状腺功能减退/甲状腺功能亢进，妊娠，HIV 相关疾病，自身免疫性疾病，使用免疫抑制药物

治疗　贫血

自从透析和肾移植出现后，在肾病患者中使用重组人 ESA 治疗肾性贫血是一个非常重要的举措。常规使用这些重组激素避免了在严重贫血的 CKD 患者中定期输血，从而极大地减少了输血相关感染和铁负荷过多。透析患者频繁输血还可导致同种抗体的产生，从而使患者对供肾抗原敏感，使肾移植出现更多问题。

在使用 ESA 治疗前应有充足的骨髓铁储备。为了保证 CKD 患者对 ESA 有最佳的治疗反应，先补充铁非常必要，因为骨髓对铁的需求量常超过红细胞生成需要的铁（使用转铁蛋白饱和度衡量）和储存铁（使用血清铁蛋白衡量）。对于未开始透析或腹膜透析的 CKD 患者，应尝试口服补铁；若出现胃肠道不耐受，患者可能需要静脉补铁。对于血液透析患者，可在透析期间静脉补铁，但必须注意的是补铁治疗可增加细菌感染的风险。除了补充铁，也必须保证有充足的红细胞生成所需的其他主要底物和辅助因子，包括维生素 B_{12} 和叶酸。在储存铁充足的情况下，使用推荐剂量的 ESA 但贫血无明显改善的患者，可能存在以下原因：急性或慢性炎症、透析不充分、严重的甲状旁腺功能亢进症、慢性失血或溶血、慢性感染或恶性肿瘤。输血会增加肝炎、铁负荷过多和移植致敏的风险，因此，除非患者有症状且对 ESA 治疗没有反应，否则应尽量避免输血。

随机对照试验显示，使用 ESA 治疗 CKD 患者未见明显的心血管保护作用。实际上，已有证据表明在 CKD 患者中使用 ESA 可增加伴 2 型糖尿病者脑卒中的风险，增加血栓栓塞事件的发生，而且有可能会加快进展至透析阶段的进程。因此，改善患者贫血症状的获益需与潜在的心血管风险相平衡。尽管需要进一步的研究，但目前已明确维持血红蛋白浓度在正常水平不能增加 CKD 患者的获益。目前的指南推荐血红蛋白浓度的靶目标为 100～115g/L。

止血异常　晚期 CKD 患者可能出现出血时间延长、血小板因子Ⅲ活性减低、血小板聚集和黏附异常以及凝血酶原异常消耗，其临床表现包括出血和瘀斑的风险增加、手术切口出血时间延长、月经过多和胃肠道出血。有意思的是，CKD 患者也容易发生血栓栓塞，尤其当患者伴有肾病范围蛋白尿时。大量蛋白尿导致低白蛋白血症和抗凝因子从肾丢失，故形成容易栓塞的状态。

治疗　止血异常

肾衰竭的患者发生出血时间异常和凝血功能障碍者，可通过使用去氨加压素（DDAVP）、冷沉淀物、Ⅳ共轭雌激素、输血和 ESA 治疗使其暂时逆转，充分的透析可纠正出血时间延长。

由于出血性疾病和血栓形成的共存是 CKD 患者所独有的，故在普通人群中抗凝治疗有利于患者预后，在晚期 CKD 患者中可能不适用。例如，在心房颤动患者中使用华法林抗凝，CKD 患者能否抗凝治疗必须基于患者的具体情况，因为他们出血的风险更高。

某些抗凝剂，如低分子量肝素，CKD 患者中可能要避免使用或调整剂量使用，有条件的情况需监测 Xa 因子的活性。常规普通肝素需更谨慎地使用，需要根据部分凝血活酶时间调节肝素剂量，住院患者可使用华法林抗凝。新的口服抗凝剂可全部或部分经肾消除，因而在 GFR 下降时需要调整药物剂量。

神经肌肉异常

中枢神经系统（CNS）、外周和自主神经病变以及肌肉的结构和功能异常都是公认的 CKD 并发症。尿毒症性神经肌肉病变的亚临床表现通常在 CKD3 期开始明显，CNS 并发症的早期表现包括轻度记忆和注意力紊乱以及睡眠障碍，而包括呃逆、痉挛和抽搐在内的神经肌肉易激惹在 CKD 晚期更为显著。未治疗的晚期肾衰竭患者还可出现扑翼样震颤、肌阵挛、癫痫和昏迷。

虽然周围神经病电生理学和组织学证据早期即出现，但是该病通常在患者进入 CKD4 期以后开始有明

显的临床表现。早期受累的神经中，感觉神经多于运动神经、下肢多于上肢、远端肢体多于近端肢体。而"不宁腿综合征"的特征是腿和脚虚弱不适的异样感觉，频繁活动腿部可缓解。如果在感觉异常后不开始透析，可导致患者运动受累，出现肌无力；因此，无其他原因（如糖尿病）导致的周围神经病是开始肾替代治疗的指征。尽管轻微的非特异症状可能会持续存在，但上述的许多并发症都可在透析后缓解。

胃肠道和营养异常

尿毒症性恶臭是一种呼吸道来源的尿液样气味，来源于尿素在唾液中分解为氨，且常伴有难闻的金属味（味觉障碍）。尿毒症患者常伴有胃炎、消化性疾病和黏膜溃疡，且可导致腹痛、恶心、呕吐和胃肠道出血。这些患者也容易出现便秘，并且会因补充钙剂和铁剂而加重。尿毒症毒素残留也会导致厌食、恶心和呕吐。

限制饮食中蛋白的摄入可减轻恶心和呕吐症状，但可能会增加患者发生营养不良的风险。因此，如果条件允许，应在咨询专业管理CKD患者的注册营养师后实施。蛋白质-能量营养不良是低蛋白和低热量摄入的结果，在晚期CKD患者中比较常见，通常是开始肾替代治疗的指征。代谢性酸中毒和炎症因子的激活促进蛋白质的分解代谢。因此，CKD3期的患者就应评估是否存在蛋白质-能量营养不良。目前用于评估的指标较多，包括饮食史，如食物记录表和营养主观整体评估法、干体重、尿氮表现率蛋白相当量。相较于细胞外液容量（ECFV），双能X射线吸收法目前被广泛用于评估瘦体重。辅助评估工具包括临床指征（如皮褶厚度、上臂中部肌围），以及其他的实验室检查（如血清前白蛋白和胆固醇水平）。CKD患者的营养指南将总结在"治疗"部分。

内分泌代谢紊乱

CKD患者常有糖代谢受损，表现为糖负荷后血糖水平下降的速度减慢；空腹血糖常正常或轻度升高，以及不需要特殊治疗的轻微的葡萄糖不耐受。由于肾可从循环中清除胰岛素，大部分尿毒症患者的血浆胰岛素水平在空腹和餐后都会有轻到中度升高。由于肾降解胰岛素减少，随着肾的恶化，需要减少患者胰岛素的剂量。肾衰竭的患者中，包括格列汀类药物在内的许多降糖药需要减少剂量，而有一些药物，如二甲双胍，当GFR低于正常值的一半时是禁止使用的。

女性CKD患者常出现低雌激素水平、月经紊乱、不育和无法足月妊娠。当GFR降低到40ml/min时，自然流产率升高，只有20%的CKD孕妇能产下活婴，而且妊娠本身也会加快肾病的进展。女性CKD患者考虑妊娠前应该先咨询肾病专科医生和擅长高危妊娠的产科医生。男性CKD患者血清睾酮水平降低，可伴有性功能障碍和精子减少。青少年CKD患者即使接受透析治疗，也可能会出现性成熟延迟或受损，许多异常可以通过加强透析或肾移植而改善或逆转。

皮肤异常

皮肤异常在晚期CKD患者中比较常见，其中瘙痒是尿毒症期间相当普遍且最令人烦恼的症状之一。晚期CKD患者，即使已经开始透析治疗，也可能有色素沉着，这可能是由于残留的色素代谢产物或尿色素沉积导致。虽然许多皮肤异常会随着透析而改善，但皮肤瘙痒常持续存在。皮肤异常的治疗首先应排除不相关的皮肤疾病（如疥疮），并治疗可能会致痒的高磷血症。已有报道显示局部保湿、少量外用糖皮质激素、口服抗组胺药和紫外照射是有效的。

肾源性纤维化皮肤病是CKD患者独有的一种皮肤疾病，表现为进行性皮下硬结，尤其容易出现在手臂和腿部。这种疾病与硬化性黏液水肿类似，非常罕见，仅发生于CKD患者使用磁共振造影剂钆时。目前的建议是，CKD3期患者（GFR30～59ml/min）应尽可能少地暴露于含钆造影剂，而对CKD4期和5期的患者（GFR<30ml/min），除非医疗上认为有必要，否则应避免使用含钆造影剂。伴有肝病似乎是肾源性纤维化皮肤病的危险因素。然而，患者不能因此而拒绝接受对病情判断至关重要的影像学检查，在这种情况下，在磁共振检查后立刻进行血液透析快速排出钆（即使还没有接受肾替代治疗的患者也应进行血液透析），可缓解这种严重的并发症。

CKD患者的评估与管理

基本方法

病史和体格检查 除非发生肾衰竭，肾病通常没有或仅有轻微的症状和典型的体征，因此，肾病的诊断常使患者吃惊，有的患者甚至怀疑和否定诊断。与肾病关系比较密切的特殊病史包括高血压病史（可以导致CKD或者更为常见的是由CKD引起）、糖尿病、尿检异常和异常妊娠（如子痫前期和早期流产）。应该仔细询问患者的用药史，例如止痛药服用史，患者可能不会主动说出使用过这类药物。其他需要考虑的药物包括非甾体消炎药、环加氧酶-2（COX-2）抑制剂、抗菌药、化疗药物、抗逆转录病毒制剂、质子泵抑制剂、含磷酸盐的通便药和钾制剂。在评估尿毒症综合征时，询问食欲、体重下降、恶心、呃逆、外周水肿、肌肉痉挛、皮肤瘙痒和不安腿尤其有帮助。详细的肾病家族史和对其他器官系统（如听觉、视觉以及皮肤系统）临床表现的评估，可有助于诊断遗传性CKD（如Alport综合征或Fabry病、胱氨酸病）或肾毒性物质肾损害（如重金属、马兜铃酸）。应当注意的是，尽管有时是病因不同，但CKD患者的聚集发病常见于同一家系。

体格检查时应注意血压和高血压的靶器官损害，因此，应该进行眼底检查和心前区检查（左心室震颤、第四心音）。在糖尿病患者中进行眼底镜检查很重要，因为可能会发现与肾病相关的糖尿病视网膜病变。其他体格检查表现还有水肿和感觉性多发性神经病。排除其他病因的扑翼样震颤或心包摩擦音通常提示尿毒症综合征。

实验室检查 实验室检查应该侧重于寻找诱发或加重疾病进程、肾损伤程度及其预后的线索。所有35岁以上、原因不明的CKD患者，尤其伴有肾功能不全、贫血和血钙浓度升高或异常时，均应进行血清和尿液蛋白电泳检查以排除多发性骨髓瘤。患者诊断为肾小球肾炎时，应排查狼疮等自身免疫性疾病，以及乙肝、丙肝和人类免疫缺陷病毒等潜在感染。为了衡量肾功能恶化的速度和确定肾病是慢性而不是潜在可逆的急性或亚急性，应监测肾功能水平；此外，也应连续监测血清钙、磷、维生素D和PTH浓度来评估代谢性骨病。血红蛋白浓度、铁、维生素B_{12}和叶酸也应进行评估。收集24h尿液也是有帮助的，因为24h蛋白排泄>300mg是用ACEI或ARB治疗的指征。

影像学检查 最有用的影像学检查是肾超声，它可以确定是否存在两个肾以及肾是否对称、估计肾大小，排除肾占位和梗阻。慢性肾病导致的肾缩小需要较长时间，因此双侧肾缩小支持长期持续存在CKD的诊断，伴有不可逆的瘢痕形成。如果肾大小正常，肾病有可能是急性或亚急性，但以下疾病导致的CKD，其肾大小可能是正常的：糖尿病性肾病（在发生CKD前的疾病早期肾增大）、淀粉样变性和艾滋病相关性肾病。而已经达到一定程度肾衰竭的多囊肾常表现为肾增大伴多发性囊肿（第八章）。双肾长度差异>1cm提示单侧肾发育异常、疾病过程或由于肾动脉供血不足明显影响一侧肾的肾血管性疾病。肾血管性疾病可以通过不同的辅助检查诊断，包括多普勒超声、核医学技术、CT或磁共振成像（MRI）。如果疑诊反流性肾病（表现为儿童期反复发作的泌尿系统感染，双肾大小不对称及肾极瘢痕形成），进行排泄性膀胱造影非常必要。然而，在大多数情况下，当患者已经存在CKD，反流问题常已经被解决；即使存在反流，纠正反流后也无法改善患者的肾功能。放射性造影检查在CKD的作用不大。在CKD患者中，尤其是糖尿病肾病患者，应尽量避免静脉或动脉内注射造影剂，因为放射性造影剂有导致肾衰竭的风险。如果无法避免，应采取适当的预防措施，包括避免低血容量、使用最小剂量的造影剂及选择潜在肾毒性最小的放射性造影剂。其他可减少造影剂导致肾功能恶化的措施有合理利用碳酸氢钠溶液和N-乙酰半胱氨酸。

肾活检 不建议双侧肾缩小的患者进行肾活检，因为①技术上比较困难且更容易引起出血和其他严重的不良后果；②由于缩小的肾通常有很多瘢痕，因此其原发病可能不明显；③疾病特定的治疗窗已经过去。其他肾活检的禁忌证包括未控制的高血压、活动性尿路感染，出血倾向（包括正在使用抗凝剂）和重度肥胖。超声引导下经皮穿刺肾活检是最好的方法，但也可以考虑外科手术或腹腔镜肾活检，尤其是独肾患者，因为对他们而言，直视和控制出血更为重要。在需要进行肾活检的患者（例如怀疑伴有活动性疾病如间质性肾炎或GFR加速下降），应该测量其凝血时间，如果凝血时间延长，应在肾活检前使用去氨加压素。

在肾活检前也可考虑进行无肝素血液透析以纠正凝血异常。

CKD的诊断和病因

初始诊断CKD最重要的是区分新诊断的CKD和急性或亚急性肾衰竭，因为后二者对特定的治疗可能有效。诊断前血清肌酐浓度是鉴别急性或亚急性肾衰竭的有效指标。近几个月或几年血清肌酐水平正常提示目前肾功能恶化可能是更急性的，因此是可逆的。与此相反，过去就有血清肌酐浓度升高则提示肾病可能是一个慢性过程。即使有慢性化的证据，也有可能是在慢性肾病的基础上急性发作（例如细胞外液损耗、泌尿系统感染或梗阻、肾毒性物质）。如果病史提示近期出现多系统的临床表现（例如发热、多关节炎、皮疹），应考虑肾功能不全是急性系统性疾病的表现之一。

虽然肾活检通常在CKD早期阶段（CKD 1~3期）进行，但并不是所有早期CKD患者均需要肾活检。例如，1型糖尿病病史15~20年的患者，伴视网膜病变、肾病范围的蛋白尿且不伴血尿，患者很有可能被诊断为糖尿病肾病，通常就不需要肾活检。然而，如果患者伴有其他非糖尿病肾病的典型表现，如血尿、白细胞管型或不伴糖尿病视网膜病变，提示可能存在其他疾病，患者需要做肾活检以明确诊断。

在缺乏临床诊断时，肾活检可能是明确早期CKD患者病因诊断的唯一方法。然而，如上所述，一旦CKD进展，肾缩小伴瘢痕形成，特定病因诊断意义不大，且患者行肾活检的风险增加。目前基因检测正在逐渐进入诊断体系中，因为肾损伤和肾结构异常通常存在相互重叠的致病机制，其起源有时可归因于遗传倾向或原因。

治疗　慢性肾病

针对CKD特殊病因的治疗将在其他章节讨论，其中包括糖尿病患者的优化血糖控制，肾小球肾炎的免疫抑制治疗和新出现的延缓多囊肾病囊肿形成的特殊疗法。特异性和非特异性的最佳治疗时机通常明显早于GFR出现明显下降和CKD确诊。在所有患者中连续测量GFR，从而了解GFR下降速率是非常有帮助的。GFR下降速度加快提示需要寻找是否存在导致CKD急性或亚急性加重的因素。这些因素可能是可逆的，包括细胞外液损耗、未控制的高血压、泌尿系统感染、新发的尿路梗阻、暴露于肾毒性药物［如非甾体消炎药（NSAID）或放射性造影剂］以及原发病复发或突然加重，如狼疮或血管炎。

延缓CKD进展

CKD患者GFR下降的速率因人而异，但是，为了稳定或延缓肾功能的下降，应考虑以下干预措施。

降低肾小囊内压和减少蛋白尿　不同肾病肾单位数量的减少均可导致肾小囊内滤过压增高和肾小球肥大，这些往往是代偿性的，但是即使这些因素已经治疗或自发缓解，也会促进肾功能进行性下降。控制肾小球内高血压对于延缓CKD进展非常重要，此外，血压升高还可通过增加肾小球毛细血管内的血流量而使蛋白尿增多。相反，抗高血压药物的肾保护作用可通过蛋白尿的减少来判断。因此，某种治疗降低蛋白排泄越有效，其延缓GFR下降的效果就越明显。这是治疗指南建议伴蛋白尿的CKD患者血压靶目标为130/80mmHg的基础。

ACEI和ARB可抑制血管紧张素诱导的肾小球出球小动脉的血管收缩，从而导致肾小囊内滤过压降低和蛋白尿的减少。几项对照研究已表明，这些ACEI和ARB可有效延缓晚期糖尿病和非糖尿病CKD患者中肾衰竭的进展，并且与蛋白尿的降低有关。当单独使用ACEI或ARB降低蛋白尿的效果不佳时，可考虑联合用药。与单独用药相比，联合用药降低蛋白尿的效果更佳。由于蛋白尿的降低是肾预后改善的指标，联合使用ACEI和ARB可有利于患者的预后。但是，急性肾损伤和不良心脏事件的发生率在联合用药的患者中明显升高。因此，是否常规推荐使用ACEI联合ARB治疗CKD患者，目前证据不足。ACEI和ARB的不良反应包括：使用ACEI时出现咳嗽和血管神经性水肿，以及使用ACEI或ARB时可有过敏反应和高钾血症。使用这两类药物时出现血清肌酐浓度快速升高可能提示在大动脉或小动脉存在肾血管性疾病，若出现这一不良反应可能需使用二线降血压药物代替ACEI或ARB。钙通道阻滞药中，地尔硫䓬和维拉帕米可能比二氢吡啶类药物具有更好的降低蛋白尿和保护肾的作用。至少以下两种治疗反应需要考虑：一是肾病进展与全身和肾小囊内高血压以及蛋白尿显著相关（如糖尿病肾病、肾小球疾病），ACEI和ARB是一线用药；二是起病初期没有或仅有轻微蛋白尿（如成人多囊肾病和其他肾小管间质性疾病），肾小囊内高血压不是导致疾病进展的主要原因，可使用其他类别的降血压药物控制全身高血压。

延缓糖尿病肾病的进展

参见《哈里森内科学（第19版）内分泌与遗传代谢疾病分册》。

管理CKD其他的并发症

药物剂量的调整　虽然计算药物剂量时没有考虑肾清除，大多数药物的负荷剂量不受CKD影响，但是许多药物的维持剂量需要调整。对于那些70%以上需通过肾外途径排泄的药物，例如经肝清除者，则无需调整剂量。一些药物需要避免使用，包括二甲双胍、哌替啶，以及经肾清除的口服降糖药物。由于NSAID有增加肾功能恶化的风险，因此也应该避免使用。许多抗生素、降血压药物和抗心律失常药可能需要减少剂量或改变用药间隔时间。目前已有数个网络在线数据库提供根据CKD分期或eGFR水平的药品记录调整（如http://www.

globalrph.com/renaldosing2.htm)。此外，应该避免使用肾毒性放射性造影剂和钆。当医疗上认为必须使用肾毒性放射性造影剂和钆时，应遵循严格的指南进行。

肾替代治疗的准备（详见第六章）

限制饮食蛋白摄入可暂时缓解尿毒症的症状，如厌食、恶心、呕吐、倦怠乏力和瘙痒，但是也会增加患者营养不良的风险，因此对于患者应做出更长远的管理计划。

维持性透析和肾移植已经在世界范围内延长了成千上万CKD患者的生命。CKD患者开始肾替代治疗的明确指征包括：尿毒症性心包炎、尿毒症脑病、顽固性肌肉痉挛、食欲减退和不能由可逆病因解释的恶心（如消化性溃疡、营养不良及体液和电解质紊乱，尤其是高钾血症或细胞外液超负荷），其他治疗措施联系不畅时，肾替代治疗是非常有效的方法。

肾替代治疗最佳开始时机的推荐 由于尿毒症症状和肾功能异常的严重程度存在个体差异，因此并不推荐根据随机尿素氮或肌酐水平决定患者是否开始透析。并且，患者可能因为习惯了慢性尿毒症而否认有症状，只有患者透析后感觉好转，才会意识到开始透析开始前他们感觉有多么糟糕。

既往研究表明，在尿毒症出现严重的症状和体征前开始透析可延长患者的生存时间。故有了"健康"时就开始透析这一理念，且与让患者一直感觉比较好（而不是通过透析或移植使尿毒症患者恢复较好）的健康观念是一致的。虽然最近的研究尚未证实早期开始透析能改善患者预后，但对某些患者早期透析还是有益处的。在实际操作中，提前准备透析能有助于避免由于透析过程本身导致的问题（如血液透析患者动静脉内瘘功能不良或者腹膜透析患者导管失功），可以减少血液透析临时血管通道引起的败血症、出血、血栓形成和患者死亡率增加。

患者教育 开始肾替代治疗的社会、心理和身体准备和透析治疗的最佳开始时机选择，最好由多学科的团队一起完成。除了以上讨论的保守治疗措施外，给予患者强化教育，向患者解释肾替代治疗的可能性和开始治疗时机、可选择的治疗方法，以及非透析的最大保守治疗措施，也是很重要的。患者越了解血液透析（包括透析中心透析和居家透析）、腹膜透析和肾移植，就越容易选择合适的治疗模式。接受过教育的患者更倾向于选择居家透析治疗，这种方式的社会效益更大，因为居家透析花费较少并且可提高患者的生活质量。患者教育应在CKD4期以前即开始进行，这样患者有充足的时间和认知水平去学习重要的概念，从而做出明智的选择，并为肾替代治疗进行相应的准备。

寻求社会支持也很重要。对于可能要进行家庭透析或者优先选择肾移植的患者，需早期对家庭成员就家庭透析的选择和准备进行宣教；对于可能的活体肾捐赠者，需在患者出现肾衰竭症状前做好生理或心理准备。

患者接受肾移植（详见第六章）则完全康复的可能性最大，因为透析仅能替代肾小部分的滤过功能，而不能替代肾的其他功能，如内分泌和抗炎效应。尽管当患者明确肾衰竭不可逆时可优先考虑肾移植（通常来自活体供者），大部分患者通常是在接受一段时间的透析治疗后进行肾移植。

全球卫生的启示 与很多致命性的传染性疾病自然下降和成功被消灭相反，发展中国家代谢性和血管性疾病的患病率日益上升。发展中国家糖尿病发生率的升高，部分原因也许是饮食习惯的改变、体力活动减少以及体重增加，因此，导致伴随的血管和肾病成比例增加。医疗保健机构应在这些国家中加强筛查以早期发现、预防和治疗CKD，并且开始考虑加强肾替代治疗的可行性。

第五章　透析在肾衰竭治疗中的应用
Dialysis in the Treatment of Renal Failure

Kathleen D. Liu, Glenn M. Chertow
（黄蓉 译 叶红坚 审校）

急性或慢性肾病的治疗可能需要透析疗法。连续性肾替代疗法（continuous renal replacement therapy，CRRT）和缓慢低效血液透析（slow low-efficiency dialysis，SLED）的应用主要针对急性肾衰竭的患者，已在第三章中讨论过。CRRT采取的是24h连续透析的方案，而SLED采取的是每次透析单元6~12h以上；与这些模式不同，间歇性血液透析的每次透析单元是3~4h。CRRT和SLED的优缺点已在第三章中讨论。

在发达国家里，由于感染风险的增加（将在下面更详细地讨论）和单位时间内的较低清除效能，腹膜透析极少用于治疗急性肾衰竭。本章的重点是讨论腹膜透析与血液透析在终末期肾病（ESRD）中的应用。

随着透析的广泛普及，成千上万ESRD患者的生存时间得以延长。仅在美国，现有大约615 000的ESRD患者，其中绝大部分的患者都需要透析治疗。ESRD的发病率是每年357例/百万人群。而非洲裔美国人（每年940例/百万人群）ESRD的发病率不成比例地高于美国白人（每年280例/百万人群）。在美国，ESRD的首要病因是糖尿病，大约占当前新诊断ESRD病例的45%。另外有约30%ESRD的病因被归因于高血压，尽管目前还不清楚高血压是ESRD的病因，还是血管疾病或其他不明原因所致肾衰竭的结果。ESRD的其他病因包括肾小球肾炎、多囊肾和梗阻性肾病。

从全球来看，ESRD患者的死亡率在欧洲和日本是最低的，但在发展中国家还是很高，主要原因是可获取的透析治疗非常有限。在美国，接受透析的ESRD患者的死亡率已在缓慢下降，但仍然非常高，患者的5年生存率仅仅为35%~40%。死亡主要原因是心血管疾病和感染（分别占大约40%和10%）。高龄、男性、非黑人种族、糖尿病、营养不良和潜在的心脏疾病是死亡的重要危险因素。

终末期肾病患者的治疗选择

大家普遍接受的开始维持性透析的指征包括：出现尿毒症症状、保守治疗无效的高钾血症、利尿剂干预下细胞外容量仍持续扩张、药物治疗难以纠正的代谢性酸中毒、出血倾向和肌酐清除率或估算的肾小球滤过率（GFR）低于10ml/（min·1.73m^2）（详见第四章估算公式）。建议及早把患者转诊给肾内科医师，以获得进一步的治疗规划和建立透析通路，接受关于ESRD治疗方案的教育，并对进展性慢性肾病（chronic kidney disease，CKD）的并发症——包括高血压、贫血、酸中毒和继发性甲状旁腺功能亢进，进行系统的处理。最近的数据表明，相当一部分的ESRD患者是由急性肾衰竭事件发展而来，特别是那些有潜在CKD的患者。此外，患者在GFR 10~14ml/（min·1.73m^2）时开始先行透析，与出现尿毒症症状时再开始透析对比，并无益处。

ESRD的治疗选择包括：血液透析（中心透析或居家透析）；腹膜透析，连续性不卧床腹膜透析（continuous ambulatory peritoneal dialysis，CAPD）或连续循环腹膜透析（continuous cyclic peritoneal dialysis，CCPD）；或肾移植（第六章）。虽然有明显的地域和实践模式的差异，但血液透析仍然是美国ESRD患者最普遍的治疗方式（大于90%的患者）。与血液透析不同，腹膜透析是连续性的，但从溶质清除率的角度来看，效率比血液透析低得多。虽然没有大规模的已完成的随机对照临床研究去比较血液透析与腹膜透析患者的预后，但大多数报告认为两种治疗方式患者的预后是相似的，透析方式的选择往往是基于个人的偏好和对生活质量的考虑。

血液透析

血液透析治疗的原理是溶质弥散通过半透膜。代谢废物由于浓度梯度的差别而从血液循环中进入透析液。弥散转运增加的比例取决于多个因素，包括浓度梯度的大小、膜的表面积和膜的传质系数。后者是由膜的多孔性和厚度、溶质分子的大小和在膜两侧的流量构成的函数。根据弥散定律，溶质分子越大，其跨膜转移速率越慢。小分子的溶质，如尿素氮（60Da），可以被充分地清除；而较大分子的溶质，如肌酐（113Da），则清除效率较低。除了弥散作用清除以外，代谢废物还可以通过超滤作用从循环系统进入透析液。对流清除的发生是因为溶剂的拖曳作用，溶质跟随水分子一起通过半透膜。

透析器

血液透析有三个必要的组成部分：透析器、透析液的成分和运送，以及血液运送系统（图5-1）。透析器是一个能够被灌满并同时间隔开高流量的血液和透析液的塑料器。在美国，中空纤维透析器使用最广泛。这些透析器是由毛细导管束组成的，血液在其中通过时，透析液则在纤维导管束外流动。现在美国生产的大部分透析器，都是使用聚砜或其相关化合物来生成生物相容性人工膜（与之相比，旧的纤维素性"生物不相容性"膜会激活补体级联系统）。血液透析器和血透管路再处理和复用的频率，在世界范围内差别很大。一般来说，随着一次性材料成本的降低，它们的使用率增加。甲醛、过氧乙酸过氧化氢、戊二醛和漂白剂都是用于血液透析器和血透管路再处理的消毒剂。

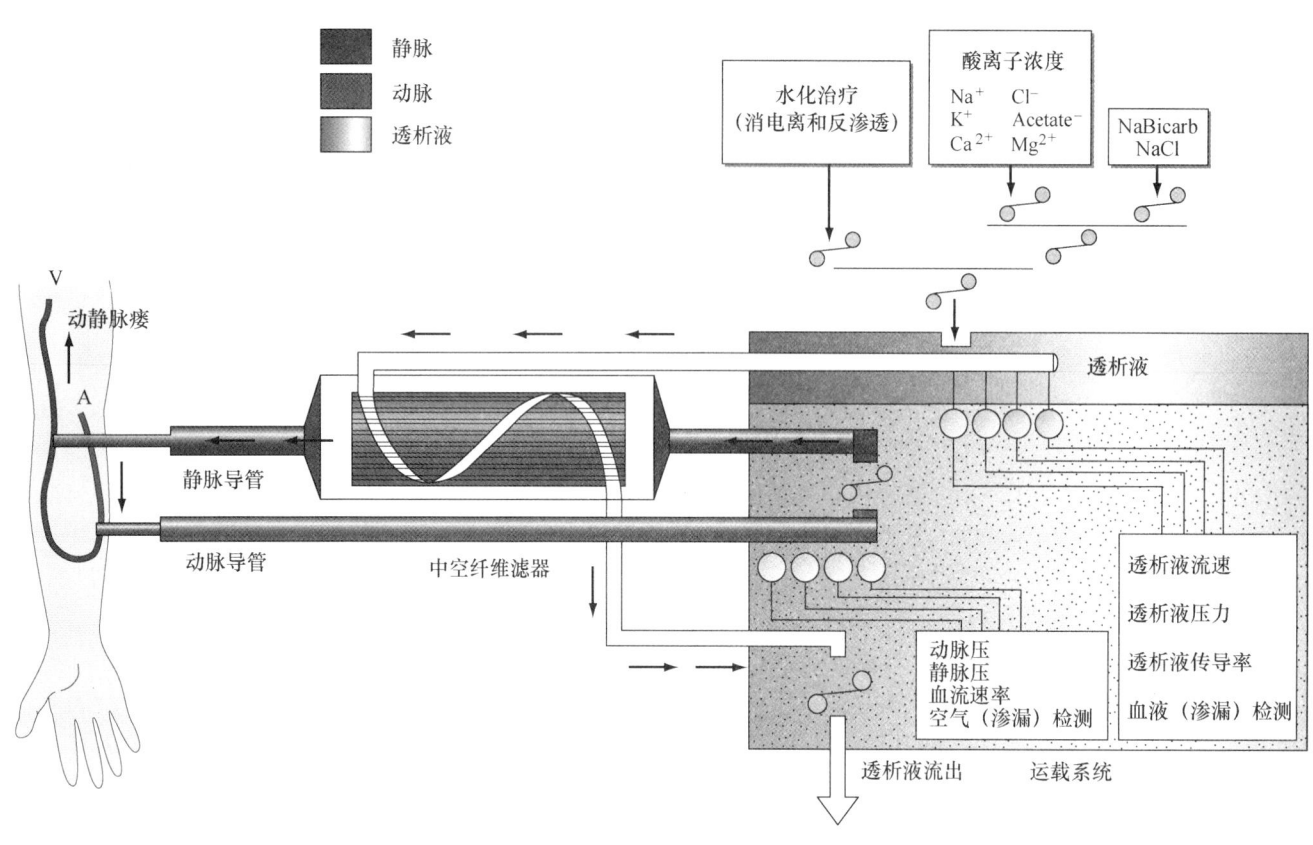

图 5-1（见书后彩图） 血液透析图解

透析液

透析液钾浓度可根据透析前血清钾浓度的不同而在 0~4mmol/L 之间进行调整。常用的透析液钙浓度是 1.25mmol/L（2.5meq/L），但是可以在选择设置上根据需要进行调整（例如继发性甲状旁腺功能亢进症或者甲状旁腺切除术的低钙血症患者可能需要使用较高钙浓度的透析液）。常规透析液钠浓度是 136~140mmol/L。对于那些经常在透析期间出现低血压症的患者，常使用"钠模拟（sodium modeling）"来平衡尿素氮相关的渗透压梯度。通过钠模拟，在透析治疗过程中钠浓度逐渐从 145~155mmol/L 这个范围降低到透析结束时的等渗浓度（136~140mmol/L），典型的下降模式是阶梯式、直线式或指数式。高钠透析液浓度和钠模拟模式可能导致患者正钠平衡并增加口渴感。因此，这些改善透析低血压策略在高血压患者或透析间期体重增长明显的患者中应谨慎使用。由于患者每次透析治疗需使用大约 120L 的水，因此需要对用于透析的液体进行过滤、软化、脱离子，并最后通过反渗透等处理，以去除其中的微生物性污染物和溶解的离子。

血液输送系统

血液输送系统由体外循环和透析通路组成。透析机由血泵、透析溶液输送系统和多种安全监测器组成。血泵使血液从血管通路部位流出，通过透析器，最后反流回患者体内。根据血管通路的类型和完整程度，血流量可在 250~500ml/min 之间变化。可以通过控制透析液侧的负静水压来达到令人满意的液体清除或者超滤。透析膜有不同的超滤系数［例如，每分每毫米汞柱清除多少毫升，单位：ml/（min·mmHg）］，因此，随着负静水压的变化，液体的清除也会变化。透析液输送系统可用水稀释透析液浓度和监控透析液的温度、电导率和流速。

血管通路

为引流血液来进行血液透析而建立的内瘘、移植血管或导管，通常被称为透析通路。自体内瘘通过动静脉吻合（例如，布雷西亚-米洛瘘，即对头静脉和桡动脉进行端侧吻合）使静脉动脉化。内瘘对后续使用比较有利，即用于放置粗针（典型的是 15 号针）以连接循环系统。在所有可选择的透析通路中，内瘘的长期通畅率最佳。然而，在美国仅少数患者选择造瘘。

许多患者经历了植入人工血管（例如在动脉和静脉之间植入人造材料，通常是聚四氟乙烯）或建立带隧道的血透导管。近年来，美国的肾病学家、血管外科医生，以及医疗系统的政策制定者，都鼓励大部分患者进行动静脉内瘘术（即"内瘘优先"行动）。但是，术后动静脉内瘘也可能无法形成能提供充足循环血流的通路，也可能在成长早期就形成血栓。

对静脉血管口径较小，或静脉反复穿刺导致静脉损伤，或住院时间延长的患者，倾向于使用移植人工血管和导管。动静脉移植物最重要的并发症是移植物血栓形成和移植失败，主要是由于移植物和受体血管吻合口处内膜增生。当移植血管或瘘失败时，可行导管引导下血管成形术扩张狭窄处。虽然不是常规进行，但监控透析时静脉压力和通路的血流，可能有助于早期识别即将发生的血管通路失败。除了通路建立失败，移植物和导管感染，特别是导管感染发生率较内瘘高很多。

大口径的深静脉导管常在急性和慢性肾病患者中使用。当维持性血液透析患者的动静脉内瘘或人工血管失败移植或由于解剖因素不可使用时，常使用带隧道导管（两个单独的导管或单个两腔导管）。这些类型的导管在皮肤下隧道走行，可减少皮肤细菌易位进入血液循环，因此感染发生率比非隧道的临时导管低。大部分隧道导管放置在颈内静脉，也可以放置在颈外静脉、股静脉或锁骨下静脉。

肾病医生、介入放射科医生和血管外科医生通常都不主张把导管放置到锁骨下静脉。尽管导管血流量通常很好，但锁骨下静脉狭窄是常见并发症，而且如果一旦发生，有可能不能在同侧肢体建立永久性血管通路（即内瘘或人工血管移植物）。股静脉导管的感染率比其他部位导管的高。对于有多种血管通路并发症，又无法选择建立其他永久性血管通路的血液透析患者，隧道导管可能是他们最后的"生命线"。若出现引流上肢的上腔静脉或其他中心静脉狭窄或血栓形成，可能需要经腰或肝穿刺途径把导管置入下腔静脉。

透析目标

血液透析过程包括：用血泵令肝素化的血液以300～500ml/min的流速通过透析器，同时透析液以500～800ml/min的速度向相反方向流通。透析的效率由血液和透析液流过透析器以及透析器的特性（例如去除溶质效率）所决定的。血液透析剂量，目前是根据单次治疗时尿素氮的清除分数推导而确定，并进一步考虑患者体型、残余肾功能、膳食蛋白质摄入、合成代谢或分解代谢的程度和共患病等因素的影响。

Sargent和Gotch在全国协作透析研究（National Cooperative Dialysis Study）中，确定了用尿素氮浓度测量的透析剂量与患者的疾病状态相互联系。正是基于他们这些里程碑式的研究，人们开始常规测量透析剂量，并把它作为质量保证和改进的指标。虽然尿素氮的清除分数和其相关推导公式被认为是评估透析充分性的标准方法，但一项大型多中心随机临床试验（HEMO研究）显示：尿素氮清除率差别明显的患者的死亡率并没有差异。目前目标包括：尿素下降率（每次血透后血液尿素氮下降的分数）>65%～70%，身体总水分含量校正的清除率×时间（KT/V）>1.2或1.05，并取决于尿素氮浓度是否"平衡"。对于大多数ESRD患者，每周9～12h的透析是必需，通常分为3次。尽管这些研究的各种患者特征（包括体型和营养状态）存在混淆，但是多项研究认为较长血液透析时间可能是有益的（与尿素氮清除率无关）。血液透析的"剂量"应个体化，除了尿素氮的清除外，还需要考虑多种因素，包括超滤或液体清除的充分性，以及高钾血症、高磷血症和代谢性酸中毒的控制。最近的一项随机临床试验（the Frequent Hemodialysis Network Trial）结果证明，每周6次血液透析与每周3次血透相比，更能改善高血压和高磷血症的控制，能降低左心室质量，并改善自我评估的体格健康。一项伴同试验显示，频繁的夜间血液透析与常规家庭血液透析相比，未见对左心室质量或自我评估的体格健康有显著影响。最后，美国肾脏数据系统的一项研究显示，间断透析的"周末"透析间期较长，这时候，患者由于心力衰竭所致的死亡率和住院率都显著增加。

血液透析的并发症

低血压是血液透析最常见急性并发症，特别是在糖尿病患者中。很多危险因素导致低血压，包括：过度超滤导致补偿性血管充盈不足，血管活性或自主神经反应受损，渗透压的变化，降压药物的过度使用，及心脏储备功能减弱等。由于透析通路动静脉血液分流，动静脉内瘘和人工血管移植物的患者可能会发生高排血量性心力衰竭。在少数情况下，这可能需要进行瘘或移植物结扎术。醋酸盐有血管舒张和负性心力作用，透析液中使用醋酸盐作为缓冲液曾经是低血压的常见原因。自从引入碳酸氢盐的透析液后，透析相关性低血压已不再常见。透析过程中出现低血压的处理包括暂停超滤，使用100～250ml等渗盐水或10ml 23%的饱和高渗盐水，或低盐白蛋白。透析期间低血压很大程度上可以预防，办法是仔细评估干体重和透析模式，在开始透析时超滤更多的液体，而非在结束时。其他措施包括透析后的连续超滤，透析治疗过程中冷却透析液，以及避免透析期间吃得太饱。一些临床工作者支持日常口服使用选择性 α_1 肾上腺素激动剂——米多君，尽管它的安全性和有效性的证据不足。

透析过程中肌肉痉挛也是常见的并发症之一。透析相关性痉挛的病因仍不清楚。肌肉的灌注量变化、过度快速的容量清除［例如，大于 10～12ml/（kg·h）］或者目标清除液体低于估计的患者干体重，往往都与透析相关性痉挛相关。防止痉挛的策略包括减少透析时液体清除量、调整超滤方案和应用钠模拟（见上文）。

透析器过敏反应最常见于使用生物不相容性含纤维素膜，尤其是首次使用时。透析器过敏反应可以分为两类，A 型和 B 型。A 型反应归因于 IgE 介导的，针对新透析器灭菌时使用的环氧乙烷所产生的中间超敏反应。该过敏反应通常在透析开始后迅速发生（在开始后几分钟内），如果治疗不及时停止，可以发展为全面暴发的过敏反应。如果症状严重时，可使用类固醇或肾上腺素治疗。B 型反应包括一组复杂症候群，其中有非特异性胸部和背部疼痛，它的发生与补体活化和细胞因子释放有关。典型症状通常发生在透析开始后的几分钟内，随着透析继续，症状通常会消失。

腹膜透析

腹膜透析的操作是把 1.5～3L 含葡萄糖的溶液注入腹腔，并使其停留一定的时间，通常为 2～4h。血液透析时，有毒物质是通过超滤和浓度梯度弥散联合的方式对流清除。腹膜透析时溶质和水的清除取决于腹膜透析过程中的溶质和水进入腹腔与腹膜吸收溶质的平衡。弥散率随着时间减弱，并在最终达到血浆和透析液之间平衡时停止。从腹腔吸收的溶质和水，穿过腹膜，进入腹膜毛细血管循环并通过腹膜淋巴管进入淋巴循环。腹膜的溶质转运率在因人而异，感染（如腹膜炎）、药物和物理因素如位置和运动都可改变腹膜溶质转运率。

腹膜透析的类型

腹膜透析的类型有 CAPD，CCPD，或者两种联合透析。行 CAPD 时，腹膜透析液通过手动的方式注入腹腔，白天换液 3～5 次。夜间留腹通常在睡前操作，透析液在腹腔停留一夜。CCPD 是夜间自动换液，患者需要连接到一个自动循环机器，睡觉时循环换液。根据患者的腹膜特性调整换液的次数，以获得最佳的腹膜溶质清除率。与血液透析一样，腹膜透析患者也需要追踪监测溶质清除率以确保透析"充分性"。

临床上使用的腹膜透析液从每袋 1.5～3L 不等。腹膜透析液是高渗性液体，本身可促使溶质和液体的清除。而血透的溶质清除依赖于浓度梯度，而液体清除需要跨膜压力。一般情况下，不同的葡萄糖浓度决定了腹膜透析液的渗透压。艾考糊精是一种不可吸收的碳水化合物，可代替葡萄糖用于腹透。研究表明使用艾考糊精的透析液的超滤效果比葡萄糖好。艾考糊精透析液通常用于 CCPD 患者的最后灌注留腹和 CAPD 患者的长时间留腹治疗。肝素是最常用的腹膜透析溶液的添加剂，用于防止急性腹膜炎发作时纤维蛋白和抗生素阻塞管腔。糖尿病患者的腹透液中也可加入胰岛素。

腹膜透析通路

通过腹腔内植入腹透导管而建立腹透管路。用于维持性腹膜透析的导管是由硅橡胶制成的，材料柔软，并在远端有多个侧孔。这些导管通常有两个涤纶套。涤纶套周围的瘢痕组织可以固定导管，使其密封以隔绝病原菌从皮肤表面进入腹膜腔，同时防止腹腔内液体外漏。两个涤纶套的位置分别位于腹膜前平面和距离皮下 2cm 左右。

腹膜平衡试验是评估腹膜转运肌酐和葡萄糖溶质转运特性的方法。通过该试验把患者归类为低、低平均、高平均和高转运四种类型。快速转运类型的患者（即，高转运）往往会吸收更多的葡萄糖，长时间留腹时超滤量减少。高转运类型往往会通过腹膜失去大量的白蛋白和其他蛋白质。一般情况下，快速转运类型的患者需要更频繁、更短时间的留腹，经常需要使用自动透析机。慢（低和低平均）转运类型的患者即使在较少的换液次数下，透析效果也较好。溶质清除效率还取决于透析液的量。较大透析液量清除更多的溶质，尤其是在低和低平均转运类型的 CAPD 患者中。

与血液透析一样，腹膜透析的最佳剂量也是未知。一些观察性研究表明，尿素氮和肌酐清除率（后者通常是每周以升计量）较高的患者，死亡率较低，尿毒症并发症较少。然而，一项随机临床试验［墨西哥的腹膜透析充分性研究（ADEMEX）］未能发现相对较高的尿素氮清除率能显著降低死亡率和并发症。一般情况下，残余肾功能较好的患者的腹膜透析做得更好。随着透析时间的增加，患者的技术失败率增加与残肾功能的丢失的关系，更大程度上比与腹膜容量的丢失的关系更密切。对于某些不能充分清除溶质的 CCPD 患者，可以采用混合的透析处方，即白天增加一次或多次换液。虽然这种方法能够增加溶质清除并提高患者腹膜透析的能力，但是混合透析的负担也是相当沉重的。

腹膜透析的并发症

腹膜透析的主要并发症有腹膜炎、导管相关性非腹膜炎感染、体重增加和其他代谢紊乱，以及尿毒症毒素残留（特别无残余肾功能的患者）。

典型的腹膜炎发生于在未进行无菌操作的换液操作时。腹膜炎定义为腹透液白细胞计数升高（100/μl，其中至少50%是中性粒细胞）。由于在腹膜透析液中存在葡萄糖，在无抗生素治疗时，细菌在这种环境下快速繁殖，所以这些指标低于自发性细菌性腹膜炎的标准。临床表现包括腹痛和透析液混浊，往往有发热等全身症状。最常见的"罪魁祸首"是革兰氏阳性球菌，如葡萄球菌，由皮肤迁移感染。革兰氏阴性杆状感染相对少见。真菌和分枝杆菌感染中可以在部分患者发生，尤其是在抗菌治疗后。多数腹膜炎患者可以腹腔注射或口服抗生素进行治疗，取决于病原体。多数腹膜炎患者不需要住院治疗。如果腹膜炎是亲水革兰氏阴性杆菌（例如假单胞菌属）或酵母引起的，抗微生物治疗通常是不充分的，需要拔除导管以确保彻底根治感染。非腹膜炎导管相关感染（通常被称为隧道感染）的严重程度有很大的差别。部分病例可局部使用抗生素或硝酸银治疗，而严重的病例建议使用非口服抗生素治疗方案，并拔除导管。

腹膜透析与多种代谢并发症相关。白蛋白和其他蛋白质可以伴随代谢废物通过腹膜的同时丢失。低蛋白血症迫使患者摄入较高的膳食蛋白质以保持氮平衡。高血糖和体重增加也是腹膜透析的常见并发症。由于透析液葡萄糖浓度的不同，每天几百卡路里的热量以葡萄糖的形式被患者吸收。腹膜透析患者，特别是合并糖尿病患者，更容易出现胰岛素抵抗相关的并发症，包括高三酰甘油（甘油三酯）血症。积极的一面是，腹膜透析连续清除代谢废物的性质允许患者可以接受更丰富的食物，主要是连续清除了钾和磷这两种通过积聚而对终末期肾病患者有害的饮食成分。

ESRD 患者的长期预后

心血管疾病是终末期肾病患者死亡的主要原因。透析患者比肾移植患者的心血管死亡率和心血管事件发生率更高，尽管在两个群体的发生率都非常高。心血管疾病的根本原因尚不清楚，但与一些常见的风险因素（例如，糖尿病、高血压、动脉粥样硬化性和动脉硬化性血管疾病）、慢性炎症、细胞外液容量的巨大变化（特别是透析间期体重增加）、高血压治疗不恰当、血脂异常、贫血、营养不良性血管钙化、同型半胱氨酸血症，以及可能在透析治疗过程中血流动力学的改变等因素相关。少有针对减少终末期肾病患者心血管疾病风险的研究，也没能证实能够让患者持续获益。两项临床研究证实他汀类药物可以显著降低终末期肾病患者的低密度性脂蛋白（LDL）胆固醇浓度，但却没有显著减少患者的死亡率或心血管事件［即 Die Deutsche Diabetes Dialyse（4D）研究和评估瑞舒伐他汀在常规血透患者中的使用研究（AURORA）］。纳入了透析和非透析CKD患者的心脏和肾的保护研究（SHARP），发现辛伐他汀和依折麦布联合治疗可降低17%的心血管事件或心血管死亡。鉴于透析患者存在的心血管风险因素比非肾病的人相对较多，大多数专家建议对他们常规应用心血管保护策略（例如：降脂药、阿司匹林、肾素-血管紧张素-醛固酮系统抑制剂和β肾上腺素阻滞药）。终末期肾病的其他并发症（包括感染）发病率高、进行性虚弱乏力、蛋白-能量营养不良和认知功能障碍。

展望

世界范围内，终末期肾病的发病率逐年增加，但同时患者的预期寿命也越来越长，对感染和心血管疾病的治疗水平也不断提高。受经济和其他的主要因素的影响，不同国家、相同国家的不同地区的ESRD管理差别很大。总体而言，由于其较低的费用及建立血液透析中心的高成本，腹膜透析在较贫穷的国家应用更为广泛。

第六章　移植在肾衰竭治疗中的应用

Transplantation in the Treatment of Renal Failure

Jamil Azzi, Edgar L. Milford, Mohamed H. Sayegh, Anil Chandraker
（吴海珊　译　叶红坚　审校）

人类肾移植是晚期慢性肾衰竭的一种治疗选择。

世界范围内，无数患者接受了这一治疗；而在美国，迄今已超过 180 000 患者接受功能性肾移植治疗。20 世纪 60 年代，人们刚开始使用硫唑嘌呤和泼尼松作为免疫抑制剂，那时来源于配对适合的亲属捐献肾肾移植的 1 年移植物存活率为 75%~95%，明显优于来源尸体捐献肾的 50%~60%。到 20 世纪 70 年代至 80 年代，尸体肾移植的 1 年成功率获得极大的提高。最近，尸体肾移植的 1 年移植物存活率达 92%，而活体肾移植的存活率则达到 96%。尽管移植肾长期存活率已有所提高，但仍不如短期存活率理想。活体肾移植的移植物平均预期寿命大约为 20 年，而尸体肾移植则接近 14 年。

肾移植后 1 年内死亡率是最高的，并且与年龄相关：18~34 岁为 2%，35~49 岁为 3%，50 岁以上为 6.8%。在校正年龄、糖尿病、心血管疾病后，这与长期透析患者的生存率一致。尽管因急性排异反应所致的移植肾失功已经很少，但大部分移植肾会逐步进展为慢性病变，包括间质纤维化、小管萎缩、血管病变和肾小球病变，发病机制尚不明确。总而言之，与透析患者相比，肾移植治疗提高了大部分患者的生活质量和寿命。

近期研究及结果

2011 年，美国有超过 11 835 例尸体肾移植，5772 例活体肾移植，但最近几年里尸体肾移植与活体肾移植的比例仍比较平稳。终末期肾病（ESRD）的患者在逐年增加，但供肾的数量无法满足需求。随着终末期肾病患者数量的增加，对肾移植的需求量继续增加。在 2011 年，美国肾移植等待名单上有 55 371 名成年申请者，但不到 18 000 例患者接受了肾移植。在未来几年，随着全球可预测的肥胖症和糖尿病发病率的增长，这种不平衡将会继续恶化。为了提高对死者的肾的利用率和减少器官的丢弃率，已拟定所谓的扩展标准供体（expanded criteria donor，ECD）和来自心脏死亡供体（donors after cardiac death，DCD）的肾使用标准（表 6-1）。ECD 肾通常用于预期透析不佳的老年患者。

表 6-2 显示的是移植肾和患者的存活率。移植后的 1 年肾存活率在活体肾移植患者较高，很可能是由于移植物缺血损伤较少。目前使用的更有效的免疫抑制剂基本均衡了所有患者第一年的移植排斥风险。然而，移植后 5 年和 10 年时，尸体肾移植患者的生存率明显下降。

受体选择

肾移植很少有绝对的禁忌证。移植过程相对无创，

表 6-2	扩展标准供体和无心跳供体的定义（心脏死亡供体的捐赠）

扩展标准供体（ECD）

尸体供体＞60 岁

尸体供体＞50 岁、高血压和肌酐＞1.5mg/dl

尸体供体＞50 岁、高血压和因心脑血管意外（CVA）死亡

尸体供肾＞50 岁、因 CVA 死亡和肌酐＞1.5mg/dl

心脏死亡供体[a]（DCD）

Ⅰ：送来时已死亡

Ⅱ：复苏不成功

Ⅲ：等待心搏骤停

Ⅳ：脑干死亡后的心搏骤停

Ⅴ：在院患者心搏骤停

[a] 来源于Ⅱ~Ⅴ类别的肾可用于移植，但通常只用Ⅲ~Ⅳ类别的肾。这些肾的存活率并不优于尸体供体肾的存活率

注：肾来源可以是 ECD 和 DCD。ECD 来源的肾存活率更差以及 ECD 肾有一个单独的更短的等待名单。它们通常用于提早移植的获益大于使用 ECD 肾的风险的患者

表 6-1	1998—2008 年期间美国接受肾移植的患者及移植物的平均存活率[a]					
	1 年随访		5 年随访		10 年随访	
	移植物，%	患者，%	移植物，%	患者，%	移植物，%	患者，%
尸体供体	92	96	72	84	46	64
活体供体	96	99	81	91	59	77

[a] 纳入所有移植患者，未校正的 1 年、5 年、10 年随访时间的生存数据用于展示两种器官供体的消耗率

来源：Data from Summary Tables, 2009 Annual Reports, Scientific Registry of Transplant Recipients.

因为器官放置在腹股沟窝而不进入腹腔。无围手术期并发症的受体通常可以在术后5天内恢复良好并出院。

与风险匹配的维持性透析患者相比，几乎所有接受移植的ESRD患者都有较高的预期寿命。即使糖尿病患者和老年人比其他接受移植的患者有更高的死亡率，但他们的生存率也比透析患者更高。关系到全球利益的移植治疗，对政策制定者提出了实质性的伦理问题，因为现有的供肾数量远远不能满足申请者的需求。目前的治疗标准是：申请者的预期寿命须5年以上才能进入死者捐献器官的等待名单上。即使是活体捐献，申请者也应该有5年以上的预期寿命。建立这一标准是因为：即使是风险匹配的患者，肾移植的获益是经历了围手术期间高于透析患者的死亡风险，才得以实现。

在获批移植之前，所有申请者必须有一个全面的风险与效益评估。尤其需要采取积极的措施以诊断有治疗空间的冠心病，查找是否存在隐性的或惰性的感染（例如HIV、乙型肝炎、丙型肝炎和结核），还有肿瘤，上述应作为申请者的常规筛查。大多数移植中心认为显性的艾滋病和活动性肝炎患者发生机会性感染风险高，是移植的绝对禁忌证。目前一些中心在严格的协议下对肝炎、甚至艾滋病患者进行移植，以确定移植的风险评估是否优于透析。

肾移植"免疫学的"绝对禁忌证是较少的，主要是患者存在针对供体肾的抗体，在进行肾移植时对移植物发生超急性排斥反应。那些有害的抗体包括针对ABO血型抗原系统的天然抗体和针对人类白细胞抗原（HLA）Ⅰ类（A，B，C）或Ⅱ类（DR）抗原的抗体。临床上可以通过常规项目检查是否存在这些抗体，包括对申请者的ABO血型相容性进行适当的筛查和取申请者的血清与供体淋巴细胞进行直接交叉配血试验。

组织分型和临床免疫遗传学

HLA主要组织相容性基因复合物抗原的匹配是肾移植选择供肾的重要标准。每一种哺乳动物都有一个单独染色体区域编码主要组织相容性抗原，位于人类第六号染色体的这个区域被称为HLA。经典的HLA抗原是通过血清学技术去确定的，但用来确定基因组DNA的特定核苷酸序列的方法的应用日益增多。除了ABH（O）血型系统抗原和淋巴细胞不表达的内皮抗原外，其他的一些"小"抗原也可能发挥着关键作用。移植物组织不表达RH系统抗原。同胞HLA配对的活体肾与骨髓移植的成功率明显增高，这是HLA作为主要移植抗原的基因编码区域的证据。然而，仍有

5%的HLA完全匹配的肾移植发生排斥反应，常发生在移植后1周内。这种移植失败表明还存在非HLA抗原的预先致敏。非HLA小抗原初始排斥反应通常是比较弱的，常规的免疫抑制治疗就能抑制其发生。但是，第一次排斥反应发生后，如果再发生第二次排斥反应则会变得难治很多。

供体选择

供体可以是尸体供肾和自愿的活体供肾。一级亲属的活体供肾移植物的1年存活率要比尸体肾高5%～7%。来源于亲属的部分匹配（3/6 HLA不匹配）的移植肾的5年存活率仍优于随机选择的尸体供肾。除此之外，活体供体还有可立即使用的优势。如果HLA完全不匹配（6/6不匹配），则活体供肾和尸体供肾的5年存活率都差。

活体非亲属供肾的存活率能与HLA完全匹配的尸体肾相媲美，而和亲属活体肾的存活率相当。这一结果可能由于冷缺血时间较短和明文规定的特别处理，使得活体非亲属供者肾在移植术前的情况和肾功能都达到最佳状态。在美国购买器官用于移植是违法的。

捐献活体肾的志愿者应无任何会引起移植后并发症和死亡的疾病状态。有研究表明，志愿捐肾者存在几年后因残留肾血流量增加和肾单位高滤过而导致提前出现肾衰竭的潜在风险。有报道显示，在长期随访中，捐肾者会出现高血压、蛋白尿和局灶节段性硬化的病变。在捐肾给糖尿病肾衰竭的患者时，供体家族成员是否有发生1型糖尿病的风险是值得考虑的事。对这种供体，应进行抗胰岛素和抗胰岛细胞抗体以及葡萄糖耐量试验以排除早期糖尿病。供体应进行选择性肾动脉造影以排除多发的或异常的肾动脉的存在，因为当血管异常存在时，外科手术的实施是困难的，移植肾缺血时间较长。移植外科医生目前应用腹腔镜下的方法分离和移除活体供体的肾。这种手术与传统的外科手术相比，因组织创伤少而手术瘢痕不明显，继而腹腔镜下手术治疗的供者住院时间较短，不适感较少。

已故的供者应没有恶性肿瘤性疾病、肝炎及HIV感染，因为可能会传染给受者。不过在先前已有感染的受体移植丙型肝炎及HIV阳性器官，这越来越受到关注。供体是老年人或有肾衰竭，以及肾缺血时间和储存时间较长时，移植失败的风险增加。

在美国，有一个负责制定肾移植条例、器官分配和移植结果分析的协调的国家体系，被称为器官移植网络（Organ Procurement Transplant Network）。目前，已有技术使死者供肾被摘除后能在搏动灌注或单

纯冲洗冷却下保存达 48h。这种技术使人们有足够的时间去处理分型、交叉配对、运输和受体选择等问题。

预致敏状态

受体血清与供体 T 淋巴细胞细胞毒交叉配型试验阳性，表明受体存在对供体特异性抗 HLA I 类的抗体，通常预测移植后发生急性血管炎事件，术语称为超急性排斥反应（hyperacute rejection）。这个结果与 ABO 系统不相容一样，都是肾移植免疫学的绝对免疫禁忌证。最近，越来越多的组织配型实验室改用一种基于流式细胞学的交叉配型法，它能检测到细胞毒交叉配型法无法发现的抗 HLA 抗体，而这种抗体的存在可能不是肾移植的绝对禁忌证。已知的致敏源来源于输血、先前的移植、怀孕和疫苗或感染。维持性透析患者常表现为波动的抗体滴度和特定的模式。分配尸体肾时，至少要有一次近期的血清交叉配型。相应，要进行前期抗体特异性分析和额外的交叉配型。流式细胞的技术可检测到受体血清淋巴细胞与抗 HLA 抗体的结合。这种高灵敏的试验能有效地避免患者在接受第二次或第三次移植时发生的加速性早期移植物排斥反应。而这种反应通常是无法治疗的。

供体的 T 淋巴细胞（表达 I 类而不是 II 类抗原）是交叉配型试验的检测目标，目的是检测在所有有核细胞上都表达的抗 I 类抗原（HLA-A 和 HLA-B）抗体。受者体内形成了抗供体 II 类抗原（HLA-DR 和 HLA-DQ）的抗体时，发生移植物失功的风险会增加，特别是在先前肾移植中发生过早期移植物失功的受者。因此，在这些试验里，同时表达 I 类和 II 类抗原的 B 淋巴细胞也作为检测的目标。

有研究描述了一些仅表达于内皮细胞和单核细胞的非 HLA 抗原，但其与临床的关联性尚未明确。一系列次要组织相容性抗原不能激活抗体，而这些抗原的致敏只能通过检测毒性 T 淋巴细胞，而这种检测方法因太麻烦而难以常规应用。

移植前通过血浆置换和使用免疫球蛋白冲击，或二者联合的方法进行脱敏治疗，以降低循环中的抗供者抗体水平，从而能有效地减少移植后发生超急性排斥反应的风险。

排斥免疫学

细胞免疫和体液免疫（抗体介导的）机制在肾移植排斥反应中都发挥作用。

细胞排斥反应是通过淋巴细胞对器官内表达 HLA 抗原的应答而介导的。当 II 类（HLA-DR）抗原不相容时，CD4$^+$ 淋巴细胞通过增殖和促炎症因子的释放来增强免疫系统的增殖反应。CD8$^+$ 细胞毒性淋巴细胞的前驱应答主要是通过 I 类抗原（HLA-A，HLA-B）和成熟的细胞毒效应细胞直接接触和裂解供体靶细胞而引起器官损害。全 T 细胞的激活不仅需要 T 细胞受体与自身或供体的 HLA 抗原呈递分子（分别为间接出现和直接出现）结合，还需要共刺激分子，例如 CD28$^+$，CD8$^+$ 的 T 细胞和 CD86$^+$ 抗原呈递细胞的共同参与（图 6-1）。通过这些途径诱导钙调神经磷酸酶激酶信号通路的激活，反过来会激活转录因子，导致多个基因的上调，包括白细胞介素 2（IL-2）和 γ 干扰

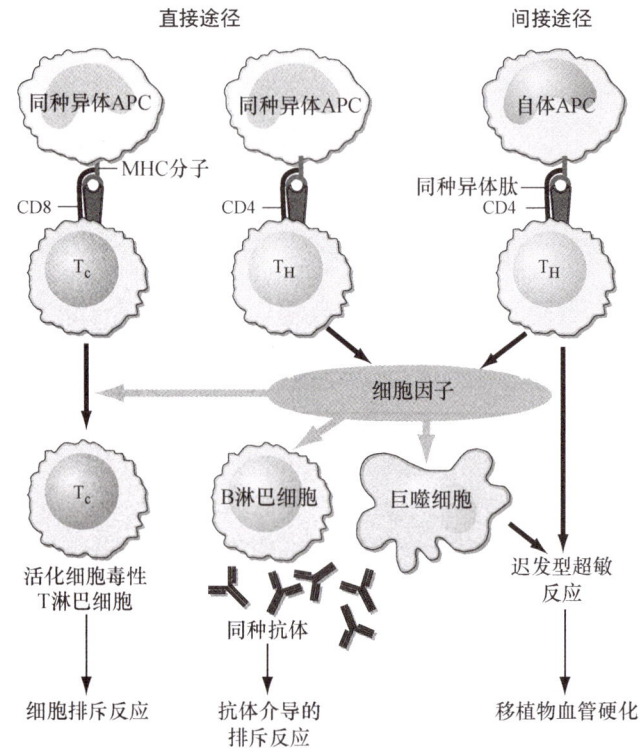

图 6-1 主要组织相容性复合体（MHC）抗原的识别途径。移植物排斥反应是由 CD4 辅助 T 淋巴细胞抗原受体与特异性多肽以及抗原呈递细胞（APC）上的 MHC II 类分子结合而始动的。移植，不同于其他免疫反应，有两种 T 细胞参与排斥反应。在直接途径，供体同种异体 APC 上的 MHC II 类分子被 CD4 T$_H$ 细胞识别并直接接触，而 MHC I 类同种异体细胞由 CD8 T 细胞识别。后者逐步分化为细胞毒性细胞（T$_c$）。在间接途径，不相容的 MHC 分子被分解为多肽，并由受者自身-APC 呈递。间接途径，不同于直接途径，是 T 细胞识别外来抗原的正常生理过程。T$_H$ 一旦被激活，会增殖和通过分泌细胞因子和直接接触而引发对巨噬细胞、T$_c$、B 细胞强烈的辅助效应（From MH Sayegh，LH Turka：N Engl J Med，338：1813，1998. Copyright 1998，Massachusetts Medical Society. All rights reserved.）

素。IL-2信号通过哺乳动物雷帕霉素靶蛋白（TOR）自分泌方式诱导细胞增殖。有证据表明，非HLA抗原也可以在肾移植排斥反应中发挥作用。接受HLA相同同胞肾移植的受体会有排斥反应，需要长期免疫抑制治疗，而同卵双胞胎肾移植不需要免疫抑制治疗。据文献报道，一些非HLA抗原，如多态性有限的内皮特异性抗原系统和小管抗原，它们分别可以作为启动体液或细胞排斥反应的扳机点。

免疫抑制治疗

目前的免疫抑制治疗，可广泛地抑制人体的免疫反应，包括对细菌、真菌甚至恶性肿瘤的免疫反应。一般来说，临床选用的有用药物更多的是选择性地抑制初始免疫反应，而非记忆免疫反应。抑制免疫反应的药物按传统分为诱导药物和维持药物，并将在下面的段落中讨论。目前应用于临床的药物罗列在表6-3。

诱导治疗

在美国，大部分接受肾移植患者会接受诱导治疗，目的是降低移植时早期发生急性排斥反应的风险，并减少或避免使用激素或钙调磷酸酶抑制剂及其相关毒副作用。诱导治疗所使用的是包括单克隆或多克隆和耗竭性或非耗竭的抗体。

耗竭性药物 把人类外周血淋巴细胞、胸腺细胞，或来源于脾或胸导管瘘的淋巴细胞注入马、兔子或山羊体内，可产生抗淋巴细胞血清。再把球蛋白部分地从中分离，可获得抗胸腺细胞球蛋白。这些多克隆抗体能诱导淋巴细胞缺失，致使人体的免疫系统可能需要数月的时间来恢复。

单克隆抗体拮抗特定的淋巴细胞亚群，为治疗带来了更精准的模式。阿仑单抗（alemtuzumab）直接针对CD52蛋白，这种蛋白质广泛分布于免疫细胞，例如B细胞、T细胞、自然杀伤细胞、巨噬细胞和某些粒细胞。

非耗竭性药物 另一种更具选择性的治疗方法是以IL-2受体55kDa α轻链为靶目标的治疗，它仅在近期被激活的T细胞上表达。这种治疗用于预防移植后即时发生的急性排斥反应，能有效地降低早期急性排斥率，且副作用少。

这种治疗策略下一步的发展方向是消除所有长期免疫抑制治疗，而这在小样本量免疫学匹配良好的患者中已取得短期的进展。

表6-3	维持性免疫抑制药物			
药物	药理学	机制	副作用
糖皮质激素	低白蛋白血症和肝病使生物利用度增高；泼尼松/甲泼尼龙常用	与胞质内受体和热休克蛋白结合。阻断IL-1, -2, -3, -6, TNF-α, INF-γ转录	高血压、葡萄糖耐受不良、脂代谢紊乱、骨质疏松
环孢素（CsA）	脂溶性多肽，可变吸收性，微乳粒更有预测性	与亲环素和钙调磷酸酶形成三分子配合物→阻断细胞因子（例如IL-2）的生成；但刺激TGF-β的生成	神经毒性、高血压、脂代谢异常、葡萄糖耐受不良、多毛症/牙龈增生
他克莫司	大环内酯类，吸收好	与FKBP-12和钙调磷酸酶复形成三分子配合物→阻断细胞因子（例如IL-2）的生成；可能刺激TGF-β的生成	与CsA类似，但多毛症/牙龈增生不常见，糖尿病可能性大
咪唑硫嘌呤	巯嘌呤类似物	肝代谢产物抑制嘌呤合成	骨髓抑制（WBC＞RBC＞血小板）
吗替麦考酚酯/钠	霉酚酸代谢	通过肌酐酸脱氢酶抑制嘌呤合成	腹泻/腹部绞痛，剂量依赖性肝病和骨髓抑制不常见
西罗莫司/依维莫司	大环内酯类，口服生物利用度差	与FKBP-12形成配合物，阻断IL-2受体上的p70 S6激酶的增殖通路	高脂血症、血小板减少
贝拉西普	融合蛋白、静脉注射	结合CD80和CD86，阻断CD28的结合和T细胞的活化	移植后淋巴组织增生性疾病

缩写：FKBP-12，FK506结合蛋白12；IFN，干扰素；IL，白细胞介素；RBC，红细胞；TGF，转化生长因子；TNF，肿瘤坏死因子；WBC，白细胞

维持治疗

除了同卵双胞胎，所有接受肾移植的患者都需要接受长期的免疫抑制治疗。最常用的是二联疗法，泼尼松、钙调神经磷酸酶抑制剂和抗代谢药。哺乳动物 TOR（mTOR）抑制剂能替代最后两种药物中的一种。最近，美国食品和药物管理局（FDA）批准了一种新型的共刺激阻断抗体，称为贝拉西普（belatacept），把它作为预防钙调神经磷酸酶抑制剂长期使用毒性的治疗新策略。

抗代谢类药物 硫唑嘌呤，是巯嘌呤的类似物，是过去二十年来人类免疫抑制治疗的基石，但已让位于更有效的药物。这类药物可以抑制 DNA 或 RNA，或者同时作用于二者。硫唑嘌呤的使用剂量为 1.5~2mg/（kg·d）。当出现白细胞减少和偶发的血小板减少时，需减少剂量。硫唑嘌呤过量可能会引起黄疸、贫血和脱发。如需要同时使用别嘌呤醇来控制高尿酸血症，硫唑嘌呤必须减量。由于抑制黄嘌呤氧化酶而延迟硫唑嘌呤的降解，这两种药物最好避免联合使用。

霉酚酸酯或霉酚酸钠，二者都能通过代谢转化成霉酚酸，目前在大多数中心该药物已替代了硫唑嘌呤而在肾移植中应用。它具有类似的作用方式和引起轻微的胃肠道毒性反应，但较少引起骨髓抑制。其优点是预防或逆转排斥反应的作用更强。

类固醇激素 糖皮质激素是免疫抑制治疗重要的辅助药物。在所有药物中，泼尼松的效能最容易被评估，并且大剂量使用通常能有效地逆转排斥反应。一般情况下，移植前或移植时给予泼尼松 200~300mg，并在一周内减量至 30mg。糖皮质激素的副作用，特别是影响伤口愈合和感染倾向，在术后早期应尽可能迅速地减少剂量。由于糖皮质激素对骨骼、皮肤和糖代谢的长期不利影响，目前许多中心已有早期终止或避免使用这类药物的指南。激素治疗急性排斥反应时，在诊断为排斥反应时立即予甲泼尼龙 0.5~1.0g 静脉注射，每天一次、持续 3 天。这种"脉冲"剂量治疗对慢性排斥反应无效。大部分患者在肾功能稳定 6 个月或 1 年后不需要使用大剂量的泼尼松。常规维持剂量为 5~10mg/d。类固醇的主要作用是通过抑制单核巨噬细胞释放 IL-6 和 IL-1。

钙调神经磷酸酶抑制剂 环孢素 A 是一种具有强效免疫抑制活性的真菌肽。它作用于钙神经素通道，阻断 IL-2 的 mRNA 和其他促炎症因子的转录，从而抑制 T 细胞增殖。尽管它能单独用于治疗，但与糖皮质激素和霉酚酸酯联合使用效果更佳。无数使用这种方案的肾移植患者已获得了令人满意的临床效果。在其所有毒性作用（肾毒性、肝毒性、多毛症、震颤、牙龈增生、糖尿病）中，肾毒性问题给管理提出严峻的挑战，并在下文进一步讨论。

他克莫司（以前称为 FK506）是一种真菌的大环内酯，与环孢素有相同的作用方式和类似的副作用；但它不引起多毛症或牙龈增生。而新发生的糖尿病在使用他克莫司的患者中更为常见。该药物最早期是应用于肝移植的，目前在肾移植中可以完全替代环孢素，或作为肾移植后发生环孢素疗效不佳的排斥反应时的备选药物。

mTOR 抑制剂 西罗莫司（sirolimus）（以前称为雷帕霉素）是另一种真菌类大环内酯，但作用机制不同。例如，它能抑制 T 细胞生长因子信号转导通路，阻止其对 IL-2 和其他细胞因子的应答。西罗莫司可与环孢素或他克莫司联合使用，或与霉酚酸联用而避免使用钙调磷酸酶抑制剂。

依维莫司（everolimus）是另一种 mTOR 抑制剂，与西罗莫司作用机制类似，但生物利用度更高。

贝拉西普（belatacept） 贝拉西普是一种融合蛋白，与抗原呈递细胞上的共刺激配体（CD80 和 CD86）结合，从而中止其与 T 细胞上 CD28 结合。这种阻断作用能导致 T 细胞失能和凋亡。贝拉西普已被 FDA 批准用于肾移植患者，用法是每月静脉输注一次。

肾移植受者的临床过程与管理

手术期的 48h 内应进行充分的血液透析，并注意血钾水平不能显著升高，以避免术中出现心律失常。多尿通常出现在术后，需要密切关注。某些情况下，大多数多尿反映的是缺血的肾小管无法调节钠水排泄，因此会出现大量尿液排出和钾大量丢失。大多数尿毒症患者存在慢性细胞外液过多，因此需在术后立即维持患者液体容量的扩张状态。由缺血引起的急性肾小管坏死（ATN）可立即出现少尿或早期出现移植物的寿命缩短。肾功能通常在 3 周内恢复，但也有长达 6 周的报道。排斥反应与 ATN 常叠加发生，但如无肾活检检查则难以鉴别。环孢素治疗会延长 ATN 的周期，一些患者需大幅度减少环孢素剂量后才出现多尿。许多中心在移植后的前几天避免使用环孢素，取而代之使用抗淋巴细胞球蛋白（antilymphocyte globulin，ALG）或单克隆抗体联合霉酚酸和泼尼松治疗，直至肾功能已稳定。图 6-2 介绍的是多数移植中心执行的移植后早期的管理规程，主要针对处于低风险或高风险发生早期肾功能不全的肾移植受者。

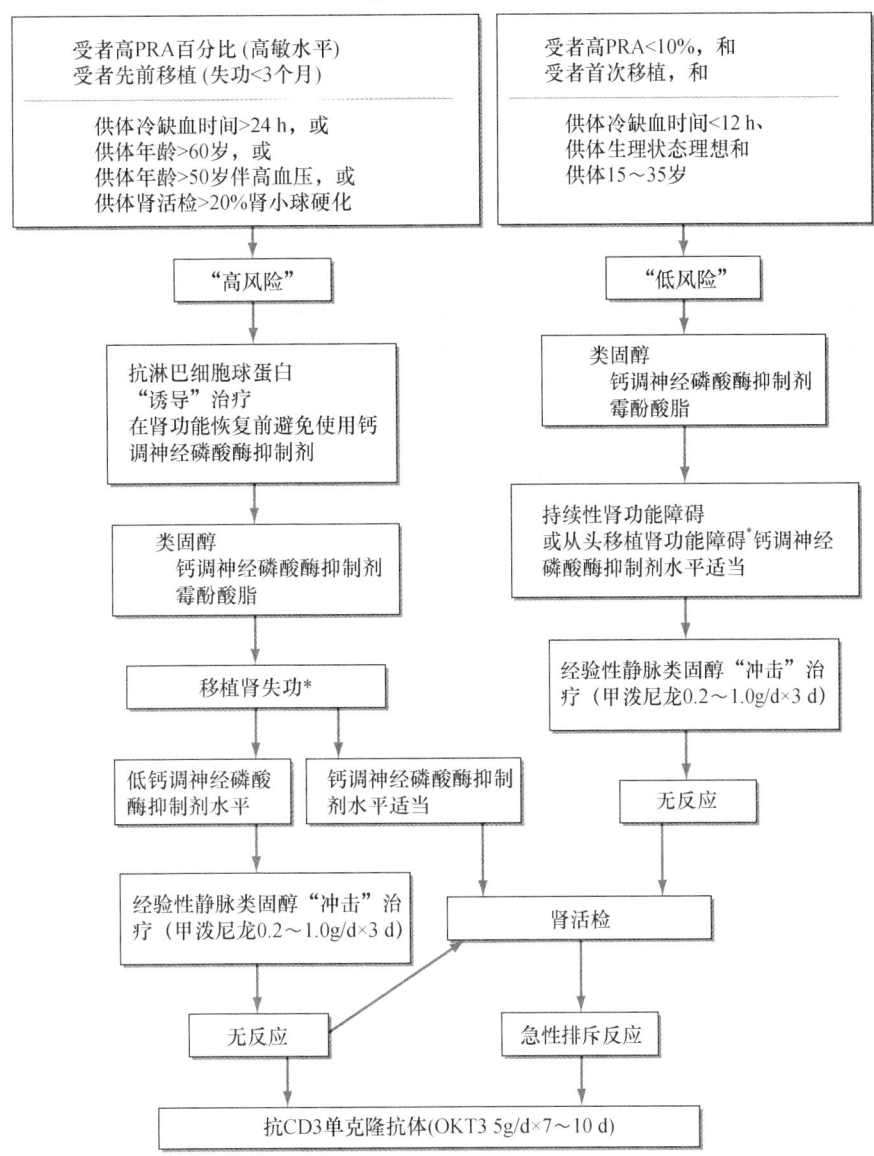

图 6-2 肾移植受者早期移植后典型的护理准则。如果受者或供体存在任何一项"高风险"因素，则需要更积极的管理准则。低风险患者可以使用标准的免疫抑制方案治疗。发生排斥反应风险高或早期缺血性和肾毒性移植肾功能障碍的患者通常使用抗淋巴细胞球蛋白诱导治疗来提供更有效的早期免疫抑制治疗或避免钙调神经磷酸酶的肾毒性作用。*当存在早期移植肾功能障碍时，应行超声检查排除肾前性、梗阻性和血管病因。群体反应性抗体（PRA）是候选者抗供者抗原的抗体的定量

排斥反应

排斥反应的早期诊断可促使及时的治疗而保护肾功能和防止不可逆的损伤。排斥反应的临床表现很少，以发热、移植肾周围肿胀及压痛为特征。排斥反应也可能仅表现为血肌酐的升高，伴或不伴尿量的减少。应注意排除有无其他导致肾功能恶化的原因。

超声检查可有效地明确肾血管和肾血流量的变化。肾静脉血栓很少发生；如果是由操作引起的，通常是可逆的并且要立即干预。诊断性超声检查是排查有无尿路梗阻，或确诊是否存在肾周积尿、血液或淋巴液的可选方法。血清肌酐水平升高是排斥反应的晚期标志物，但它可能是唯一标志。早期移植排斥的无创性检测需要新的生物标志物。

钙调神经磷酸酶抑制剂（环孢素和他克莫司）对肾入球小动脉有收缩作用，持续高剂量治疗可能会产生永久性血管和间质损伤。这可能会导致肾功能恶化，没有肾活检难以与排斥反应鉴别。间质纤维化、等容积的肾小管空泡形成以及小动脉壁增厚提示这种药物的副作用，但非特征性表现。因此，如果肾活检没有

观察到排斥反应的表现，药物减量后血肌酐会下降。然而，如果活检提示排斥反应，则是需要积极治疗的指征。首次排斥反应通常每天静脉注射甲泼尼龙500～1000mg，连续3天。如果对激素冲击治疗无效，则是抗体治疗的指征，通常使用抗胸腺细胞球蛋白。

内皮细胞损伤和荧光标记的补体C4d在内皮沉积是发生抗体介导损伤的证据。这通常伴随着抗体在受体血液中的检出。发生这种反应后患者的预后很差，有指征使用强化血浆置换、免疫球蛋白注射、抗CD-20的单克隆抗体（利妥昔单抗）针对B淋巴细胞进行靶向治疗，硼替佐米针对产生抗体的浆细胞，联合使用依库珠单抗抑制补体等治疗手段。

管理问题

移植后最常见的机会性感染典型的发生时间罗列在表6-4。移植后6～12个月需要预防巨细胞病毒（cytomegalovirus，CMV）感染和肺孢子虫肺炎。

感染的体征和症状可能很隐匿或完全偏离典型表现。无明显诱因的发热是很常见的，往往在几天或几周后才发现有明显的病毒或真菌感染征象。移植后第一个月最常见的感染病原体是细菌。这类患者的血培养是十分重要的，因为无明显病灶的全身感染是很常见的。特别是发生肺部病变时患者病情会迅速恶化，可导致患者发病5天内死亡。一旦发现明显的感染灶，除了泼尼松维持剂量外，其余所有免疫抑制剂应立即停止使用。

经常需要用到积极的诊断措施，包括经纤维支气管镜下活检和开胸肺活检。对于卡氏肺孢子虫感染的病例，首选复方磺胺甲噁唑（trimethoprim-sulfamethoxazole，TMP-SMX）治疗；两性霉素B对全身性真菌感染治疗非常有效。每日或隔日小剂量磺胺对于肺孢子虫病的预防十分有效。局部使用制霉菌素可以治疗口咽部念珠菌感染。组织侵袭性真菌感染需要全身药物治疗，如氟康唑。对氟康唑治疗困难的真菌感染，使用小剂量的两性霉素治疗（总剂量300mg），疗程大于2周，通常疗效较好。需注意的是，大环内酯类抗生素，特别是酮康唑和红霉素，以及一些钙通道阻滞药（地尔硫䓬和维拉帕米）与钙调神经磷酸酶抑制剂竞争性通过肝P450代谢，从而导致这类免疫抑制剂的药物浓度升高。兴奋剂，如苯妥英钠和卡马西平，则增加钙调神经磷酸酶抑制剂的代谢，从而导致药物浓度降低。此外，肾移植的患者还会发生曲霉菌属、诺卡氏菌属和病毒感染，尤其是CMV的感染。

CMV是存在于移植物受体内的一种常见的和危险的DNA病毒。一般来说，它在移植后第一个月末才出现。活动性CMV感染有时与排斥反应相关，偶尔是二者混杂在一起。那些体内没有抗CMV抗体的受体，接受了CMV抗体阳性供体的移植物，是发生严重CMV感染（15%的死亡率）的高风险患者。缬更昔洛韦是性价比更高和可被生物利用的更昔洛韦的口服制剂，已被证实能有效地预防和治疗CMV感染。对于临床疑似CMV感染的发热患者，可以通过检测血液中CMV病毒载量来早期诊断。CMV-IgM抗体滴度升高也可以诊断。CMV病毒的血培养敏感度不高。CMV的组织侵袭常见于胃肠道和肺组织。CMV视网膜病变发生在未经治疗的感染病程晚期。缬更昔洛韦常用于治疗活动性CMV疾病。大部分患者对CMV是有免疫力的，病毒的活动往往发生在使用大量免疫抑制剂方案时。

多瘤病毒组（BK，JC，SV40）是另一类DNA病毒，可以在肾休眠，而在人体免疫抑制时激活。BK被激活时，肾有50%的机会发生进行性纤维化和1年内移植物失功。与感染的风险相关的是人体整体免疫抑制程度，而非个体的免疫抑制方案。诊断性肾活检是必要的。应用来氟米特、西多福韦和喹诺酮类抗生素（有效地针对多瘤病毒解旋酶）治疗有不同的研究结果，但最重要的是要减少免疫抑制剂的剂量。

糖皮质激素治疗的并发症是众所周知的，包括消化道出血、伤口愈合延迟、骨质疏松、糖尿病、白内障和出血性胰腺炎等。移植患者出现不明原因的黄疸，若怀疑是肝炎或药物毒性引起时，治疗上应减量或停用免疫抑制药物。这种情况下的治疗方案调整，一般不至于导致移植物排斥反应，起码数周内不会。阿昔洛韦治疗单纯疱疹病毒感染是有效的。

表6-4 肾移植受者最常见的机会性感染	
围移植期（<1个月）	晚期（>6个月）
伤口感染	曲霉菌
疱疹病毒	诺卡氏菌属
鹅口疮	BK病毒（多瘤病毒）
尿路感染	带状疱疹
早期（1～6个月）	乙型肝炎
肺孢子虫	丙型肝炎
巨细胞病毒	
军团菌属	
李斯特菌属	
乙型肝炎	
丙型肝炎	

移植肾的慢性损害

尽管移植物的1年存活率是非常高的，但随着时间推移，大部分移植受体的肾功能逐渐下降。慢性移植肾功能不全原因包括原发疾病复发、高血压、环孢素或他克莫司的肾毒性、慢性排斥反应，以及继发性局灶性肾小球硬化，或这些病理生理因素的复合影响。慢性移植肾常常可发现存在慢性血管改变，表现为血管内膜增生和内侧肥厚。使用血管紧张素转化酶（ACE）抑制剂控制全身的和肾内的高血压，对慢性移植肾功能不全的进展有保护作用。肾活检可以把亚急性细胞性排斥反应、原发疾病复发和继发性局灶性硬化鉴别清楚。

恶性肿瘤

接受免疫抑制治疗患者的肿瘤发病率为5%～6%，或者比同龄普通人群高大约100倍。最常见的是皮肤和唇的肿瘤、宫颈原位癌以及淋巴瘤（如非霍奇金淋巴瘤）。随着免疫抑制剂累积剂量的增加及移植时间的推移，恶性肿瘤的发生风险也是成比例地升高。定期监测皮肤癌和宫颈癌的发生是必要的。

其他并发症

与大多数人群相比，慢性透析和肾移植患者心肌梗死和脑卒中相关的死亡率更高，尤其在糖尿病患者中。糖皮质激素、西罗莫司和高血压是其促成因素。肾移植患者冠心病和周围血管疾病的患病率较高。随着糖尿病的移植患者增多和所有移植受体的平均年龄增加，这些原因所导致的死亡比例逐渐上升。超过50%的肾移植患者死于心血管疾病。除了严格控制血压和血脂水平，密切监测患者病情变化以及时采取进一步药物或手术干预，是管理的重要组成部分。

高血压可以由以下原因引起：①本身的肾病；②移植排斥反应活动；③因与髂内动脉分支进行端端吻合所导致的肾动脉狭窄；④钙调神经磷酸酶抑制剂的肾毒性作用，通常减少药物剂量后可恢复。尽管ACEI对患者可能有帮助，但开始时更常使用钙通道阻滞剂。所有患者血压的控制目标是120～130/70～80mmHg。

移植后的高钙血症提示增生的甲状旁腺未能复原。无菌性股骨头坏死很可能是因为原先的甲状旁腺功能亢进引起，而因糖皮质激素治疗后加重。肾移植后随着钙磷代谢的改善，甲状旁腺相关并发症的发生率会显著下降。持续的甲状旁腺功能亢进可能需要行甲状旁腺次全切除术。

尽管大部分肾移植患者促红细胞生成素的生成充足，血红蛋白正常，但移植后贫血还是很常见的。贫血通常是由于使用免疫抑制剂造成的骨髓抑制，例如硫唑嘌呤、霉酚酸和西罗莫司。胃肠道出血是类固醇大剂量长期使用的常见副作用。许多肾移植患者的肌酐清除率维持在30～50ml/min，可以考虑纳入类似于其他慢性肾功能不全患者的贫血管理方案，包括补充促红细胞生成素。

慢性肝炎，特别是乙型肝炎病毒引起的，可在十年左右进展为致命性的疾病。根据一些研究结果，乙肝表面抗原持续阳性的患者风险更高，而对于正在使用免疫抑制剂治疗的肾移植受体，出现丙型肝炎也是很令人担忧的问题。

第七章 肾小球疾病
Glomerular Diseases
Julia B. Lewis, Eric G. Neilson
（陈冬妮 张望 译 陈崴 审校）

人类的两个肾有将近1.8×10^6个肾小球毛细血管丛。每一个肾小球毛细血管丛都由鲍曼囊包绕。鲍曼囊外层由壁层上皮细胞包绕，在肾小球尿极分化为肾小管上皮细胞，参与形成近侧肾单位，或向内移行为足细胞。肾小球毛细血管丛是由一条入球小动脉分支而成，由系膜基质包裹的毛细血管网（图7-1）。这一毛细血管网汇合成一条出球小动脉。出球小动脉将滤过的血液运送至皮层管周毛细血管网或髓质直小血管。髓质直小血管负责支撑及与折叠肾小管结构进行交换。因此，小动脉通过收缩和舒张控制肾小球毛细血管丛的血流量，即动脉门控系统。有孔内皮细胞沿肾小球毛细血管壁排列在基底膜上。由上皮足细胞伸出的薄片状足突紧贴于毛细血管球外侧，足细胞经裂孔膜相互连接形成一个选择性滤过屏障。

肾小球每天滤过120～180L血浆，包含需由下游肾小管重吸收及分泌的各种溶质。绝大部分大分子蛋白质及细胞成分不能被滤过，原因是其孔径大小和所携带阴离子电荷被物理化学屏障阻挡。不同溶质滤过和重吸收的机制十分复杂。例如，对于血清白蛋白肾

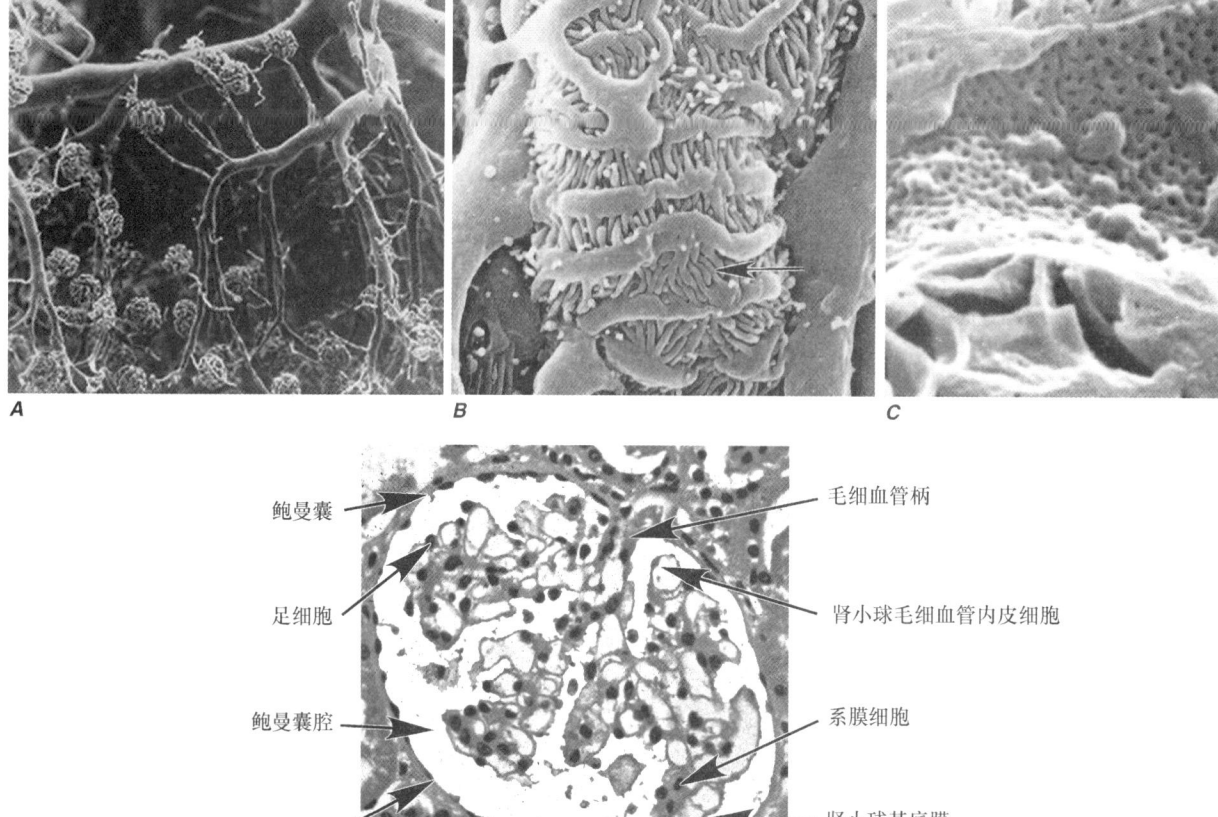

图 7-1 肾小球结构。A. 肾小球毛细血管由肾动脉、小叶间动脉形成入球小动脉、肾小球毛细血管网（丛）及引流出球小动脉 (From VH Gattone Ⅱ et al: Hypertension 5：8，1983.)。B. 扫描电镜下足细胞在肾小球毛细血管球外排列（箭头所指为足突）。C. 扫描电镜下内皮窗孔在肾小球毛细血管球外排列。D. 光镜下肾小球各部分正常形态。(A～C：Courtesy of Dr. Vincent Gattone, Indiana University; with permission.)

小球是一个不完全的屏障。虽然白蛋白带负电荷，将被同样带负电荷的基底膜排斥，但是它的物理半径只有 3.6nm，而基底膜与裂孔膜孔径大小为 4nm。结果是有不定量的白蛋白不可避免地跨过滤过屏障被近端小管的 megalin 和 cubilin 受体重吸收。值得注意的是正常人每日经肾小球从尿液中每天排出 8～10mg 白蛋白，占总排出蛋白的 20%～60%。随着肾小球损伤，这部分的白蛋白和其他蛋白质排出将增加。

不同疾病累及肾小球表现多样，因为肾小球血管网受到不同种类的损伤，造成不同病变。将所有疾病归类为少数临床综合征是解决这一问题的方法。

肾小球疾病发病机制

许多类型的肾小球疾病发病机制与基因突变、感染、毒物暴露、自身免疫、动脉粥样硬化、高血压、栓塞、血栓形成或糖尿病有关。然而即使经过仔细的检查，病因往往是未知的，这样的病变被称为特发性疾病。各种肾小球疾病特征性或特有的发病机制将在本章后文叙述。

一些基因突变导致的肾小球疾病成为家族性疾病或者具潜在患病风险：先天性肾病综合征，因 NPHS1 (nephrin) 及 NPHS2 (podocin) 突变所致，在患者出生时就影响了裂孔膜的形成，而 TRPC6 阳离子通道突变导致患者成年时发生局灶节段性肾小球硬化 (FSGS)；编码载脂蛋白 L1 的基因多态性是近 70% 的非裔美国人发生非糖尿病终末肾病，尤其是 FSGS 的一个主要危险因素；补体因子 H 的突变与膜增生性肾小球肾炎 (MPGN) 或不典型溶血尿毒综合征 (aHUS) 有关，因编码核纤层蛋白 A/C 或 PPARγ 基因突变造成的Ⅱ型局部脂质代谢障碍导致与 MPGN 相关的代谢综合征，这类 MPGN 有时可合并致密物质沉积及 C3 肾小球肾炎的特点；Alport 综合征因编码 α3、α4、或 α5 链Ⅳ型胶原基因突变，导致薄基底膜肾病；以及溶酶体相关疾病，如 α-半乳糖苷酶 A 缺乏导致 Fabry 病及 N-唾液酸水解酶缺乏造成肾小球唾液酸沉积症导致 FSGS。

系统性高血压及动脉粥样硬化可以造成压力负荷、缺血及脂质氧化反应导致慢性肾小球硬化。恶性高血压能够加速肾小球硬化导致小动脉及肾小球纤维素样坏死、血栓性微血管病及急性肾衰竭。糖尿病肾病是一种与基底膜增厚有关的获得性硬化性损伤，继发于长时间的高血糖、糖基化终产物及反应性氧化物质的作用。

肾小球毛细血管的炎症被称为肾小球肾炎。大多数免疫介导肾小球肾炎相关的肾小球及系膜抗原还是未知的（图7-2）。肾小球内皮细胞及系膜细胞可能暴露或表达与身体其他部位免疫原性蛋白相似的抗原表位。细菌、真菌、病毒可直接感染肾，从而产生它们特有的抗原。自身免疫性疾病如特发性膜性肾小球肾炎（MGN）及 MPGN，病变局限于肾，而系统性炎症性疾病如狼疮肾炎、肉芽肿性多动脉炎（韦格纳肉芽肿）波及肾，导致继发的肾小球疾病。抗肾小球基底膜病导致 Goodpasture 综合征，主要损伤肺和肾，

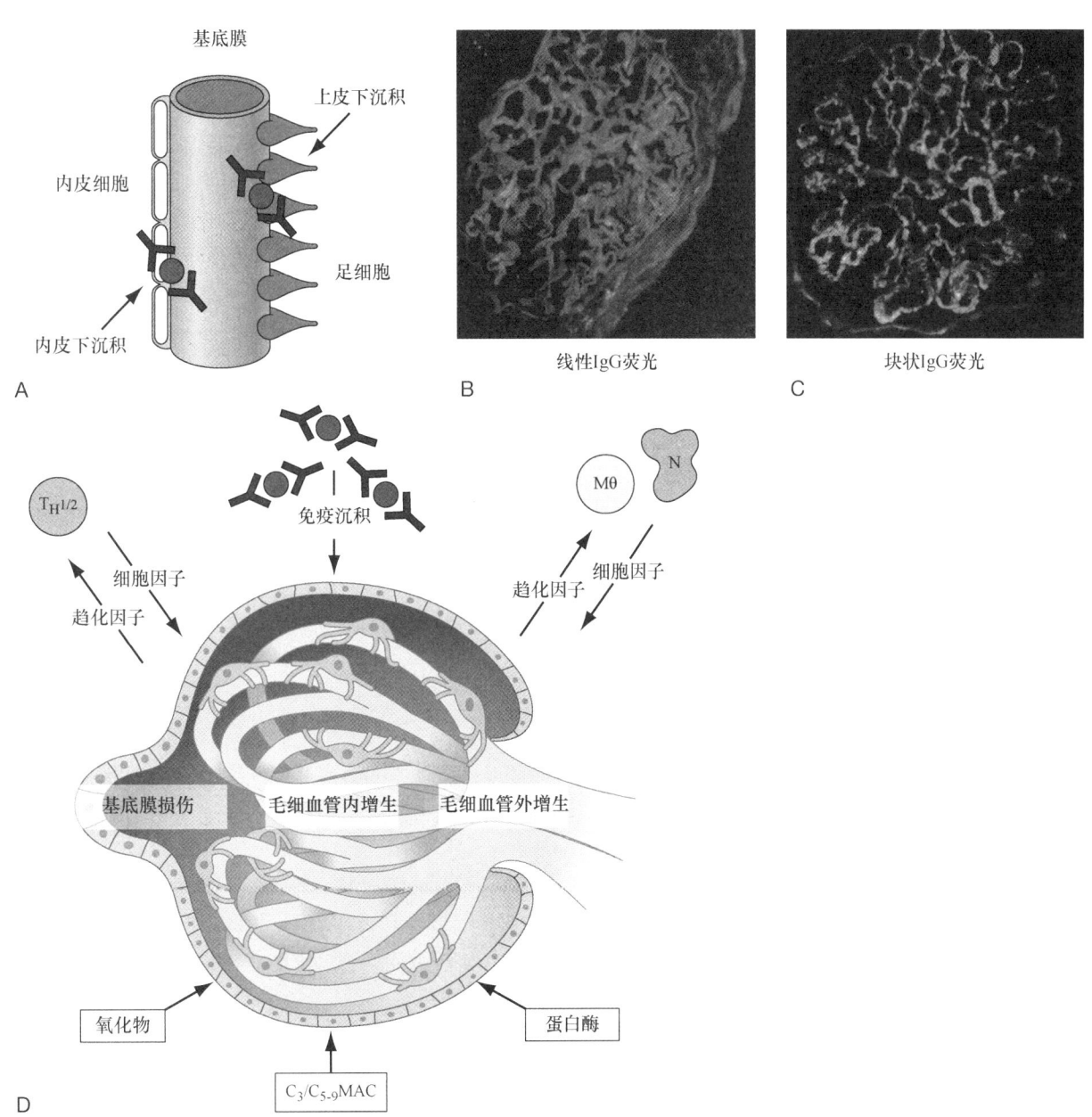

图 7-2（见书后彩图） 各种肾小球损伤机制。A. 形成的循环免疫复合物沿内皮下基底膜（GBM）侧沉积，或者原位形成的免疫复合物沿上皮下区域沉积。B. 免疫荧光染色的肾小球伴随抗-IgG 抗体，抗-基底膜疾病患者的肾小球表现为线性荧光染色；膜性肾病患者的肾小球表现为免疫沉积。C. 肾小球损伤存在复杂的发病机制。经典的免疫沉积、补体沉积吸引巨噬细胞及中性粒细胞浸润进入肾小球，接着 T 细胞也参与这一损伤模式。D. 具有放大效应的介质如局部来源的氧化物及蛋白酶扩大了这一炎症反应，而根据目标抗原位置的不同以及宿主基因多态性，基底膜发生损伤，伴随毛细血管内或毛细血管外增生

是由于Ⅳ型胶原α3链NC1区域被当成目标抗原。

肾小球细胞Toll样受体的局部激活、免疫复合物沉积或补体对肾小球结构的损伤，造成单个核细胞浸润，进一步导致适应性免疫反应通过局部释放趋化因子攻击肾。中性粒细胞、巨噬细胞、T细胞被趋化因子吸引浸润至肾小球血管丛，与体细胞上或周围结构的抗原表位发生反应，导致产生更多细胞因子及蛋白酶损害系膜、毛细血管和（或）基底膜。此处发生的适应性免疫应答与其他组织发生的相似，早期T细胞活化在肾小球肾炎发病机制中扮演着重要角色。被巨噬细胞及树枝状细胞上的Ⅱ型主要组织相容性复合体（MHC）分子与通过联合识别分子相结合呈递的抗原刺激了CD4/CD8T细胞的全部增生。

单个核细胞自身就可损伤肾，但是损伤肾小球的经典自身免疫事件导致了体液免疫应答。链球菌感染后肾小球肾炎、狼疮肾炎及特发性膜性肾病是典型的与免疫复合物沿基底膜沉积有关的疾病，抗-基底膜抗体导致了线性结合的抗基底膜疾病。形成的循环免疫复合物沿内皮下基底膜侧沉积，原位免疫复合物沿上皮下沉积。原位免疫复合物沉积也可由循环自身抗体找到在上皮下基底膜边缘被捕获的自身抗原形成。肾小球系膜区免疫沉积可能由循环免疫复合物或原位抗原抗体相互作用形成。免疫沉积刺激局部蛋白酶的释放、激活补体瀑布效应，产生C5～9膜攻击复合物。另外局部氧化物损伤肾小球结构，造成蛋白尿和足细胞脱落。相互影响的病因、病理生理机制造成相似的肾小球病变，提示下游细胞分子应答通常导致共同的损伤模式。

肾小球疾病的进展

肾小球肾炎进展损伤肾功能，往往伴随间质肾炎、肾纤维化及肾小管萎缩的出现。然而，不易被察觉的是，与肾小球病变相比，肾衰竭与小管间质损伤的相关性更明显。

间质损伤造成肾功能下降的机制有以下假说：最简单的原因是间质炎症与纤维化导致小管阻塞，尿液引流受阻。因此，小管阻塞或外源性压力导致了无小球肾单位。第二种机制认为间质病变，包括间质水肿和纤维化，改变了小管和血管结构，因此破坏了正常肾小管内运输的溶质和水由管腔进入到血管里。这种障碍增加了小管液内的溶质和水，导致等渗尿和多尿。与管球反馈相关的适应性机制也发生障碍，导致受间质炎症影响的球旁器肾素释放减少。结果是肾小球小动脉上血管紧张素Ⅱ局部血管收缩作用降低，以及由于普遍动脉张力下降导致超滤减少。第三种机制涉及管周毛细血管网损伤导致血管阻力的改变。间质炎症、水肿或纤维化导致这些毛细血管横截面积减少。这些血管阻力结构上的变化通过以下两个机制影响肾功能：①小管细胞代谢十分活跃，减少灌注导致缺血损伤。②肾小球小动脉流出量受损导致较少受累的小球球内压增高；这种选择性球内高压加重和扩大了较少受累的肾小球的系膜硬化和肾小球硬化。除外这些确切的机制，早期急性小管间质肾炎有潜在肾功能恢复的可能，然而发展为慢性间质性纤维化预示着肾功能永久丧失。

持续的肾小球毛细血管损伤累及小管间质可伴随蛋白尿。有这样一个假说：来自炎症小球的出球小动脉携带炎症间质，引发下游的间质肾炎，导致纤维化。从鲍曼囊粘连的受损肾小球毛细血管网滤过的物质也可能误入球周间质。无论如何，大部分肾内科医生相信，小球超滤出蛋白尿形成的小管液是导致下游小管间质损伤的始动因素，尽管这些假说都不互斥。

蛋白尿在间质肾炎发展中的作用最简单的解释是增加的严重蛋白尿携带活化的细胞因子及脂蛋白产生反应性氧化物，在沿小管线性排列的上皮细胞上或其周围触发了下游炎症瀑布效应。这种效应诱导T淋巴细胞和巨噬细胞浸润到间质区域，伴随着纤维化和小管萎缩。

肾小管基底膜损伤后小管结构分解破坏，上皮-间质转化的发生使更多的间质成纤维细胞在损伤处形成。转化生长因子β（TGF-β）、成纤维细胞生长因子2（FGF-2）、缺氧诱导因子1α（HIF-1α）以及血小板源性生长因子（PDGF）在转化中尤为活跃。随着肾小球肾炎的持续，成纤维细胞增生，为新的Ⅰ或Ⅲ间质胶原聚合产生细胞黏合素及纤连蛋白质支架。这些反应通过一种被称为纤维化的过程形成瘢痕组织。在实验研究中，骨形态基因蛋白7和肝细胞生长因子能够逆转早期纤维化，保护小管结构。当成纤维细胞增殖所需大大超过供它们生长的因子时，将发生凋亡，形成无细胞结构的永久肾瘢痕，导致无法逆转的肾衰竭。

肾小球疾病患者的处理方法

血尿、蛋白尿、白细胞尿

肾小球疾病的患者通常有血尿伴随不同程度的蛋白尿。典型的血尿为无症状性血尿。晨尿（清晨第一次尿）离心沉渣只有3～5个红细胞是可疑的。

肾小球损伤的诊断可能被延迟，因为患者没有意识到自己有镜下血尿，只有少部分的疾病（如IgA肾病和镰状细胞病）以肉眼血尿为表现。在处理镜下血尿可能伴微量蛋白尿（＜500mg/24h）时，很重要的是需排除解剖结构上相近器官的病变，如尿路恶性肿瘤，尤其是老年男性。镜下血尿也可能出现在良性前列腺增生发作时、间质性肾炎、肾乳头坏死、高钙尿、肾结石、囊性肾病或肾血管损伤。然而，当在沉渣中找到红细胞管型或畸形红细胞时，肾小球肾炎可能性大。

持续性蛋白尿＞1～2g/24h也常与肾小球疾病相关。患者往往不会知道他们有蛋白尿，直至他们开始出现水肿或者注意到排泡沫尿。持续性蛋白尿必须与正常人较少量的所谓"良性蛋白尿"相区分（表7-1）。良性蛋白尿是非持续性的，通常＜1g/24h，有时被称为功能性蛋白尿或暂时性蛋白尿。发热、运动、肥胖、睡眠呼吸暂停、情绪压力及充血性心力衰竭都可能是暂时性蛋白尿的原因。只在直立体位时出现的蛋白尿称为直立性蛋白尿，预后良好。很多肾小球病变多次门诊访视都会发现持续的孤立性蛋白尿。在大多数患肾小球疾病成人中，蛋白尿为非选择性的，包括白蛋白和其他一些血清蛋白的混合，而患微小病变肾病的儿童，蛋白尿是选择性的，大部分由白蛋白组成。

一些炎症性肾小球疾病患者，如急性链球菌感染后肾炎或MPGN，有以出现大量白细胞为特征的脓尿。脓尿必须与尿路细菌感染相鉴别。

临床综合征

不同形式的肾小球损伤也可以被分为若干特殊的临床综合征（表7-2）。然而，这些综合征并不总是完全互斥的。急性肾炎综合征产生1～2g/24h蛋白尿、血尿伴红细胞管型、白细胞尿、高血压、液体潴留及与肾小球滤过率下降相关的血清肌酐升高。如果肾小球炎症进展较慢，血清肌酐将会在几周内逐渐上升，但如果血清肌酐快速上升，尤其是在几天内升高，急性肾炎有时可被称为急进性肾小球肾炎（RPGN）；组织病理学术语新月体性肾小球肾炎是临床表现急进性肾小球肾炎的病理等价名词。当患者表现为RPGN伴随肺出血时，可能来自于Goodpasture综合征，中性粒细胞胞质抗体（ANCA）相关性小血管炎，红斑狼疮或冷球蛋白血症；这些疾病通常诊断存在肺-肾综合征。肾病综合征用以描述发生大量蛋白尿（＞3.0g/24h），高血压，高胆固醇血症，低白蛋白血症，水肿或镜下血尿；如果只表现大量蛋白尿而没有其他临床表现，有时这种情况称为肾病范围内的蛋白尿。这些患者中肾小球滤过率（GFR）开始时可能是正常的，或者极少数时候高于正常，但经持续高滤过和肾单位损失，肾小球滤过率典型地在几个月或几年内下降。基底膜综合征患者有基因异常造成的基底膜异常（Alport综合征），或对基底膜Ⅳ型胶原有自身免疫应答（Goodpasture综合征），与镜下血尿、中到重度蛋白尿、高血压及不同程度升高的血清肌酐有关。肾小球-血管综合征用以描述患者存在血管损伤产生血尿及中度蛋白尿。受感染的个体可能有血管炎、血栓性微血管病、抗磷脂综合征或更常见的一种系统性疾病，如粥样硬化、胆固醇栓塞、高血压、镰刀细胞性贫血和自身免疫性疾病。感染性疾病相关综合征对于一个有全球观念的人来说也十分重要。全球感染相关性肾小球肾炎最常见的病因可能是疟疾及血吸虫病，其次是HIV及慢性乙型病毒性肝炎、丙型病毒性肝炎，而西方则以亚急性细菌性心内膜炎最为常见。这些感染性疾病在肾小球血管网产生一系列从肾病综合征到急性肾炎损伤的炎症反应，及尿液分析显示血尿与蛋白尿并存。

体格检查、血生化、肾超声及尿液分析确定这六大类综合征。这些初步的检查帮助构建进一步的诊断框架，通常包括血清学检查是否存在特殊蛋白（HIV、乙肝及丙肝抗原），抗体［抗-GBM抗体、抗磷脂抗体、抗链球菌溶血酶O（ASO）、抗DNA酶抗体、抗透明质酸酶抗体、ANCA、抗DNA抗体、

表7-1 白蛋白尿或蛋白尿尿液检测

	24h白蛋白[a]（mg/24h）	白蛋白[a]/肌酐比（mg/g）	试纸法测蛋白尿	24h尿蛋白[b]（mg/24h）
正常	8～10	＜30	−	＜150
微量白蛋白尿	30～300	30～300	−/±/1+	−
蛋白尿	＞300	＞300	±～3+	＞150

[a]使用放射免疫法检测白蛋白。[b]白蛋白占尿排出总蛋白20%～60%

表 7-2　肾小球肾炎临床分型

肾小球肾炎综合征	蛋白尿	血尿	血管损伤
急性肾炎综合征			
链球菌感染后肾小球肾炎[a]	+/++	++/+++	−
亚急性细菌性心内膜炎[a]	+/++	++	−
狼疮肾炎[a]	+/++	++/+++	+
抗肾小球基底膜病[a]	++	++/+++	−
IgA 肾病[a]	+/++	+++[c]	−
ANCA 小血管血管炎[a]			
肉芽肿性多血管炎	+/++	++/+++	++++
显微镜下多血管炎	+/++	++/+++	++++
Churg-Strauss 综合征	+/++	++/+++	++++
过敏性紫癜[a]	+/++	++/+++	++++
冷球蛋白血症[a]	+/++	++/+++	++++
膜增生性肾小球肾炎[a]	++	++/+++	−
系膜增生性肾小球肾炎	+	+/++	−
肺-肾综合征			
Goodpasture 综合征[a]	++	++/+++	−
ANCA 小血管血管炎[a]			
肉芽肿性多血管炎	+/++	++/+++	++++
显微镜下多血管炎	+/++	++/+++	++++
Churg-Strauss 综合征	+/++	++/+++	++++
过敏性紫癜[a]	+/++	++/+++	++++
冷球蛋白血症[a]	+/++	++/+++	++++
肾病综合征			
微小病变肾病	++++	−	−
局灶节段性肾小球硬化	+++/++++	+	−
膜性肾小球肾炎	++++	+	−
糖尿病肾病	++/++++	−/+	−
AL 和 AA 淀粉样变	+++/++++	+	+/++
轻链沉积病	+++	+	−
纤丝-免疫触须样肾病	+++/++++	+	+
Fabry 病	+	+	−
基底膜综合征			
抗-GBM 肾病[a]	++	++/+++	−
Alport 综合征	++	++	−
薄基底膜肾病	+	++	−
指甲-髌骨综合征	++/+++	++	−
肾小球血管综合征			
粥样硬化肾病	+	+	+++
高血压肾病[b]	+/++	+/++	++
胆固醇栓塞	+/++	++	+++
镰状细胞病	+/++	+++[c]	+++

表 7-2	肾小球肾炎临床分型（续）			
血栓性微血管病		++	++	+++
抗磷脂综合征		++	++	+++
ANCA 小血管血管炎[a]				
肉芽肿性多血管炎		+/++	++/+++	++++
显微镜下多血管炎		+/++	++/+++	++++
Churg-Strauss 综合征		+++	+++	++++
过敏性紫癜[a]		+/++	++/+++	++++
冷球蛋白血症[a]		+/++	++/+++	++++
AL 和 AA 淀粉样变		+++/++++	+/++	−
感染相关综合征				
链球菌感染后肾炎[a]		+/++	++/+++	−
亚急性细菌性心内膜炎[a]		+/++	+/++	−
HIV		+++	+/++	−
乙型、丙型肝炎		+++	+/++	−
梅毒		+++	+	−
麻风		+++		
疟疾		+++	+/++	−
血吸虫		+++	+/++	−

[a] 可表现为急进性肾小球肾炎（RPGN）；有时称为新月体肾小球肾炎。[b] 可表现为恶性高血压危象，导致小动脉及小血管侵袭性纤维素样坏死伴微血管病性溶血性贫血。[c] 可表现为肉眼血尿。
缩写：AA，淀粉样物质 A；AL，淀粉样物质 L；ANCA，抗中性粒细胞胞质抗体；GBM，肾小球基底膜

冷球蛋白、抗 HIV 抗体、抗乙肝抗体、抗丙肝抗体]或补体成分消耗（C3 和 C4）。床旁病史及体格检查也有助于确定肾小球肾炎是局限于肾（原发性肾小球肾炎）还是为系统性疾病的一部分（继发性肾小球肾炎）。

当面对一个异常的尿液分析及血清肌酐上升时，伴或不伴水肿或充血性心力衰竭，我们必须考虑肾小球肾炎是急性的还是慢性的。这一评估最好通过以下途径进行：详细的病史采集（最近一次在妊娠或体检时的尿液分析或血清肌酐，感染的证据，用药史或成瘾药物史）；肾超声检查中的肾大小；患者现在的感受。慢性肾小球疾病往往表现为肾缩小。快速进展为肾衰竭的患者可以疲劳、虚弱且常常有恶心、呕吐、液体潴留和嗜睡的尿毒症症状。原发性肾小球肾炎出现进展缓慢的肾衰竭，然而可以没有任何症状，发生在患者发生急性肾小球肾炎而没有太多肾功能损失时。一旦我们收集好这些初始信息，对于临床稳定、凝血情况允许及有意愿和能力接受治疗的患者，应该鼓励其进行肾活检。

肾病理

在肾小球肾炎发生时进行肾活检能够快速确定肾小球损伤类型且常常可以指导治疗。首先为做光镜检查活检的组织染色。HE 染色用以评估细胞成分与结构，PAS 染色可使肾小球及肾小管基底膜上色，六胺银突出基底膜结构，刚果红显示淀粉样物质沉积，马松染色识别胶原沉积，评估肾小球硬化和间质纤维化的程度。为进行直接免疫荧光检查，将活检组织与抗 IgG、IgA、IgM 抗体相结合，以便发现块状免疫沉积，与基底膜结合的抗 IgG 或抗 IgA 抗体线性沉积，抗植入补体 C3、C4 抗体，或者针对相关抗原的特定抗体。高分辨电子显微镜能够明确免疫复合物沉积的主要位置及基底膜的情况。

分别对肾活检组织的每一区域进行评估。在光镜下，分别对每一个肾小球（至少 10 个，20 个更为理想）散在的病变进行观察；＜50% 的病变为局灶性病变，而＞50% 的病变为弥漫性病变。单一肾小球血管袢的损伤可被分为节断性、累及部分肾小球血管袢，或球性、累及大部分肾小球血管袢。具有增殖特征的肾小球病变表现为细胞成分增多。毛细血管袢内细胞

增殖称为毛细血管内增生，细胞向鲍曼囊腔增殖称为毛细血管外增生。肾小球损伤时上皮足细胞黏附到鲍曼囊壁，形成粘连；新月体有时来自于粘连的扩展，当细胞纤维性或纤维性聚集填满整个或部分鲍曼囊腔时形成新月体；硬化肾小球表现为所有血管袢都被无细胞、无形态的蛋白样物质聚集填满，功能性毛细血管网及正常的系膜丧失。由于成人年龄相关性肾小球硬化常见，可以通过患者年龄除以 2 后减 10 估计背景的硬化比例。免疫荧光与电子显微镜能够发现上皮下、内皮下或系膜区的免疫沉积，以及基底膜增厚或分层。在活检组织其他区域围绕肾小球、肾小管的血管可出现血管病、血管炎、纤维素或血栓。小管可评估是否与周围小管紧邻；小管分离可能是因为水肿、小管脱落或由于间质纤维化导致胶原沉积。间质纤维化是不可逆地进展到肾衰竭预后不良的标志。

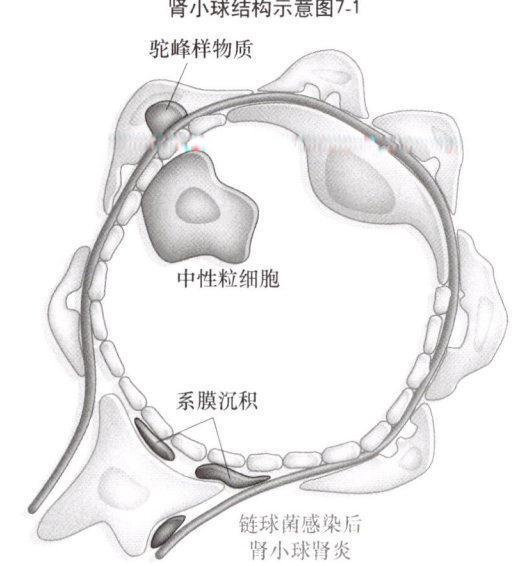

肾小球结构示意图 7-1
驼峰样物质
中性粒细胞
系膜沉积
链球菌感染后肾小球肾炎

急性肾炎综合征

典型急性肾炎综合征表现为高血压、血尿、红细胞管型、脓尿及中到重度蛋白尿。广泛的炎症损伤肾小球造成 GFR 下降，最终产生伴随水钠潴留的尿毒综合征，导致水肿和高血压。

链球菌感染后肾小球肾炎

链球菌感染后肾小球肾炎是典型的急性毛细血管内增生性肾小球肾炎。链球菌感染后肾小球肾炎发病率在发达国家已经明显下降，在这些地区呈典型的散在发病。急性链球菌感染性肾小球肾炎在欠发达国家流行，通常感染 2~14 岁的儿童，然而在发达国家在老年人群发病较为典型，尤其是与糖尿病状态相关。男性多发，家庭内或周围人群发病率高达 40%。特殊 M 型链球菌（致肾炎菌株）皮肤及咽喉的感染先于肾小球疾病的发生；M 型 47、49、55、2、60、57 见于皮肤脓疱感染，而 M 型 1、2、4、3、25、49、12 见于咽炎。由于皮肤脓疱感染造成的链球菌感染后肾小球肾炎在感染后 2~6 周发病，而在链球菌性咽炎感染后 1~3 周发病。

链球菌感染后肾小球肾炎肾活检显示系膜细胞及内皮细胞增多，肾小球浸润多核淋巴细胞，内皮下颗粒状免疫沉积 IgG、IgM、C3、C4 及 C5~9 复合物，以及上皮下"驼峰样"沉积（肾小球结构示意图 7-1）。链球菌感染后肾小球肾炎是一种免疫介导的疾病，包括假定的链球菌抗原、循环免疫复合物及与细胞介导损伤相关的补体激活。多年来，已经提出许多来自那时已关注类型的致肾炎性链球菌候选抗原：由酶前体（zSPEB）、蛋白水解产生的链球菌致热外毒素 B（SPEB）阳离子半胱氨酸蛋白酶和肾炎相关性纤溶酶受体 NAPlr。这两个抗原与血浆纤溶酶生化性质相似，因此易于结合成为复合物，激活补体旁路。致肾炎抗原 SPEB 已经在活检组织上皮下"驼峰样"物质内被发现。

经典的表现为急性肾炎症状，包括血尿、脓尿、红细胞管型、水肿、高血压及少尿肾衰竭，也可能严重到表现为急进性肾小球肾炎。头痛、乏力、食欲缺乏及胁肋疼痛（由于肾包膜水肿）等系统性症状在高达 50% 的病例中被报道。5% 的儿童和 20% 的成人有肾病综合征水平的蛋白尿。在症状出现的第一周，90% 的患者将有 CH50 的抑制及 C3 水平下降，而 C4 水平正常。类风湿因子阳性（30%~40%）、冷球蛋白和循环免疫复合物（60%~70%），以及抗髓过氧化物酶 ANCA（10%）也有被报道。链球菌感染培养阳性率不一致（10%~70%），但 ASO 滴度上升（30%）、抗 DNA 抗体（70%）、抗透明质酸酶抗体（40%）能够帮助明确诊断。因此，链球菌感染后肾小球肾炎诊断极少需要行肾活检。亚临床链球菌感染后肾炎被报道较临床型肾炎常见 4~5 倍，以无症状性镜下血尿伴血清 C3 水平下降为特征。

治疗为支持性治疗，同时控制血压、水肿，必要时进行透析治疗。应该给予所有患者和接触者针对链球菌感染的抗生素治疗。即使有新月体形成，也不使用免疫抑制剂治疗。除了重复链球菌感染，链球菌感染后肾小球肾炎复发少见。早期死亡在儿童中少见但在老年人群却有发生。总体而言，预后好，伴随永久性肾衰竭罕见，儿童中发生率不足 1%。大部分儿童血尿、蛋白尿完全缓解发生在肾炎发作后 3~6 周内，但3%～10%的儿童可能有持续性镜下血尿，非肾病综合征性的蛋白尿或高血压。老年患者预后较差，合并氮质血症发生率高（高达60%），肾病范围内的蛋白尿和终末期肾病发生率也高。

亚急性细菌性心内膜炎

心内膜炎相关性肾小球肾炎是亚急性细菌性心内膜炎一个典型的并发症，尤其是在长期未治疗、血培养阴性、发生右侧心内膜炎的患者中。肾小球肾炎在急性细菌性心内膜炎中不常见，因为需要10～14天发展为免疫复合物介导损伤，在这段期间，患者已经得到治疗，且往往已行紧急手术。总体而言，在亚急性细菌性心内膜炎肾有包膜下出血，呈"蚤咬样"表现，肾活检镜下显示局灶性增生围绕点灶状坏死，伴随广泛的系膜区、内皮下及上皮下IgG、IgM及C3免疫沉积。临床表现为RPGN的患者有新月体形成。栓塞性梗死或细菌性脓肿也可能出现。发病机制在于循环免疫复合物在肾沉积，伴随补体激活。患者表现为肉眼或镜下血尿、脓尿及中度蛋白尿，或较为少见的RPGN伴随肾功能迅速丧失。正细胞性贫血，红细胞沉降率升高，低补体血症，高滴度类风湿因子，Ⅲ型冷球蛋白，循环免疫复合物及ANCA相关抗体都可能出现。诊断时血清肌酐水平可能升高，然而经过现代治疗极少进展为慢性肾衰竭。基础治疗是4～6周抗生素清除感染治疗，如果快速完成则肾恢复预后是好的。ANCA相关性血管炎有时是伴随的或与亚急性细菌性心内膜炎相混淆，我们应该排除，因为治疗方案是不同的。

在血液相关肾小球肾炎中，由于各种持续性细菌感染，感染后肾小球肾炎可发生在房室分流及脑室-腹腔分流、肺、腹腔内、盆腔内或皮肤感染，以及人工血管感染的患者中。在发达国家，尤其是免疫力减退的患者，优势菌株为葡萄球菌。感染后肾小球肾炎的临床表现多变，包括蛋白尿、镜下血尿、急性肾衰竭和高血压。血清补体水平较低，C反应蛋白、类风湿因子、抗核抗体和冷球蛋白的水平可能升高。肾病变包括膜增生性肾小球肾炎（MPGN）、弥漫增生和渗出性肾小球肾炎（DPGN）或系膜增生性肾小球肾炎，有时会导致RPGN。治疗主要为根除感染，如存在心内膜炎也需治疗。预后一般不良。

狼疮肾炎

狼疮肾炎是系统性红斑狼疮（SLE）一种常见而严重的并发症，在非洲裔美国女性青少年中最为严重。30%～50%的患者在诊断时就有肾病的临床表现，60%的成人及80%儿童在病程中发生肾病变。狼疮肾炎是循环免疫复合物沉积的结果，激活补体瀑布反应导致补体介导损伤、白细胞浸润、促凝血因子激活及多种细胞因子释放。肾小球结合核抗原，尤其是坏死性核小体，接着形成原位免疫复合物在肾损伤中也起作用。少数患者中抗磷脂抗体的出现也可能引发血栓性微血管病。

临床表现、病程及狼疮肾炎的治疗与肾病理改变紧密相关。肾病最常见的临床征象是蛋白尿，但血尿、高血压、不同程度肾衰竭和活动性尿沉渣伴红细胞管型都可能出现。尽管在尿液分析无明显异常的患者中肾活检能发现有意义的肾病理改变，然而大部分肾内科医生直到确定尿液分析异常的时候才给患者做肾活检。狼疮肾外表现对于确定系统性狼疮诊断很重要，因为血清学异常在狼疮肾炎中常见，并不能确定诊断。可固定补体的抗dsDNA抗体与肾病表现最为相关。低补体血症在活动性狼疮肾炎患者中常见（70%～90%），而补体水平的下降预示着复发。尽管我们正在鉴定狼疮肾炎的尿液生物学标志用以协助预测肾复发，但肾活检仍是辨别狼疮肾炎各种形态学改变唯一可靠的方法。

世界卫生组织（WHO）工作组在1974年第一次概括了狼疮相关性肾小球损伤的若干独特类型；这些类型在1982年修订。在2004年国际肾脏病协会联合肾脏病理学会又一次更新了病理分类。活检可见病变的最新分类版本（表7-3）能够最好地确定临床病理相关性，提供有价值的预后信息，形成现代治疗建议的基础。Ⅰ型肾炎描述经任何方法观察都是正常肾小球组织形态或光镜正常伴免疫荧光或电镜下轻微系膜沉积。Ⅱ型定义为系膜免疫复合物伴系膜增生。Ⅰ型和Ⅱ型典型地与轻微肾表现及正常肾功能相关；肾病综合征罕见。病变局限于肾系膜区的患者预后好，而且一般不需要治疗狼疮肾炎。

表7-3 狼疮肾炎病理分类

Ⅰ型	轻微系膜	组织学正常伴系膜沉积
Ⅱ型	系膜增生	系膜细胞增生伴系膜基质增宽
Ⅲ型	局灶肾炎	局灶性毛细血管内±毛细血管外增生伴局灶内皮下免疫沉积及中度系膜增宽
Ⅳ型	弥漫肾炎	弥漫性毛细血管内±毛细血管外增生伴弥漫内皮下免疫沉积及系膜改变
Ⅴ型	膜性肾炎	基底膜增厚伴弥漫上皮下免疫沉积；可与Ⅲ型或Ⅳ型病变同时出现，有时称为混合型膜性增殖性肾炎
Ⅵ型	硬化肾炎	接近所有肾小球毛细血管袢球性硬化

注释：国际肾脏病协会-肾脏病理学会工作组2004年修订

Ⅲ～Ⅴ型狼疮肾炎出现进展性增殖病变，因此狼疮肾炎患者可表现为急性肾炎综合征。Ⅲ型描述局灶病变伴增生或瘢痕，通常只累及部分肾小球。Ⅲ型病程差异最大。高血压、活动性尿沉渣及蛋白尿常见，而肾病综合征范围内的蛋白尿见于25%～33%的患者。25%患者出现血清肌酐升高。轻度增生累及小比例肾小球的患者对单用激素治疗敏感，小于5%在5年内进展到肾衰竭。重度增生累及较大比例肾小球患者的预后明显较差且缓解率较低。那些患者的治疗与Ⅳ型病变一致。许多肾内科医生简单地认为Ⅲ型病变是Ⅳ型病变的早期表现。其他人认为Ⅲ型是一种需要积极治疗的孤立病变。Ⅳ型描述球性、弥漫增生病变累及绝大多数肾小球。Ⅳ病变的患者通常有高抗DNA抗体滴度、低血清补体、血尿、红细胞管型、蛋白尿、高血压及肾功能下降；50%的患者有肾病范围的蛋白尿。活检为新月体的患者通常有迅速进展的肾功能下降。若不治疗，这种侵袭性病变肾预后最差。然而，如果达到缓解［定义为肾功能恢复到接近正常及蛋白尿≤330mg/（dl·d）］，肾结局是极好的。现有证据建议使用大剂量激素联合环磷酰胺或吗替麦考酚酯2～6个月诱导缓解，继以维持性治疗使用低剂量激素联合吗替麦考酚酯或硫唑嘌呤，并权衡好成功缓解的可能性与治疗副作用。静脉使用大剂量甲泼尼龙与口服泼尼松相比，每月一次静脉使用环磷酰胺与每日口服环磷酰胺，或其他免疫抑制剂如环孢素、他克莫司、利妥昔单抗或贝利母单抗相比，意见尚未统一。肾内科医生倾向于对未行卵子或精子冷冻的育龄期患者避免长时间使用环磷酰胺。

Ⅴ型病变描述上皮下免疫沉积产生膜性病变；Ⅴ型的一种亚型与增生性病变相关，有时被称为膜型与增殖型混合病变；这一类型的损伤应与Ⅳ型肾小球肾炎治疗相似。60%的患者表现肾病综合征或较少量的蛋白尿。Ⅴ型狼疮肾炎患者，与特发性膜性肾病患者相似，有肾静脉血栓及其他血栓并发症的倾向。少数Ⅴ型患者出现高血压及肾功能损伤。Ⅴ型患者临床病程、预后及适当的治疗都存在矛盾，可能反映了这类患者的异质性。重度肾病综合征、血清肌酐上升和病情进展的患者将可能从激素联合其他免疫抑制剂的治疗中获益。使用肾素-血管紧张素系统抑制剂治疗也能减少蛋白尿。抗磷脂抗体出现在狼疮中可导致肾小球微血栓，将近20%的狼疮肾炎患者在病程中合并抗磷脂抗体阳性。即使经抗凝治疗肾预后仍较差。

以上任意一种病变的患者也可能转换为另一种病变；因此患者常常需要再评估，包括重复肾活检。Ⅵ型病变狼疮肾炎患者有超过90%肾小球硬化，终末期肾病（ESRD）伴间质纤维化。总体来说，接近20%狼疮肾炎患者将达到终末期肾病，需要透析或肾移植。一旦发生肾衰竭，系统性狼疮倾向于静止，可能是由于尿毒症的免疫抑制作用。然而，狼疮肾炎患者与普通人群相比死亡率明显上升。狼疮导致肾衰竭而进行肾移植通常在病变不活动近6个月后进行，可使移植肾存活率与因其他原因移植的患者相似。

抗肾小球基底膜病

产生直接对抗肾小球基底膜抗原自身抗体的患者时常发生一种肾小球肾炎，称之为抗肾小球基底膜病（抗-GBM病）。当出现肺出血合并肾小球肾炎时，他们患一种肺-肾综合征，称之为Goodpasture综合征。这种自身免疫性疾病的目标表面抗原存在于Ⅳ型胶原α3 NC1区四级结构中。的确，抗-GBM病可被看成是一种自身免疫的"异构体病"，包含α345NC1六聚体四级结构的改变。MHC-限制性T细胞开始了自身抗体反应，因为人类对这一四级结构产生的表面抗原不耐受。表面抗原正常情况下隐藏在Ⅳ型胶原六聚体内，可由于感染、吸烟、氧化或溶解而暴露。Goodpasture综合征出现在两个年龄层：年轻男性患者将近三十岁及男女性六七十岁。年轻患者起病通常呈暴发性，伴随咯血、血红蛋白突降、发热、呼吸困难及血尿。咯血很大程度上局限在吸烟的患者，而总体来说，出现肺出血的患者较长期无症状性肾损伤的老年人群预后好；出现少尿往往与尤其严重的结局相关。进行紧急肾活检以确定诊断、评价预后是很重要的。典型的肾活检显示局灶或节段性坏死，继而伴细胞增生导致的侵袭性毛细血管网破坏，鲍曼囊中新月体形成。随着这些病变进展，出现间质性肾炎伴纤维化与肾小球萎缩并存。

肾活检可见抗-GBM抗体及补体的存在，呈IgG（少数IgA）染色的线性免疫荧光。血清抗-GBM抗体检测中，只将Ⅳ型胶原α3 NC1区作为目标抗原尤其重要。这是因为对抗α1 NC1区的非肾炎性抗体可见于副癌综合征，而不能被使用全部基底膜片段作为结合目标抗原的检测所区分的。10%～15%Goodpasture综合征患者血清中有对抗髓过氧化物酶的ANCA抗体。这部分患者则有血管炎相关的变异，对治疗的反应和预后好得惊人。如果出现下列情况则预后较差：肾活检示新月体＞50%伴进展的纤维化；血清肌酐＞5～6mg/dl；出现少尿；或需要紧急透析。大多数这类患者对血浆置换与激素没有反应。对肾衰竭进展的略血患者，仍应该治疗肺出血，因为其对血浆置换有反应，且可能被挽救生命。较不严重的患者通常在8~10次血浆置换联合前2周口服泼尼松及环磷酰胺后，对治疗有反应。可以行肾移植，但因存在复发的风险，经验性建议患者应等到6个月后且血清抗体转阴时再进行。

IgA 肾病

Berger首次描述这一类肾小球肾炎，现称之为IgA肾病。经典的IgA肾病以发作性血尿伴系膜区IgA沉积为特征。IgA肾病是全世界最常见的肾小球肾炎类型之一。男性多发，发病高峰在20~40岁，家族聚集少见。IgA肾病患病率有地区差异，30%在亚洲及太平洋沿岸分布，20%在南欧，相比之下北欧及北美患病率明显较低。起先有假设认为检测方法的差异在某种程度上导致地区差异。随着肾内科临床实践日趋统一，这一患病率上的差异更可能反映的是人种间的真正不同。

IgA肾病主要是一种散发疾病，但疾病易感性被发现有以地区及"混杂效应"存在为基础的遗传成分。家族性IgA肾病在意大利北部及肯塔基州东部常见。尚未发现单一致病基因。临床及实验室证据提示过敏性紫癜与IgA肾病存在相似性。临床上，过敏性紫癜通过突出的系统性症状、年龄较轻（<20岁）、前驱感染及腹痛与IgA肾病相鉴别。肾小球系膜区IgA沉积也可见于多种系统性疾病，包括慢性肝病、克罗恩病、胃肠腺癌、慢性支气管扩张、特发性间质性肺炎、疱疹样皮炎、蕈样真菌病、麻风病、强直性脊柱炎、复发性多软骨炎及干燥综合征。这些疾病IgA沉积通常不伴随临床意义的肾小球炎症反应或肾功能不全，因此不称其为IgA肾病。

IgA肾病是一种免疫复合物介导的肾小球肾炎，定义为出现弥漫系膜IgA沉积常伴系膜细胞增生（肾小球结构示意图7-2）。IgM、IgG、C3或免疫球蛋白轻链可与IgA共分布。沉积在系膜区典型的IgA为聚合体，是IgA1亚型，其发病学意义尚未明确。已经发现：浆细胞IgA生成异常，尤其是分泌型IgA；主要依赖肝的IgA清除异常；系膜区IgA清除与IgA受体异常；生长因子与细胞发生异常反应。然而，IgA铰链区O-糖基化异常似乎是目前散发性IgA肾病最好的解释。尽管血清IgA水平升高见于20%~50%的患者，皮肤活检IgA沉积见于15%~55%的患者，或分泌型IgA及IgA-纤连蛋白复合物水平增加，肾活检对于确认诊断是必需的。虽然在适当临床表现背景下，肾活检示IgA免疫荧光沉积可确定IgA肾病，但是光镜下仍可见各种组织学病变，包括DPGN、节段硬化和少见的节段坏死伴典型表现为RPGN的细胞性新月体形成。

IgA肾病最常见的两个临床表现是上呼吸道感染过程中或感染后立即出现反复发作性肉眼血尿伴蛋白尿，或持续性无症状镜下血尿。肾病综合征不常见。蛋白尿可在病程晚期首先出现。极少患者出现急性肾衰竭及临床上呈急进性进展。IgA肾病对于大多数患者来说是一种良性的疾病，且5%~30%的患者能达到完全缓解，其他患者可有血尿但肾功能正常。有侵袭性疾病的少数患者，进展是缓慢的，仅在25%~30%的IgA肾病患者中20~25年内能见到肾衰竭。这种风险在不同人群中差异较大。总体而言，目前确认肾功能损失的危险因素仅能解释不足50%的结局变异，但包括出现高血压或蛋白尿、无发作性肉眼血尿、男性、老年发病、肾活检广泛肾小球硬化或间质纤维化。大样本人群的若干分析发现持续性蛋白尿≥6个月对不良肾预后预测价值最高。

最佳治疗尚无统一意见。纳入多种肾小球疾病的大型研究与只纳入IgA肾病的小型研究都支持在蛋白尿或肾功能下降患者中使用血管紧张素转化酶抑制剂（ACEI）。扁桃体摘除术、激素治疗及鱼油在IgA肾病小样本研究中也发现对患者有益。当表现为RPGN时，典型的患者会获得激素、细胞毒性药物及血浆置换治疗。

ANCA 小血管炎

这部分患者有小血管炎（细动脉、毛细血管及静

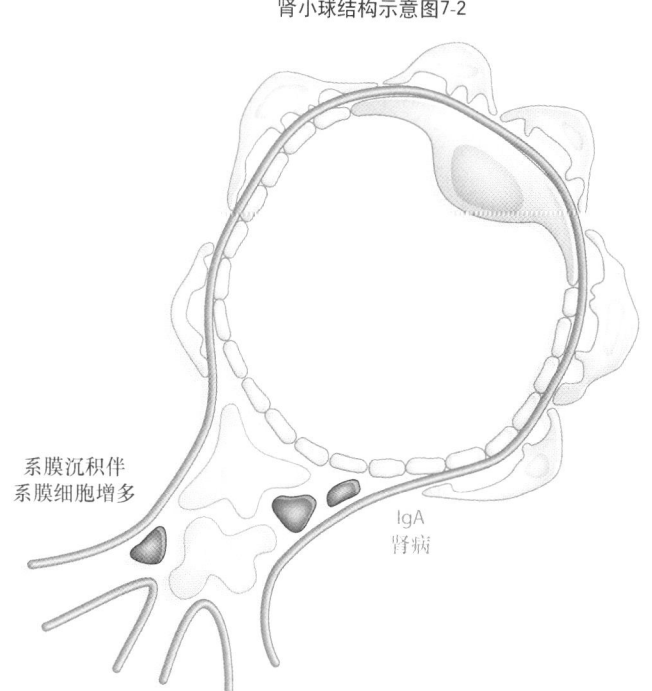

肾小球结构示意图7-2

系膜沉积伴系膜细胞增多

IgA肾病

脉；小动脉少见）合并肾小球肾炎的患者血清 ANCA 阳性；抗体有两种类型，抗蛋白酶3（PR3）或抗髓过氧化物酶（MPO）；Lamp-2抗体在实验中作为潜在致病抗体也被报道。ANCA 在 T 细胞、活性白细胞及单个核细胞的帮助下产生，共同损伤小血管壁。内皮损伤也吸引更多白细胞，扩大炎症反应。多血管炎性肉芽肿、显微镜下多血管炎及 Churg-Strauss 综合征属于这组疾病，因为它们的 ANCA 阳性，有肾小球肾炎伴小血管和肾小球毛细血管网寡免疫复合物沉积。三种中任意一种疾病的患者可能都有以上血清抗体，但抗 PR3 抗体在多血管炎性肉芽肿较常见，而抗 MPO 抗体在显微镜下多血管炎及 Churg-Strauss 综合征较常见。尽管各疾病有一些特有的临床特征，但大多数特征都不能预测复发或进展，总体而言，这些疾病的治疗方法一致。因为不治疗死亡率高，几乎所有患者都得到紧急治疗。诱导治疗通常包括联合血浆置换、甲泼尼龙及环磷酰胺。每月静脉"冲击"环磷酰胺诱导 ANCA 相关性血管炎缓解与每日口服环磷酰胺疗效相似，但可能增加复发。在急性炎症减轻后激素逐步减量，而患者维持治疗使用环磷酰胺或硫唑嘌呤1年以减少复发风险。使用吗替麦考酚酯或利妥昔有益尚未被证实。

多血管炎性肉芽肿 这种疾病患者的经典表现为：发热、脓涕、鼻溃疡、鼻窦疼痛、多关节痛或关节炎、咳嗽、咯血、气短、镜下血尿及 0.5g/24h～1g/24h 的蛋白尿；偶尔出现皮肤紫癜及多发性单神经炎。表现无肾受累说明肉芽肿局限于多关节炎，尽管部分患者将来会表现肾损伤迹象。胸部 X 线常发现结节及持续性浸润，有时可见空腔。累及组织活检将显示小血管炎及邻近非干酪样肉芽肿。疾病活动时肾活检示节段坏死性肾小球肾炎无免疫沉积。这一疾病更常见于暴露于二氧化硅尘及 PR3 抑制剂 α1-胰蛋白酶缺乏的患者。取得缓解后复发常见，多血管炎性肉芽肿的患者较其他 ANCA 相关性血管炎患者更为常见，需要积极随访监测。尽管不治疗死亡率高得无法接受，但对于患者来说，特别是老年患者在治疗的第一年最大的威胁来自于治疗带来的副反应，而不是活动的血管炎。

显微镜下多血管炎 临床上，这类患者与多血管炎性肉芽肿患者表现相似，但这类患者极少有重要的肺部疾病或破坏性鼻窦炎。鉴别依赖活检，显微镜下多血管炎中的血管炎不伴有肉芽肿。也有些患者损伤可局限于毛细血管和静脉。

Churg-Strauss 综合征 当小血管炎合并外周血嗜酸性粒细胞增多、皮肤紫癜、单神经炎、哮喘及过敏性鼻炎时，考虑诊断为 Churg-Strauss 综合征。高 γ 球蛋白血症、血清 IgE 水平升高或出现类风湿因子有时是伴随过敏状态的。肺部炎症，包括短暂的咳嗽及肺部浸润，常早于疾病系统性表现几年出现；极少肺部无表现。1/3 患者有渗出性的胸腔积液，积液中可见嗜酸性粒细胞。小血管血管炎及局灶节段坏死性肾小球肾炎在肾活检中能看到，通常无嗜酸性粒细胞或肉芽肿。Churg-Strauss 综合征的病因是自身免疫异常，然而始动因素不明。

膜增生性肾小球肾炎

膜增生性肾小球肾炎（MPGN）有时被称为系膜毛细血管性肾小球肾炎或叶性肾小球肾炎。MPGN 是一种免疫介导的肾小球肾炎，以 GBM 增厚伴系膜增生性改变为特征；70% 的患者有低补体血症。MPGN 在非裔美国人少见，特发性疾病通常发生在儿童或青年。MPGN 按病理分为 Ⅰ 型、Ⅱ 型、Ⅲ 型。Ⅰ 型 MPGN 常见于与持续丙肝病毒感染、自身免疫性疾病（如狼疮或冷球蛋白血症）或肿瘤性疾病有关（表7-4）。Ⅱ 型与 Ⅲ 型 MPGN 通常为特发性，除了补体 H 因子缺乏的患者，出现 C3 肾炎因子和（或）部分脂质代谢异常导致 Ⅱ 型疾病，或补体受体缺乏导致 Ⅲ 型疾病。有提议将 MPGN 再分为免疫球蛋白介导疾病（补体经典途径）及非免疫球蛋白介导疾病（补体旁路途径）。

Ⅰ 型 MPGN 是三种 MPGN 中增殖最明显的，肾活检病理可见系膜增生，肾小球呈分叶样改变，增生的系膜向邻近的毛细血管壁的内皮细胞与基底膜之间的间隙插入，形成双轨征（double contour），有时也称之为车轨征（tram-tracking）（肾小球结构示意图7-3）。典型

表7-4　膜增生性肾小球肾炎

Ⅰ型（最常见）
原发性
亚急性细菌感染性心内膜炎
系统性红斑狼疮
丙型肝炎±冷球蛋白血症
混合型冷球蛋白血症
乙型肝炎
恶性肿瘤：肺癌、乳腺癌、卵巢癌（生殖细胞肿瘤）
Ⅱ型（致密物沉积病）
原发性
C3 肾炎因子相关（C3NeF）
局部脂肪代谢障碍
Ⅲ型
原发性
补体受体功能障碍

表现为内皮下沉积物伴血浆 C3 水平下降，但也有 50% 的患者 C3 水平正常，并偶可见系膜内沉积物。低补体血症且基底膜增厚密度增大，大量致密物及 C3 呈缎带样沉积于基底膜是 II 型 MPGN 的特征，故也称之为致密物沉积病。典型的病理改变可见多数肾小球形成分叶；系膜内沉积物比较少见，一般无内皮下沉积物。III 型 MPGN 增生较另两型 MPGN 轻，且多数为局灶增生；系膜插入较少见，基底膜节段性增厚，伴有断裂和分层，GBM 增厚处可见内皮下致密物沉积。

I 型 MPGN 继发于循环免疫复合物在肾小球的沉积或肾小球原位免疫复合物的形成。II 型及 III 型 MPGN 的形成可能与"肾炎因子"有关。肾炎因子是一种自身抗体，它可以稳定 C3 转换酶使其激活血浆中的 C3。获得性或先天性补体旁路途径异常也可引起 MPGN。MPGN 患者可出现蛋白尿、血尿和脓尿（30%）。疲劳及全身不适感常见于儿童及 I 型 MPGN；有高达 25% 的 MPGN 患者表现为 RPGN 的急性肾改变，并出现肾功能迅速恶化。血浆补体低也比较常见。大约 15% 的 MPGN 患者在发病 10 年后发展成 ESRD，90% 的患者 20 年后可出现肾功能不全。表现为肾炎综合征，或是出现高血压、肾功能不全的患者，预后较差。如患者出现蛋白尿，慎重使用肾素-血管紧张素系统抑制剂。双嘧达莫、香豆素类（华法林）、环磷酰胺用于 MPGN 治疗的证据尚不充分。但现有一些证据支持激素治疗原发性 MPGN，特别是治疗儿童 MPGN，血浆置换及其他的免疫抑制剂治疗的有效性也有相关报道。如果已明确患者存在补体通路异常，理论上可使用依库里单抗（eculizumab）治疗，但暂无证据表明患者可从中获益。对于继发性 MPGN，治疗其相关的感染、自身免疫性疾病和肿瘤对改善病情有明确的效果。比如用干扰素及利巴韦林可以有效减少病毒复制。随着病程的延长，所有的原发肾病都有可能在移植肾中再现，但是 MPGN 患者接受肾移植后不仅有可能在移植肾中再次出现膜增殖性肾小球肾炎的改变，还有可能引起移植肾的功能下降。

系膜增生性肾小球肾炎

系膜增生性肾小球肾炎以系膜区增宽为特征，可合并系膜细胞增多；毛细血管壁变薄及系膜免疫沉积。临床上，系膜增生性肾小球肾炎表现为不同程度的蛋白尿，常合并血尿。系膜增生性肾小球肾炎见于 IgA 肾病、疟疾、感染后肾小球肾炎及 II 型狼疮肾炎，上述疾病肾病理都具有相似的组织学表现。排除继发因素，少于 15% 肾组织活检诊断为原发性系膜增生性肾小球肾炎。作为一个免疫介导的肾病，合并 IgM、C1q 和 C3 沉积，临床进程多变。单纯血尿的患者预后较好，而大量蛋白尿的患者有时会进展到肾衰竭。治疗上意见不一，但有临床报道显示肾素-血管紧张素系统抑制剂、激素及细胞毒性药物可能有效。

肾病综合征

肾病综合征以大量蛋白尿、轻度血尿、低蛋白血症、高胆固醇血症、水肿、高血压为主要临床表现。如果未予诊治，疾病进展将出现 GFR 下降进而导致肾衰竭的发生。许多研究表明，24h 尿蛋白定量与 GFR 下降速率成正比。

以下是针对不同病因的肾病综合征的治疗。总体上，所有继发于肾病综合征的高胆固醇血症患者应接受降脂治疗，主要考虑高胆固醇血症潜在的心血管风险。建议合理使用利尿剂治疗水、钠潴留导致的水肿，同时应注意避免造成血容量不足。高凝状态相关的血栓并发症使用抗凝剂治疗。血浆结合蛋白的丢失，比如甲状腺激素结合球蛋白，可造成相关功能指标的异常。最后，蛋白尿本身可加重肾损伤，抑制肾素-血管紧张素系统可减少蛋白尿。

肾小球微小病变

肾小球微小病变（MCD），又被称为"轻微病变"，占儿童肾病综合征的 70%~90%，成人肾病综合征的 10%~15%。MCD 通常被认为是原发性肾病，但也可见于霍奇金病、过敏、使用非甾体消炎药等情

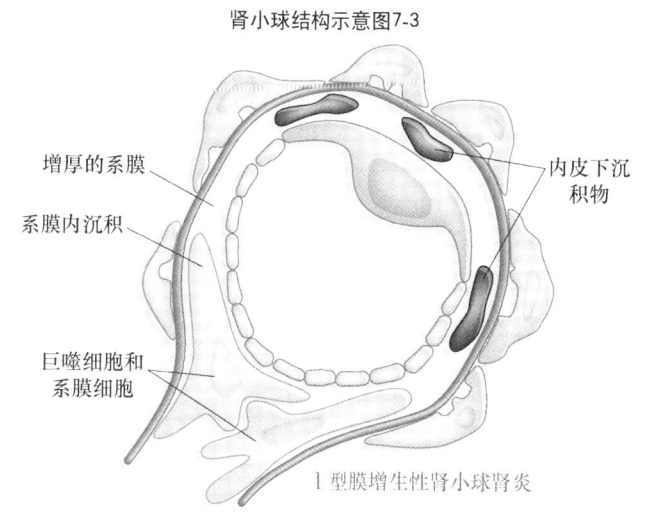

肾小球结构示意图 7-3

I 型膜增生性肾小球肾炎

况；合并间质性肾炎时考虑使用非甾体类药物导致患病的可能性大。MCD肾病理在光镜下表现为肾小球病变轻微，免疫荧光染色阴性，偶尔可见少量IgM在系膜区沉积（肾小球结构示意图7-4）。电镜下可见足突融合，提示足细胞异常导致滤过膜功能受损。病理生理机制至今不明。大部分学者认为T细胞应答相关循环细胞因子改变了毛细血管电荷，并破坏了足细胞结构的完整性。细胞因子介导的免疫损伤机制并无直接证据支持，理论的提出基于前驱过敏史、病毒感染时的细胞免疫的改变以及激素治疗缓解率高等间接证据。

MCD临床表现为突发性水肿、尿沉渣中无细胞成分的肾病综合征。24h尿蛋白定量平均10g伴严重低蛋白血症。较为少见的临床特征包括高血压（见于30%的儿童患者，50%的成人患者）、镜下血尿（见于20%的儿童患者，33%的成人患者）、过敏症状（见于40%的儿童患者，30%成人患者）、肾功能减退（<5%儿童患者，30%的成人患者）。成人急性肾衰竭在血浆白蛋白低合并肾间质水肿的患者中更为常见，这部分患者对静脉补充白蛋白及利尿剂的治疗反应性好。临床上需要与继发于低血容量的急性肾衰竭相鉴别。还可出现急性肾小管坏死和间质炎症。在儿童，主要为选择性蛋白尿，即尿蛋白成分以白蛋白为主，大分子蛋白的量很少。接受糖皮质激素治疗的儿童中约30%可自发缓解；只有当激素治疗无效时需要肾穿刺活检明确病理诊断。激素敏感型是指激素治疗单次疗程后即可达到临床缓解（24h尿蛋白＜0.2mg）；激素依赖型是指最初缓解后，激素减量过程中复发者。频繁复发型是指最初缓解后，激素减量过程中，6个月内复发次数≥2次；激素抵抗型是指对激素治疗无反应。成人患者在激素治疗4个月后无反应才考虑为激素抵抗。90%～95%的儿童患者在激素治疗8周后达到完全缓解，但成人患者在激素治疗20～24周后才达到80%～85%的完全缓解率。激素抵抗型患者重复肾活检的病理类型可能为FSGS。一些学者认为如果初次肾活检的取样部位不能深达皮髓质交接区，可能造成FSGS的漏诊。

70%～75%的儿童患者在初次缓解后出现复发，早期复发和大量蛋白尿提示此后多次复发的可能。复发的频次在青春期后减少。激素减量过快增加复发的风险。成人患者较少出现复发，但一旦复发，治疗反应性不佳。泼尼松作为一线治疗药物，每日或隔日口服。频繁复发、激素依赖和激素抵抗的患者在激素治疗的基础上需加用免疫抑制剂治疗，包括环磷酰胺、苯丁酸氮芥、霉酚酸酯。环孢素可诱导缓解，但停药后易复发。合并急性肾衰竭或激素抵抗的成人患者远期预后不良。

局灶节段性肾小球硬化

局灶节段性肾小球硬化（FSGS）以肾小球节段性硬化为病理特征，临床以蛋白尿为主要表现。在排除继发性病因（表7-5）的基础上可考虑特发性FSGS的可能。FSGS发病率呈现上升趋势，目前约占成人肾病综合征的1/3，非洲裔美洲人群的患病率可高达50%。FSGS发病机制多样，包括T细胞介导的循环渗透因子的产生、可溶性尿激酶受体水平升高、TGF-β介导的

表7-5　局灶节段性肾小球硬化病因

原发性局灶节段性肾小球硬化
继发性局灶节段性肾小球硬化
　病毒：HIV/乙肝病毒/细小病毒
　高血压肾病
反流性肾病
脂肪栓塞
药物：海洛因/镇痛药/帕米膦酸钠
寡肾小球巨大症
肾发育不全
Alport综合征
镰状细胞性贫血
淋巴瘤
放射性肾炎
遗传性足细胞病
　NPHS1 突变/nephrin
　NPHS2 突变/podocin
　TRPC6 突变/阳离子通道
　ACTN4 突变/actinin
　α-半乳糖苷酶A缺乏/Fabry病
　唾液酸水解酶缺乏/肾唾液酸沉积病

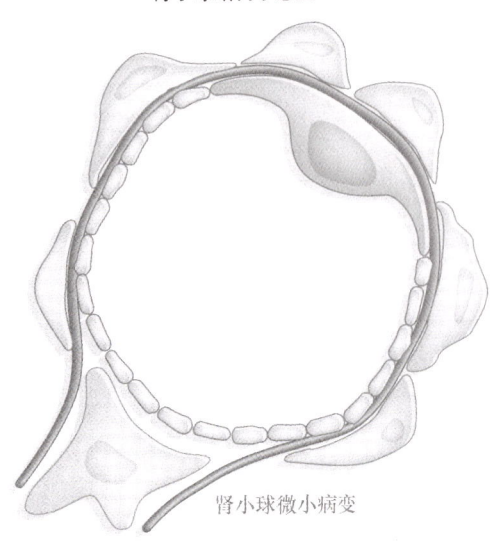

肾小球结构示意图7-4

肾小球微小病变

细胞和基质增多、足细胞异常相关的基因突变。伴或不伴HIV染的非洲裔美国FSGS患者存在载脂蛋白L1的编码基因APOL1位点的基因多态性。

位于皮髓质交接区肾小球的FSGS病理改变最显著，如果肾活检取材于表浅的皮质区，可能导致FSGS的漏诊，从而误诊为MCD。除了局灶节段性瘢痕形成以外，其他病理类型包括：细胞型，以内皮细胞增生和大量蛋白尿为特征；塌陷型，以节段或球性肾小球毛细血管襻塌陷、肾功能快速恶化为特征；门周型；顶端型，通常认为预后良好（肾小球结构示意图7-5）。

FSGS可表现为血尿、高血压、不同程度蛋白尿及肾功能不全。尿蛋白>3.5g/d、非洲裔美国人、肾功能不全与不良预后相关，其中约50%患者6～8年内进展为肾衰竭。FSGS自发缓解罕见，但通过治疗使蛋白尿得到缓解可显著改善预后。原发性FSGS的治疗应包括肾素-血管紧张素系统抑制剂。回顾性研究结果显示，肾病范围蛋白尿的患者长疗程激素治疗后的治疗反应性远不及MCD患者。激素治疗6～9个月的患者中只有20%～45%的蛋白尿达到缓解。有限的临床证据表明激素治疗有效的患者加用环孢素可提高缓解率。停用环孢素后可频繁出现复发，环孢素本身也具有肾毒性，加重肾功能损伤。其他免疫抑制剂应用于FSGS的疗效尚未得到肯定。原发性FSGS患者肾移植后的复发率为25%～40%，其中一半的患者出现移植后失功。继发性FSGS的治疗包括病因治疗和减轻蛋白尿。继发性FSGS使用FSGS或免疫抑制剂无效。

膜性肾病

膜性肾小球肾炎（MGN），又被称为膜性肾病，约占成人肾病综合征的30%，30～50岁为发病高峰，男女比例2:1。儿童少见，为老年肾病综合征患者最常见的病因。25%～30%的MGN与恶性肿瘤（乳腺、肺、结肠的实体瘤）、感染（乙肝病毒、疟疾、血吸虫病）、风湿性疾病（如狼疮）或少见的风湿性关节炎相关（表7-6）。

肾活检光镜下可见外周毛细血管基底膜均匀增厚；需要同糖尿病肾病和淀粉样变肾病相鉴别（肾小球结构示意图7-6）。免疫荧光显示颗粒状IgG和C3弥漫沉积于肾小球，电镜下可见典型的电子致密物在上皮下沉积。伴随疾病的进展其病理改变可分为5期（Ⅰ～Ⅴ），一些研究表明肾小管萎缩或间质纤维化的

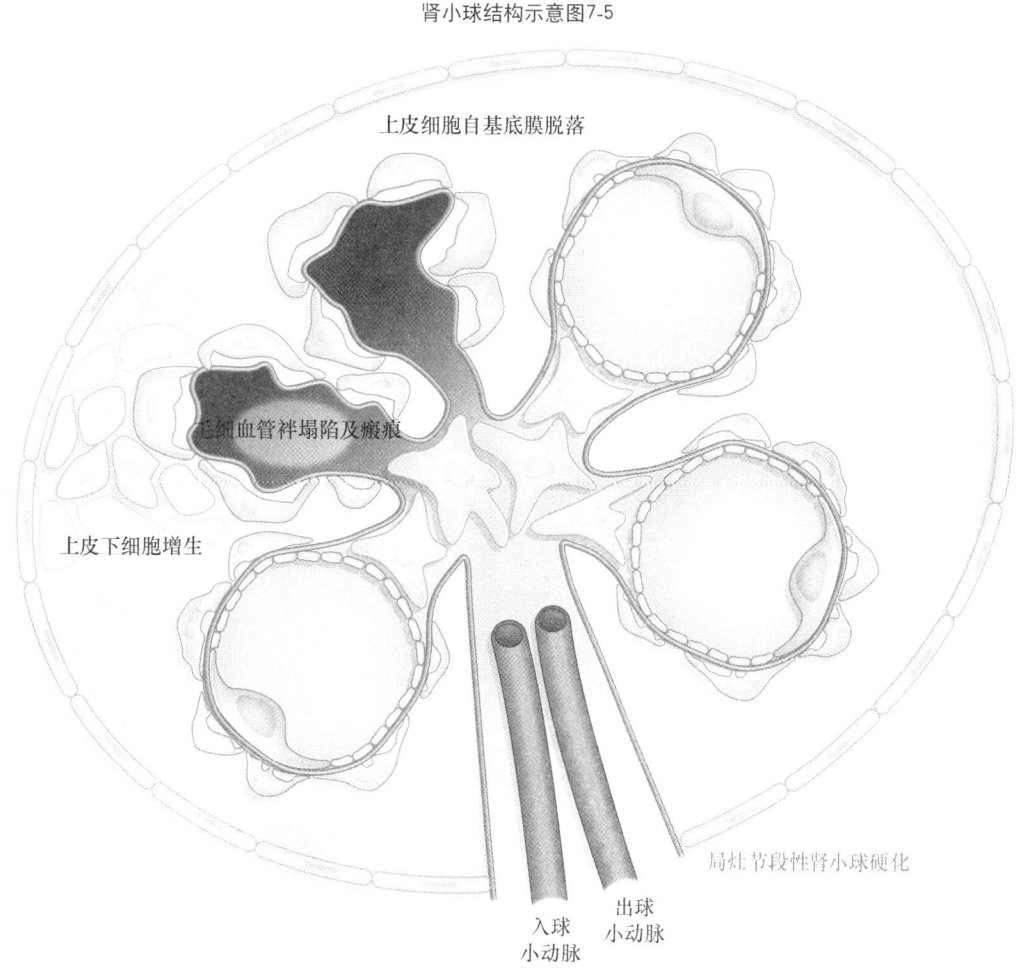

肾小球结构示意图7-5

程度比肾小球的病变更能预测预后。内皮下沉积物或内皮管网状包涵体的出现考虑膜性狼疮肾炎的可能性大，其出现可能先于狼疮肾外表现。Heyman 肾炎模型通过诱发大鼠产生针对足细胞膜蛋白 megalin 受体相关蛋白的抗体，并形成原位免疫复合物，从而构建出 MGN 的动物模型。然而人类的肾小球足细胞未发现这种 megalin 受体相关抗原。足细胞表达的中性内肽酶被认为是新生儿膜性肾病的致病抗原，其母体缺乏中性内肽酶，产生的针对胎儿的抗中性内肽酶的特异性抗体通过胎盘进入胎儿体内，与胎儿足细胞表达的中性内肽酶抗原反应形成免疫复合物而致病。大多数成人特发性膜性肾病患者存在抗 M 型磷脂酶 A2 受体（PLA₂R）的抗体，与足细胞上的构象型抗原表位结合形成原位免疫复合物。自身抗体的水平与 MGN 严重程度成正比，其他肾病及继发性膜性肾病不存在此种自身抗体。80%的膜性肾病患者表现为肾病综合征及非选择性蛋白尿。镜下血尿较常见，但比 IgA 肾病及 FSGS 患者少。20%～30%的患者出现肾病综合征数年后可自发缓解，治疗方案的抉择也因此变得困难。1/3 患者可出现反复出现肾病综合征复发，但肾功能正常；而另有约 1/3 的患者最终发展为肾衰竭或是死于肾病综合征的并发症。男性患者、年长者、伴有高血压或是持续性蛋白尿者预后较差。尽管血栓性并发症在所有肾病综合征都比较常见，但研究发现 MGN 发生肾静脉血栓、肺栓塞、深静脉血栓的风险最高。预防性抗凝治疗仍存有争议，但推荐对有大量或是持续蛋白尿且无出血风险的患者进行预防性抗凝治疗。

除了治疗水肿之外，也建议积极治疗血脂异常、高血压和使用肾素-血管紧张素抑制剂。原发性 MGN 和持续性蛋白尿（＞3.0g/24h）也可使用免疫抑制剂治疗。虽然对具体选择何种免疫抑制剂用于治疗仍存争

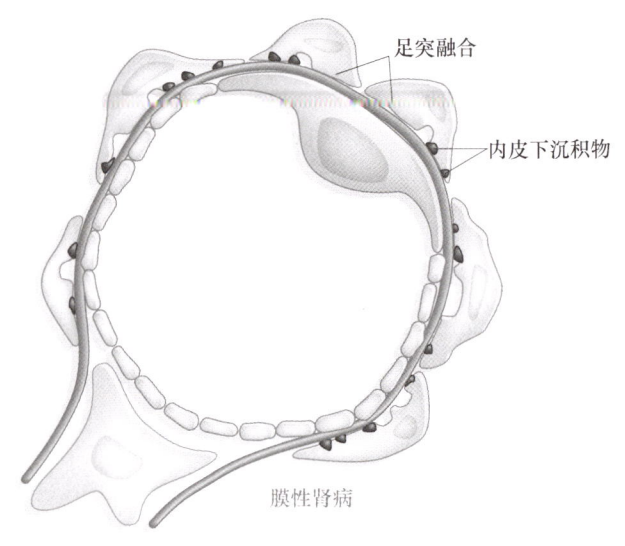

肾小球结构示意图 7-6
足突融合
内皮下沉积物
膜性肾病

议，但目前推荐使用激素联合环磷酰胺、苯丁酸氮芥、麦考酚吗乙酯或是环孢素治疗。对免疫抑制治疗后复发或是无反应的患者，利妥昔单抗——一种抗 B 细胞 CD20 的抗体，或合成促肾上腺皮质激素可能有效。

糖尿病肾病

糖尿肾病是美国慢性肾衰竭最常见的病因，占肾替代治疗患者的 45%，并迅速地成为全球性问题。糖尿病肾病患者数的戏剧性增长反映肥胖症、代谢综合征及 2 型糖尿病更加流行。约 40%的 1 型糖尿病或 2 型糖尿病患者出现糖尿病肾病，但是因为 2 型糖尿病的患病率远远高于 1 型糖尿病，所以绝大多数的糖尿病肾病是由 2 型糖尿病所致。非裔美国人、印第安人、波利尼西亚人及毛利人糖尿病肾损伤更常见。糖尿病患者发展为糖尿病肾病的危险因素包括高血糖、高血压、血脂异常、抽烟、糖尿病肾病家族史及影响肾素-血管紧张素-醛固酮轴活性的基因多态性异常。

糖尿病临床发病 1～2 年后，肾即可出现形态学改变。GBM 增厚是提示糖尿病的敏感指标，但其与真正意义上的糖尿病肾病相关性差。硫酸化乙酰基团是形成带负电荷滤过屏障的关键物质，随着其大量丢失，GBM 的组成也发生了极大的变化。这种改变使得从血浆过滤到尿液中的蛋白（尤其是带负电的白蛋白）增多。细胞外基质大量累积导致系膜区增宽，而这种病理改变与糖尿病肾病的临床症状密切相关。部分患者会出现嗜酸性的、PAS 染色阳性的结节，名为结节性肾小球硬化或是 Kimmelstiel-wilson 结节（K-W 结节）。免疫荧光染色常可见非特异性 IgG 沉积（有时呈线状沉积），电镜补充染色无免疫沉积物。血管病变主要是玻璃样变及高血压性动脉硬化及小管间质改变。1 型糖尿

表 7-6 膜性肾病

原发性/自发性膜性肾病

继发性膜性肾病

感染：乙型及丙型肝炎，梅毒、疟疾、血吸虫病、麻风病、丝虫病

恶性肿瘤：乳腺癌、结肠癌、肺癌、胃癌、肾癌、食管癌、神经母细胞瘤

药物：金制剂、汞、青霉胺类、非甾体消炎药、丙磺舒

自身免疫性疾病：系统性红斑狼疮、风湿性关节炎、原发性胆管硬化、疱疹样皮炎、大疱性类天疱疮、重症肌无力、干燥综合征、桥本氏甲状腺炎

其他系统疾病：范科尼贫血、镰状细胞贫血、糖尿病、克罗恩病、类肉状瘤病、吉兰-巴雷（格林-巴利）综合征、结节性脂膜炎（weber-christian disease）、血管滤泡性淋巴结增生

病和 2 型糖尿病患者的肾活检结果相似,难以分辨。

这些病理改变是一系列因素影响的结果。多条证据支持肾小球毛细血管压力升高（肾小球内高压）在肾结构与功能改变中扮演了重要角色。高糖直接作用于肾系膜及血管平滑肌细胞肌动蛋白细胞骨架,可能是由于糖尿病相关循环因子改变,如：心房钠尿肽、血管紧张素Ⅱ及胰岛素样生长因子（IGF）。持续肾小球内高压增加基质产生、基底膜（GBM）改变,破坏滤过屏障,导致蛋白尿及肾小球硬化。改变基质产生的因素很多,包括糖基化终产物、循环因子（如：生长激素、IGF-I、血管紧张素Ⅱ、结缔组织生长因子、TGF-β）,以及血脂异常。

1 型和 2 型糖尿病患者的糖尿病肾病自然病程相似。1 型糖尿病发病时间可以明确,但 2 型糖尿病发病时间难以界定。因此,新诊断的 2 型糖尿病患者也可能伴有严重的糖尿病肾病。糖尿病初期,肾增大、肾小球高滤过。肾小球高滤过的程度与临床肾病的发病风险呈正相关。约 40% 的糖尿病患者发展为糖尿病肾病,其最早表现为尿白蛋白增加,这可通过放射免疫法检测（详见表 7-1）。

微量白蛋白尿是指 24h 尿白蛋白含量为 30mg~300mg。糖尿病发病 5 到 10 年后可出现微量白蛋白尿。1 型糖尿病患者确诊后 5 年后应进行微量白蛋白尿筛查,之后每年复查一次；因 2 型糖尿病发病时间多不明确,故在诊断为 2 型糖尿病后应立即检测尿微量白蛋白,并于以后每年复查一次。

微量白蛋白尿患者的尿白蛋白排泄逐渐增多,起病 5 到 10 年后尿液试纸可出现尿蛋白反应阳性（尿白蛋白>300mg）。微量白蛋白尿是 2 型糖尿病患者发生心血管事件及死亡的潜在危险因素。许多伴有微量白蛋白尿的 2 型糖尿病患者在出现蛋白尿及发生肾衰竭之前死于心血管事件。临床期糖尿病肾病,尿蛋白可波动于 500mg/24h~25g/24h,与肾病综合征相关。超过 90% 1 型糖尿病肾损害患者同时存在糖尿病视网膜病变,所以 1 型糖尿病患者出现蛋白尿但不伴有视网膜病变时,应考虑到除糖尿病肾病之外其他肾病存在的可能性；与此同时仅有 60% 2 型糖尿病肾损害患者患有糖尿病视网膜病。K-W 结节常伴视网膜病变出现。糖尿病肾病的特征为中晚期的肾体积正常或增大,而其他肾小球疾病晚期肾体积通常是缩小的。根据上述流行病学资料及临床表现并除外其他疾病后即可诊断糖尿病肾病,肾穿刺活检对其诊断并不是必需的。患者出现蛋白尿后,肾功能出现不可逆转地下降,50% 的患者于 5~10 年后发展为肾衰竭；因此,患者从最早的微量白蛋白尿发展到终末期肾病,通常要经历 10~20 年时间。进入肾衰竭期后,相比其他透析患者,糖尿病透析患者的生存时间较短。亲属捐赠以进行活体肾移植的 1 型糖尿病患者预后最好。

现有充足的证据表明控制血糖、血压及使用 RAS 抑制剂可以有效地延缓糖尿病肾病的进展。严格的血糖及血压管理可有效预防 1 型糖尿病肾损害的发生发展。严格控制血糖对 2 型糖尿病患者的肾损伤是否有益仍不确定,现有的研究报道结果不一。

降低全身血压可以减少高危人群肾及心血管事件的发生。绝大多数的糖尿病肾病患者需要联用三种以上的降压药才能达到血压控制目标。大量的临床试验表明,RAS 拮抗剂可有效减缓早期糖尿病肾病（仅有微量白蛋白尿）及晚期糖尿病肾病（出现蛋白尿并伴有肾小球滤过率下降）的进展,而它的这种作用并不是完全通过降低全身血压来完成的。血管紧张素Ⅱ可使出球小动脉收缩从而导致肾小球毛细血管压力升高,ACEI 或 ARB 类药物降低肾小球高血压的关键机制就是其可抑制血管紧张素Ⅱ对出球小动脉的作用。如果有 5 年病程的 1 型糖尿病患者出现微量白蛋白尿或是肾功能下降应使用 ACEI 治疗。2 型糖尿病患者出现微量白蛋白尿或蛋白尿时应使用 ACEI 或 ARB 治疗。但也有研究表明联用两种 RAS 抑制药物（如 ACEI 类、ARB 类、肾素抑制剂、醛固酮拮抗剂）会增加部分患者发生心血管事件的风险。

肾小球沉积病

异常浆细胞产生过多的轻链免疫球蛋白在肾小球及肾小管沉积,可导致严重的蛋白尿甚至肾衰竭；同理,严重感染产生的大量淀粉样 A 蛋白片段也可导致肾损伤。蛋白尿患者中有一部分是由肾小球沉积病导致的。

轻链沉积病 患者体内产生大量具有肾毒性的轻链,沉积在肾可导致特征性的肾损害；或者是可出现肾衰竭但不伴有严重的蛋白尿的管型肾病；或者是以肾病综合征和肾衰竭为表现的淀粉样变、轻链沉积病。后者产生的 kappa 轻链不能合成淀粉样蛋白。相反,它们可合成和促进颗粒状物质在肾小球毛细血管袢及系膜区、小管基质膜、鲍曼囊的沉积。如病变主要在肾小球则可表现为肾炎综合征,而其中约有 70% 的患者最后需要透析治疗。光镜下沉积的轻链呈非纤维状,刚果红染色阴性,免疫荧光染色可见抗轻链抗体阳性,电镜下可见颗粒状沉积物。轻链沉积可能由其结构异常、pH 中性点的聚集特性及代谢异常等多种因素导致。轻链沉积病的治疗措施主要是治疗其原发病,必要时可进行自体干细胞移植。

肾淀粉样变 大多数的肾淀粉样变为 AL 型淀粉样变性，免疫球蛋白轻链在肾形成纤维状沉积，或是 AA 型淀粉样变性，继发于血浆淀粉样蛋白 A 在肾的纤维状沉积。虽然这两类疾病的病因不同，但是它们临床病理生理过程相似，故一并讨论。淀粉样物质浸润肝、心脏、周围神经、腕管、咽上部等部位可引起限制性心肌病、肝大、巨舌等，有时也可因肾静脉血栓形成而出现大量蛋白尿。系统性 AL 型淀粉样变，又被称为原发性淀粉样变。在这种疾病中单克隆浆细胞产生过量的轻链蛋白，被巨噬细胞裂解成片段，并在酸性环境下发生自我聚合。多数（约 75%）轻链是 lamda 链。约有 10% 的淀粉样变患者伴有明显的骨髓瘤及溶骨性损伤，骨髓大量浆细胞浸润，浆细胞占骨髓有核细胞 30% 以上；肾淀粉样变常表现为肾病综合征，其中约有 20% 的患者最后需要透析治疗。AA 型淀粉样变又被称为继发性淀粉样变，累及肾时也常表现为肾病综合征。继发性淀粉样变由淀粉蛋白 Aβ 片层构象改变所致。淀粉样蛋白 A 是一种急性期反应物，它的生理功能包括胆固醇转运、免疫细胞募集、激活金属酶等。40% AA 型淀粉样变者患有风湿性关节炎，其他 10% 患有强直性脊柱炎或银屑病性关节炎；其余由其他少见的原因引起。家族性地中海热（FMF）在西方国家少见，但在地中海地区较常见，特别是在西班牙裔和伊拉克裔的犹太人中。FMF 是由编码 pyrin 的基因变异引起的，而与其相关 Muckle-Wells 综合征是由 cryopyrin 基因变异所致；这两种蛋白在炎症早期白细胞的凋亡中都发挥着重要的作用；这些有脓素基团的蛋白是新通路的一部分，被称为炎性小体（inflammasome）。肿瘤坏死因子受体-1 变异相关的周期综合征也可产生慢性炎症和继发性淀粉样变。与终末糖基化受体结合后，血浆淀粉样蛋白 A 组分在细胞外生成增加并发生聚集；患者常可出现肾病综合征表现，其中有 40%~60% 最终需要透析治疗。纤维状的 AA 型及 AL 型淀粉样物质可通过刚果红染色及电镜检测。血浆游离轻链浊度测定法也有助于淀粉样变的早期诊断和病情随访。游离轻链高者肝穿刺或肾穿刺活检阳性率有 90%；腹部脂肪组织送检阳性率为 70%，但不易发现 AA 型淀粉样蛋白。淀粉样沉积物沿肾血管壁及系膜区分布。美法仑和自体干细胞移植治疗原发性淀粉样变可有效延缓 30% 患者的病情进展。治疗继发性淀粉样变必须有效控制原发疾病。现正在研发可干扰淀粉样纤维形成的药物，有望在未来用于淀粉样变的治疗。

纤维免疫触须样肾小球病 纤维免疫触须样肾小球病是一种少见病（肾活检中发现率不足 1.0%），以随机排列的无分支的纤维沉积于肾小球为形态学特征。有些学者把淀粉样和非淀粉样纤维相关肾病统一归类为纤维样肾病，而免疫触须样肾病归类于不伴有系统病变的非淀粉样纤维病。另外一些学者把纤维样肾小球肾炎归类于非淀粉样纤维病，纤维丝直径在 12~24nm，而免疫触须样肾病纤维丝直径＞30nm。在某些病例中，单克隆或是单一形态的免疫球蛋白形成纤维丝状或微管状沉积物与补体一起沉积于系膜及肾小球毛细血管壁。刚果红染色为阴性。"非淀粉样"肾小球疾病大多数是原发性的；也有报道显示免疫触须样肾小球病与慢性淋巴细胞白血病或 B 细胞淋巴瘤之间可能相关。这两种疾病都多见于 40 岁左右的成人，表现为中量至大量蛋白尿，血尿，以及多种肾病理损伤，如 DPGN、MPGN、MGN，或是系膜增生性肾小球肾炎。约有一半的患者数年后进展为肾衰竭。针对此病的治疗仍未达成共识。少数患者接受肾移植后出现复发。

Fabry 病

Fabry 病是一种 X 连锁遗传病，患者溶酶体的 α-半乳糖苷酶活性缺乏，引起酰基鞘氨醇三己糖代谢异常，从而导致细胞内酰基鞘氨醇三己糖蓄积，并使血管内皮细胞、心脏、脑组织、肾受到相应的损害。Fabry 病的典型表现为：男性患者幼时起病，并出现肢端感觉异常、血管角质瘤、少汗等症状，后逐渐发生心肌损害、脑血管疾病、肾损害，平均寿命 50 岁左右。杂合子患者只有半量基因变异，有些患者在 40 岁到 60 岁时才出现单器官受损症状。当 α-半乳糖苷酶变异区域沉默或女性杂合子变异的 X 染色体失活时，患者只表现为单器官的轻微损害，但这种情况很少见。与男性患者相比，女性患者很少出现包括肾衰竭在内的严重的症状。患者肾活检可见肾小球内皮细胞肿胀，胞内含有大量包含酰基鞘氨醇三己糖的小囊泡；壁层上皮细胞和肾小管上皮细胞也可见酰基鞘氨醇三己糖囊泡。电镜下囊泡呈并行排列的电子致密物（斑马体）。肾病理总体也可表现为 FSGS。典型的 Fabry 病通常在 30 岁左右发病，表现为轻到中度的蛋白尿，也可出现镜下血尿或是肾病综合征。尿检可见脂肪小体，偏振光下可见双酯类珠折光。但明确诊断依赖肾活检。患者常在 40~50 岁时出现肾衰竭。RAS 抑制剂对 Fabry 病有一定疗效，推荐使用。重组 α-半乳糖苷酶可清除肾、心脏及皮肤微血管内皮中沉积的酰基鞘氨醇三己糖，但如果开始治疗时患者已存现严重的器官损伤，那么 α-半乳糖苷酶替代治疗也不能阻止疾病继续进展。酶替代治疗的效果可能会因为酶中和抗体的出现或是患者对酶吸收的差异而有所不同。Fabry 病患者接受肾移植后，移植物及患者生存率与其他原因引起的终末期肾病相似。

肺-肾综合征

某些疾病可表现为灾难性的大咯血及肾小球肾炎并伴有不同程度的肾衰竭。常见的病因包括：Goodpasture 综合征，肉芽肿性多血管炎，显微镜下多血管炎，变应性肉芽肿性血管炎。过敏性紫癜和冷球蛋白血症也可引起上述症状，但比较少见。这些疾病也可仅出现"急性肾炎综合征"，而无咯血表现（肾小球结构示意图7-7）。肺出血常是致命性的，并需要气管插管，而急性肾衰竭常需要透析治疗。因肾穿刺活检和血清学检查需要一段时间，早期常难以明确诊断，（如出现上述症状）可先予血浆置换及甲泼尼龙治疗以缓解病情，为明确诊断争取更多的时间。

基底膜综合征

所有的肾上皮细胞依附于基底膜上并通过由层粘连蛋白、巢蛋白、硫酸蛋白聚糖组成的Ⅳ型胶原连接成一个光滑的平面。Ⅳ型胶原基因表达异常可导致严重的家族性遗传病，其特征为 GBM 结构异常并出现血尿。Ⅳ型胶原大家族包括六类，它们在不同的胚胎发育阶段表达于不同组织中。在人发育的早期，所有上皮细胞基底膜都由 α1.α1.α2（Ⅳ）三链前体组成。在某些特定的组织，随着发育的推进，α2.α4.α5（Ⅳ）逐渐替代 α1.α1.α2（Ⅳ）前体形铰链成网；这样的转换可见于肾（肾小球和肾小管）、肺、睾丸、耳蜗、眼；而 α5.α5.α6（Ⅳ）胶原转换可见于皮肤、平滑肌、食管，及肾的鲍曼囊。这种转换可能是因为 α5.α5.α6（Ⅳ）胶原网，更能耐受蛋白酶的作用，以保证重要组织器官结构上不受破坏，维持一定的使用寿命。如果肾小球疾病中出现基底膜损伤，则会出现中度蛋白尿，有的也可表现为血尿、肾衰竭。

抗 GBM 病

抗 GBM 病是一种自身免疫性疾病，机体产生直接作用于Ⅳ型胶原 α3NC1 的自身抗体，引起基底膜损伤。常表现为 RPGN 和（或）肺-肾综合征，即 Goodpasture 综合征。该病在"急性肾炎综合征"章节中进一步讨论。

肾小球结构示意图7-7

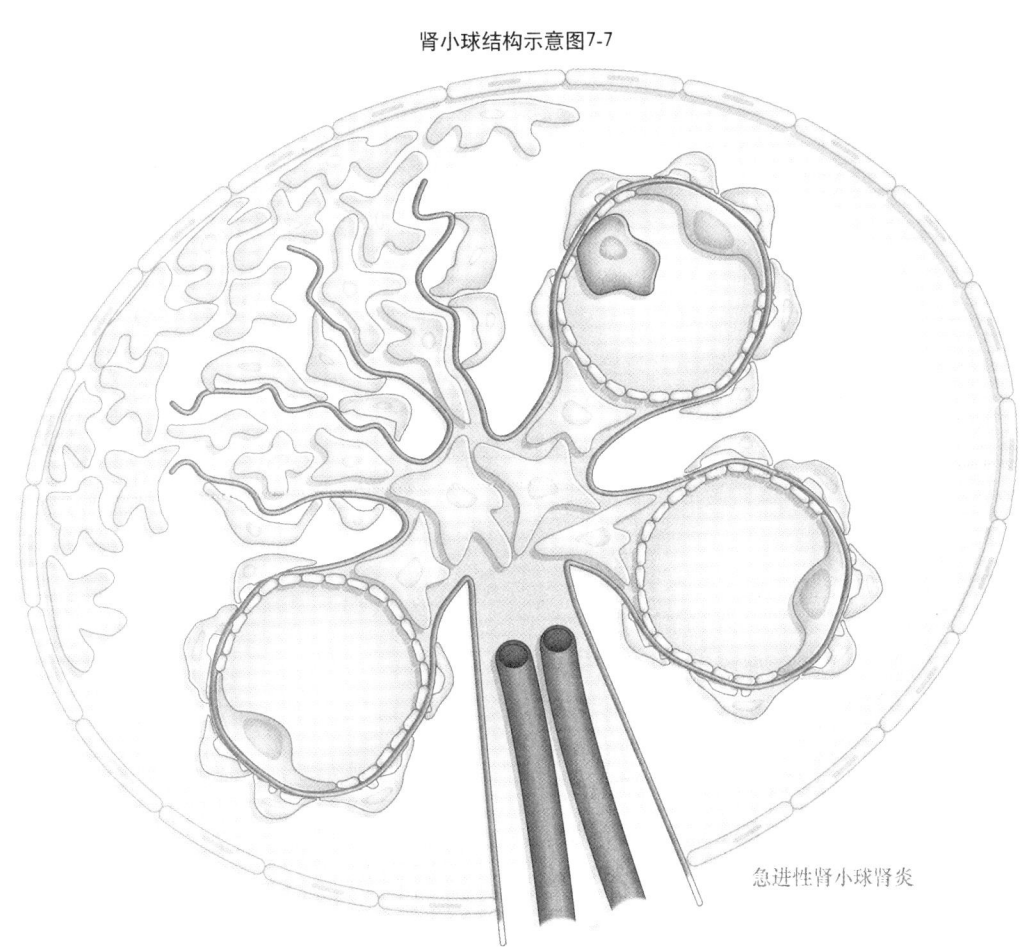

急进性肾小球肾炎

Alport 综合征

典型的 Alport 综合征表现为基底膜薄而不完整，患者出现血尿，疾病后期可出现轻度蛋白尿（<1～2g/24h），随后出现肾小球硬化并导致肾衰竭，并有感音性耳聋。部分患者前晶状体囊出现圆锥形晶状体，斑点状视网膜病变，少数患者有智力障碍或是平滑肌瘤病。约有 85% 的 Alport 综合征患者为 Xq22-24 上 α5（Ⅳ）变异所致，表现为 X 连锁遗传。女性致病基因携带者病情的严重程度取决于变异的类型或是失活的 X 染色体的嵌合程度。15% 的患者为染色体 2q35-37 上 α3（Ⅳ）或是 α4（Ⅳ）变异，为常染色体隐性遗传。也有少数家族为 α3（Ⅳ）或 α4（Ⅳ）基因显性位点失活突变，表现为常染色体显性遗传。

在各患病家族中，X 连锁遗传病引起严重的组织损害以致器官衰竭的发生率不一。70% 的患者为错义突变，框移突变，或大片段缺失突变，他们普遍在 30 岁前出现感音性耳聋及肾衰竭。而剪接体变异，外显子漏读，或是 α 螺旋体基因错义突变的患者通常在 30 岁以后才开始出现轻到中度的耳聋及肾功能下降。早期出现重度耳聋、圆锥形晶状体或是大量蛋白尿的患者预后较差。X 连锁遗传家族中的女性通常仅有镜下血尿，但也有报道称高达 25% 的女性携带者有更为严重的肾症状。常染色体隐性遗传家族中，无论男性患者还是女性患者早期即可出现严重的临床症状，而其父母并无疾病表现。

Alport 综合征患者病情评估包括眼部及耳部检查，但是即便患者无肾外症状也不能除外 Alport 综合征的诊断。因为 α5（Ⅳ胶原）在皮肤表达，部分患者可通过皮肤活检免疫荧光染色发现 α5（Ⅳ）胶原链缺乏以明确诊断。α3（Ⅳ）或 α4（Ⅳ）基因变异者需要肾活检才能诊断。基因检测可明确 Alport 综合征的诊断及其家族遗传模式。Alport 综合征早期行肾穿刺活检可见基底膜变薄，随着病程进展出现基底膜分层，即基底膜增厚，呈多层状围绕在含有不同密度颗粒透明区域周围。Alport 综合征肾小球基底膜变薄与增厚分层混合存在。受损的肾也可出现小管萎缩，肾小球瘢痕形成，并最终因间质纤维化而丧失功能。表现 X 连锁遗传的家族，包括母亲及受累及的男性在内的每一个成员都应进行检测和随访。主要的治疗方法是用 ACE 抑制剂治疗高血压以延缓肾病进展。患者肾移植后体内通常会出现针对其原有肾所缺乏胶原而产生的抗 GBM 抗体，但是明显的 Goodpasture 综合征比较少见，移植肾的预后也较好。

薄基底膜病

薄基底膜病（TBMD）以持续或反复出现的血尿为特征，通常不伴有蛋白尿、高血压、肾功能的减退或是肾外症状。尽管并不是所有的薄基底膜病都是由遗传（可能为建立者效应）引起的，但该病常表现为同一家系多名成员幼年期发病，也被称为良性家族性血尿。TBMD 患者存在 Ⅳ 胶原的遗传缺陷，但与 Alport 综合征不同，TBMD 以常染色体显性遗传为主，不到 40% 的家庭成员携带 COL（Ⅳ）α3/COL（Ⅳ）α4 突变位点。这些位点的变异可导致一系列疾病，包括 TBMD，常染色体显性或常染色体隐性遗传的 Alport 综合征。与同年龄的正常人相比，TBMD 患者肾活检可见 GBM 弥漫性变薄。绝大多数的 TBMD 患者预后良好。

甲髌综合征

甲髌综合征主要临床表现为髂骨出现髂骨角，髌骨、肘关节及指甲发育不良，多数患者还存在神经感音性听力障碍，青光眼及 GBM 和足细胞异常，并出现血尿、蛋白尿及 FSGS。甲髌综合征是由 LIM 同源区域转录因子 LMX1B 拷贝不足所致，为常染色体显性遗传；在同一家系中，各患者的临床特点也很不一样。Ⅳ 型胶原中的 α3 及 α4 链，间质 Ⅲ 型胶原，膜蛋白及 CD2AP 组成连接足细胞的裂隙膜，而 LMX1B 可调节上述蛋白质基因的表达。LMX1B 区域的 LIM 基因变异与肾小球疾病相关，其中 30% 的患者可出现肾衰竭。肾活检可见 GBM 致密层出现透明样变，胶原 Ⅲ 纤维沉积在肾小球毛细血管及系膜区，裂孔膜损害。这些病变可产生大量的蛋白尿，但与其他先天性的肾病综合征没有什么不同。甲髌综合征患者肾衰竭后进行肾移植治疗预后良好。

肾小球-血管综合征

多种疾病可导致肾小球毛细血管损伤，其中大多数也可导致身体其他部位血管损伤。下文将对导致血管炎、肾小球上皮损伤、血栓形成、缺血性肾病、脂肪栓塞的一组疾病展开讨论。

动脉硬化性肾病

在发达国家，冠状动脉及全身血管的栓塞通常与年龄大相关。动脉栓塞原因包括：肥胖，胰岛素抵抗，吸烟，高血压，高脂饮食，尤其是高脂饮食可引起脂质在动脉系统的沉积并引起局部炎症反应及小血管壁纤维化。当累及肾的动脉系统时，可引起肾小球微循环障碍，而导致慢性肾硬化。GFR＜60ml/min 的患者，其住院率及发生心血管事件的可能性比 GFR＞60ml/min 的患者要高。虽然重度的脂质代谢异常可以缩短动脉硬化发展到慢性肾硬化的过程，但在大多数时候却是控制不良的高血压在其中起作用。正常人 40 岁时约有 10％的肾小球出现硬化，60 岁时升高到 20％，而 80 岁时大约有 30％肾小球硬化。载脂蛋白 E 基因多态性对血脂水平影响很大；E4 等位点与血浆胆固醇水平的升高及肾衰竭患者动脉粥样硬化的发生相关。E2 等位点的变异，尤其是在日本患者中，可引起特殊的肾异常，被称为脂蛋白肾病，主要表现为肾小球脂蛋白血栓及毛细血管扩张。

高血压性肾小球硬化

6％左右的高血压患者因血压得不到控制出现肾不可逆损伤。高达 27％的终末期肾病是由高血压引起的。高血压严重程度和持续时间与靶器官损伤的相关性尚不明确，但值得注意的是，非洲裔美国人发生高血压性肾硬化的风险是白人的 5 倍。非洲裔美国人群的 ESRD 患者多携带 APOL1 风险等位基因，该基因为编码足细胞载脂蛋白 L1 的功能性基因。进展至 ESRD 的相关危险因素包括年龄大、男性、种族、吸烟、高胆固醇血症、持续性高血压、低出生体重，以及既存的肾损伤。高血压患者出现镜下血尿、中度蛋白尿时肾活检可见小动脉硬化、慢性肾小球硬化及间质纤维化，但无免疫沉积物。目前结合病史、体格检查、尿液检查及其他血清学检查的结果，常常不需要进行肾活检就可以明确慢性肾硬化的诊断。治疗高血压是避免肾功能进行性下降最好的方法；大多数指南都建议糖尿病患者或是已存在其他肾病的患者血压应控制在 130/80mmHg 以下。患者出现肾损害时就需要联用两种药物降血压，经典方案是利尿剂联用 ACE 抑制剂；随后，患者需要使用三种降压药才可以控制血压。现有充足的证据表明，非洲裔美国人群的高血压性肾硬化患者使用 ACE 抑制剂可以延缓肾功能的下降，并且这种效果是独立于 ACE 抑制剂降低全身血压的效果存在的。恶性高血压可并发慢性肾硬化，尤其是在患有硬皮病或是使用可卡因的患者中。恶性高血压引起的血流动力学障碍，可导致小血管纤维样坏死、微血管血栓形成、尿检异常及急性肾衰竭。如患者出现肾衰竭、胸痛、视神经盘水肿时应按高血压危象治疗。在这种情况下，轻微的血压下降也会引起肾小球滤过率的迅速下降；只有减轻血管损伤和恢复血管的自我调节能力，肾功能才能得到改善。

胆固醇栓塞

在部分动脉粥样硬化的老年患者中，胆固醇结晶可涌入血液循环。这种情况，可以是自发性的，但更多见于主动脉内操作之后，全身性抗凝治疗也可引起胆固醇栓塞。自发性栓塞可以呈急性病程或亚急性病程，也有患者无明显临床症状。非常规的栓子可阻塞微循环，引起缺血性损伤和相应的炎症反应。由于胆固醇从不同位置的粥样硬化斑块逸出，有些患者表现为短暂性脑缺血发作，有的表现为下肢网状青斑，或视网膜 Hollenhorts 斑块伴视野缺损，脚趾缺血性坏死。急性肾小球毛细血管损伤引起的局灶性节段性肾小球硬化并可伴有血尿，轻度蛋白尿及肾功能下降并逐渐进展。偶可见患者出现发热，嗜酸性粒细胞增多，嗜酸细胞尿。因为在组织标本固定的过程中可能造成胆固醇的溶解，最终光镜下观察到的典型病理改变为受累血管中残存的细长的两面凸的胆固醇结晶。目前尚无有效的治疗方法，即便是激素治疗也无效。但控制血压降血脂及戒烟可预防胆固醇栓塞的发生。

镰状细胞病

尽管 SA 型血红蛋白镰状细胞病通常无临床症状，但多数可出现肾髓质亚临床梗死，导致尿渗透压降低，而诱发血容量不足。令人意外的是，镰状细胞病在非洲裔美国患者中患病率很高。纯合子 SS 型血红蛋白镰刀型细胞病可引起多个器官慢性血管栓塞。去氧化的 SS 型血红蛋白多聚物会破坏红细胞原有形状，这些细胞黏附于血管内皮并阻塞小血管，长此以往可引起令人不快的镰状细胞病危象发生频率增加。肾血管的阻塞可引起肾性高血压，FSGS，间质性肾炎，肾梗死并伴有尿渗透压低，镜下血尿甚至肉眼血尿；部分患者可表现为 MPGN。很多 SS 型血红蛋白镰刀型细胞病患者肾小管分泌肌酐增多，这样会高估肾小球滤过率。在患者 20 多岁或是 30 多岁时，肾因持续性的血管栓塞而出现不能程度的功能衰退，部分患者甚至需要透析治疗。治疗目的主要是减少镰状细胞病危象的发生及使用 ACE 抑制剂以期望延缓肾功能衰退。镰状细胞病患者接受肾移植后，移植肾的存活情况与一般非洲裔美国人的移植肾者相似。

血栓性微血管病

血栓性血小板减少性紫癜（TTP）及溶血性尿毒综合征（HUS）表现为一系列血栓性微血管病。TTP 与 HUS 有许多相同的症状，如血小板减少性紫癜、溶血性贫血、发热、肾衰竭和神经功能障碍。如果患者主要表现为肾损伤，尤其是儿童患者，则应考虑为HUS；而如果是成年患者出现神经系统症状，则应考虑为TTP。但成人患者常为上述两种情况伴随出现，这也是成人常被诊断为TTP/HUS的原因。肾组织活检可见血小板血栓导致的肾小球毛细血管损伤，包括毛细血管壁损伤、肾小球内及其周围可见纤维状物质形成。这些病理改变与子痫前期、HELLP综合征（溶血、肝酶升高、低血小板综合征）、恶性高血压及抗磷脂综合征的病理改变很相似。孕期也可出现TTP/HUS；口服避孕药或是羟氯喹，肾移植后使用OKT3抗排斥反应，服用钙调神经磷酸酶抑制剂——环孢素或是他克莫司、使用抗血小板药物如噻氯匹定、氯匹格雷或是感染HIV也可引起TTP/HUS。

尽管现在对这两种疾病最终的病理生理是否相同仍存在争议，但这两种疾病患者群不同是已达成的共识：HUS发生于儿童，伴有出血性腹泻；而TTP/HUS见于成人。儿童HUS由大肠杆菌O157：H7释放的毒素引起，也偶见痢疾志贺杆菌感染所致。志贺毒素可直接损伤内皮细胞、肠细胞及肾细胞，导致细胞凋亡，血小板聚集，并可与糖脂受体（Gb3）结合引起血管内溶血。这些受体在儿童内皮细胞上较为丰富，而成人较少。志贺毒素也可以抑制内皮细胞产生ADAMTS13。遗传性成人TTP/HUS存在ADAMTS13金属蛋白酶基因缺陷，而ADAMTS13金属蛋白酶可清除大型的vW因子多聚物。ADAMTS13缺陷导致这些多聚物蓄积，从而引起血小板聚集和血管内溶血。许多散发的TTP/HUS体内可找到ADAMTS13自身免疫抗体，但不是所有患者抗ADAMTS13抗体都是阳性；血栓黏素选择性地表达于小血管内皮细胞上，也有不少的TTP/HUS患者血栓黏素抗体阳性或是纤溶酶原激活物抑制剂（PAI-1）水平升高。部分儿童患者缺乏补体蛋白，表现为非典型的HUS，可通过肝移植治疗。每日1次的血浆置换并连续行数日是挽救成人TTP/HUS患者性命的重要方法。患者血小板计数上升后才可停止血浆置换，但对于复发患者，血小板计数改善后仍应维持一段时间的血浆置换治疗；如患者对治疗无反应，可将血浆置换方案改为每日2次，可能有一定的作用。大多数患者在连续每日单次血浆置换2周后病情开始改善。因为TTP/HUS患者常有自身免疫障碍，所以行脾切除或给予激素，免疫抑制药物，硼替佐米或是利妥昔单抗——一种抗CD20抗体治疗。感染引起的儿童HUS不宜给予抗生素治疗，因为抗生素可加快细菌毒素的释放，而腹泻常常是自限性的。对儿童腹泻相关HUS，不加干预的临床观察相对于积极支持治疗似乎是一种更好的选择。

抗磷脂抗体综合征

相关内容参见《哈里森内科学（第19版）免疫与风湿性疾病分册》。

全球性问题

感染性疾病相关综合征

肾感染可直接损伤肾小球，其他感染性疾病也可通过全身性炎症免疫反应损伤肾小球毛细血管。免疫沉积物的形成可造成肾损伤，引起中度蛋白尿、血尿，也是免疫反应损伤肾的重要证据。这些感染性疾病在发展中国家患病率高，在部分国家和地区感染相关肾损害已成为肾小球肾炎最常见病因。

链球菌感染后肾小球肾炎 链球菌感染后肾炎是链球菌感染的经典并发症之一。该病在前文的"急性肾炎综合征"章节已阐述过，这里不再赘述。

亚急性感染性心内膜炎 如果患者存在持续性感染，并导致了肾损伤，那么无论具体病因为何，即便无心内膜赘生物也应考虑感染性心内膜炎的可能性，并予经验性治疗。详见"急性肾炎综合征"章节。

人类获得性免疫缺陷病毒感染 肾损伤是HIV感染的重要并发症。但非洲裔美国人感染HIV后发展为ESRD的风险比白人高得多。HIV携带者的肾病有50%为经活检证实的HIV相关肾病（HIVAN）。HIVAN损伤常为FSGS，典型的病理改变可见肾小球塌陷、内皮细胞水肿，肾小管扩张及小管内包涵物。HIV在肾内皮细胞复制可直接损伤肾，但宿主免疫反应在疾病的病理生理过程中也扮演了重要的角色。HIVAN也可为MPGN或是DPGN，但更常见于HIV感染的白人、HIV合并感染乙型肝炎病毒或HIV合并感染丙型肝炎病毒者。HIV相关TTP也见报道。其他肾损伤还包括DPGN，IgA肾病及MCD。肾活检可对上述疾病进行鉴别。

HIV相关FSGS典型表现为肾病性的大量蛋白尿及低蛋白血症，但与其他原因所致的肾病综合征不同，HIV相关FSGS少见高血压、水肿及高脂血症。部分患者肾功能迅速下降，但B超下肾仍是肿大和高回声像。使用肾素-血管紧张素抑制剂可以减少尿蛋白。有效的抗病毒治疗不仅可延长HIV患者的寿命，还可以改善HIV患者CKD和ESRD病情。未行抗病毒治疗的 HIV 携带者如出现肾损伤应及时开始抗病毒治疗。抗病毒诱导治疗极大地改善了 HIV 透析患者的预后。若 HIV 患者病毒载量低于可检测值，也无机会性感染病史，可行肾移植治疗，其预后好于透析治疗。此病肾移植患者及移植肾的存活与其他肾移植人群相似，但排斥反应较为严重。

乙型肝炎病毒和丙型肝炎病毒 相关肾损伤患者典型的临床表现为镜下血尿，肾病性或非肾病性蛋白尿，高血压。结节性多动脉炎的发生与乙型肝炎病毒感染密切相关，患者常在初次感染后 6 个月出现动脉炎症状。肾相关损伤包括肾动脉瘤形成、肾梗死和缺血性瘢痕形成。乙型肝炎相关肾损害可表现为 MGN 或 MPGN。其中 MGN 常见于儿童，MPGN 常见于成人。单通过肾组织病理检查难以将肝炎相关肾损害与原发性 MGN 及 I 型 MPGN 鉴别开来。但乙型肝炎相关肾损害在肾组织中可见病毒抗原沉积。目前尚无权威的治疗指南，但一些小型研究认为干扰素 α-2b 联用拉米夫定对乙型肝炎相关肾损害有一定疗效。儿童患者预后较好，有 60%~65% 的儿童患者在 4 年内出现自发缓解。相比之下，成人预后较差，30% 的成人在确诊 5 年后出现肾功能不全，10% 发展为肾衰竭。

高达 30% 的慢性丙型肝炎患者存在肾损伤。患者常表现为 II 型混合冷球蛋白血症，肾病综合征，镜下血尿，肝功能异常，C3 水平下降，HCV 抗体阳性，及病毒复制活跃等。丙型肝炎相关肾损伤常见的病理表现依次为冷球蛋白血症肾小球肾炎、MGN、I 型 MPGN。利巴韦林联用聚二乙醇干扰素方案治疗丙型肝炎常可有效地降低病毒载量。

其他病毒 其他病毒感染相关的肾损伤较少见，目前对其中相关机制的研究也甚少。这其中包括巨细胞相关 MPGN；流感病毒相关的抗 GBM 病；麻疹病毒抗原沉积于毛细血管袢及系膜区引起的内皮细胞增生性肾小球肾炎；细小病毒科引起轻度增生性或系膜增生性肾小球肾炎或 FSGS；流行性腮腺炎相关的系膜增生性肾小球肾炎；巴尔病毒相关 MPGN，弥漫增生性肾小球肾炎或 IgA 肾病；以及柯萨奇病毒引起的局灶性肾小球肾炎或 DPGN。

梅毒螺旋体 梅毒感染出现硬下疳后数周或数月可在原有症状的基础上再出现皮疹，被称为二期梅毒。也偶有患者因密螺旋体抗原在肾小球内皮下形成免疫沉积物而引起 MGN 病理改变，并出现肾病综合征的临床症状。其他病理损伤类型也包括梅毒相关间质性肾炎，但比较少见。确诊需要进行非密螺旋体试验和密螺旋体试验。青霉素对梅毒相关肾损伤有效，如果患者对青霉素过敏，可选用其他抗梅毒的药物治疗。

除此之外，还应排查患者是否存在其他的性传播疾病。

麻风分枝杆菌 尽管现在人们为了消灭麻风病花费了大量的人力物力，但全世界每年仍有接近 4 万的麻风新发病例出现。最好的诊断依据是多发皮肤损伤，伴有感觉障碍，皮肤组织活检呈少菌性感染或混合菌感染（WHO 标准）。麻风病是由麻风分枝杆菌感染引起的，根据 Ridley-Jopling 标准分为以下四类：结核样型麻风，界线类偏结核样型麻风，界线类瘤型麻风，瘤型麻风。麻风是否累及肾与患者体内麻风分枝杆菌数量有关，而且麻风分枝杆菌可定植于肾。几乎所有的界线内偏瘤型麻风和瘤型麻风病例都可累及肾，但肾损伤病理表现多样，可为 FSGS，系膜增生性肾小球肾炎，或者肾淀粉样变；也有患者表现为 DPGN 或 MPGN，但十分少见。积极治疗麻风可缓解肾的病情。

疟疾 每年在全球范围内有 3~5 亿人次感染疟疾，而肾常在疟疾的疾病过程中受损。疟原虫抗原可形成免疫复合物沉积于肾小球，引起肾小球肾炎。恶性疟原虫导致的疟疾可引起肾出现内皮下沉积物、系膜区沉积物，并出现轻度蛋白尿，也表现为系膜增生性肾小球肾炎，后者常可在治疗后缓解。三日疟常见于儿童，相关肾损伤更为严重，并出现一过性蛋白尿和镜下血尿，抗疟治疗可以减轻肾损伤。但是，患者表现为难治性肾病综合征时，可在 3~5 年后进展为肾衰竭。值得注意的是，不到 50% 的患者激素治疗有效。疟疾相关肾病综合征的患者肾病理可见肾小球毛细血管壁增厚，内皮下可见 IgG、IgM、C3 沉积，总体表现为轻度的膜增生性损伤。间日疟和卵形疟引起的系膜增生性肾小球肾炎较为少见，但预后较好。

血吸虫病 全球有超过 3 亿人受到血吸虫病的影响。血吸虫病主要损伤尿道和胃肠道，对肾小球的损伤情况因不同种系的血吸虫感染而异。最常导致肾损伤的是曼氏裂体吸虫，其相关肾小球损伤可分为五级：I 级系膜增生性肾小球肾炎；II 级毛细血管外增生性肾小球肾炎；III 级膜增生性肾小球肾炎；IV 级局灶性节段性肾小球肾炎；V 级淀粉样变。I~II 级通常在血吸虫感染控制后缓解，但 III 级和 IV 级与 IgA 沉积相关，对抗寄生虫药及免疫抑制剂治疗反应差。

其他寄生虫感染 弓形虫感染累及肾比较少见，但如果有累及，患者通常表现为肾病综合征，组织学呈 MPGN 改变。约有 15% 的曼什利病患者可出现轻度到中度的蛋白尿及镜下血尿，但肾功能不全很少见，肾组织病理检查可见急性 DPGN，MGN 及系膜增生性肾小球肾炎改变。线虫感染引起的丝虫病和旋毛虫病有时也可导致肾小球损伤，并出现蛋白尿、血尿和多种组织类型肾损伤。线虫感染控制后，其相关肾损伤可缓解。

第八章　多囊肾和其他遗传性肾小管生长和发育障碍

Polycystic Kidney Disease and Other Inherited Disorders of Tubule Growth and Development

Jing Zhou, Martin R. Pollak

（李剑波　译　文琼　审校）

多囊肾是一组遗传异质性疾病，同时是肾衰竭的主要原因之一。按其遗传方式，可分为常染色体显性多囊肾（autosomal dominant form of polycystic kidney disease，ADPKD）和常染色体隐性多囊肾（autosomal recessive form of polycystic kidney disease，ARPKD）两种。ADPKD是人类最常见的危及生命的单基因病，影响全世界1200万人。ARPKD则相对罕见，但主要影响儿童。而肾囊肿在表现为综合征的疾病中也非常常见。最近研究表明初级纤毛结构和功能缺陷可能是这一组遗传性疾病的共同表现，统称为纤毛类疾病（表8-1）。

表8-1　与囊性表型相关的遗传性疾病

疾病	遗传方式	肾异常	其他临床表现	基因
ADPKD	AD	皮质和髓质囊肿	肝囊肿，胰腺囊肿，高血压，蛛网膜下腔出血	*PKD1*，*PKD2*
ARPKD	AR	远端和集合管囊肿	严重者可有羊水过少，高血压，上行性胆管炎，肝纤维化	*PKHD1*
MCKD	AD	小纤维肾；髓质囊肿	成人，痛风	*MCKD1*，*MCKD2/UMOD*
肾单位肾痨	AR	小纤维化肾；髓质囊肿	生长发育迟缓，贫血（合并其他综合征时可有视觉丧失、肝纤维化，小脑共济失调）	*NPHP1-4*，*IQCB1*，*CEP290*，*GLIS2*，*RPGRIP1L*，*NEK8*，*SDCCAG8*，*TMEM67*，*TTC21B*
Senior-Løken综合征	AR	肾囊肿	幼年性肾单位肾痨，莱伯氏黑矇	*NPHP1-6*，*SDCCAG8*
莱伯氏先天性黑矇	AR	肾囊肿	1岁内视觉受损，色素性视网膜病变	*GUCY2D*，*RPE65*，*LCA3-14*（包括*LCA10*，*CEP290*）
Meckel-Gruber综合征	AR	皮质和髓质囊肿	中枢神经系统异常，多指（趾）畸形，先天性心脏缺陷	*MKS1*，*TMEM216*，*TMEM67*，*CEP290*，*RPGRIP1L*，*CC2D2A*，*TCTN2*，*B9D1*，*B9D2*，*NPHP3*
Bardet-Biedl综合征	AR	肾囊肿	肥胖症，多指（趾）畸形，视网膜色素变性，嗅觉丧失，先天性心脏缺陷，智力减退	*BBS1*，*BBS2*，*ARL6*，*BBS4*，*BBS5*，*MKKS*，*BBS7*，*TTC8*，*BBS9*，*BBS10*，*TRIM32*，*BBS12*，*MKS1*，*CEP290*，*C2ORF86*，*MKS1*，*MKS3*，*CCDC28B*
Ⅰ型口-面-指综合征	AR	肾囊肿	口腔、面部和指异常，中枢神经系统异常，肾囊肿，X染色体遗传致男性胎儿死亡，原发性纤毛运动障碍	*OFD1*
颅骨外胚层发育不良（Sensenbrenner's综合征）	AR	肾囊肿	骨骼发育不良，胸廓畸形，多指（趾）畸形，肾囊肿，视网膜色素	*IFT80*
结节性硬化	AD	肾囊肿	血管平滑肌脂肪瘤，肾细胞癌，面部血管纤维瘤，中枢神经系统	*TSC1*，*TSC2*
希佩尔-林道病	AD	肾囊肿	肾细胞癌，视网膜血管瘤，中枢神经系统血管母细胞瘤，嗜铬细胞瘤	*VHL*

缩写：AD，常染色体显性；AR，常染色体隐性；CNS，中枢神经系统 ADPKD，常染色体显性多囊肾；ARPKD，常染色体隐性多囊肾；MCKD，髓质囊性肾

常染色体显性多囊肾病

病原学和发病机制 见图8-1。常染色体显性多囊肾病（ADPKD）的特点是肾小球囊内上皮细胞进行性增殖，尽管囊肿仅发生在5%的肾小管内，但这些囊肿显著的增大最终会导致正常的周围组织的丧失和肾功能的恶化。在很久以前已经知道，ADPKD的细胞缺陷表现为细胞增殖增加和液体分泌增多、细胞分化减少和细胞外基质异常。ADPKD是由 *PKD1* 基因和 *PKD2* 基因的突变造成的，两个基因分别编码多囊蛋白-1（polycystin-1，PC1）和多囊蛋白-2（polycystin-2，PC2）。PC1是一个有11个跨膜节段的大蛋白，具有类似G蛋白偶联受体的功能。PC2是一个可通透钙的6个跨膜节段蛋白，在结构上属于瞬时感受器电位（transient receptor potential，TRP）的离子通道家族。PC1和PC2在几乎所有组织和器官都广泛表达。PC1在生长发育期表达量高而在成人后则表达量低，而PC2表达相对恒定。PC1和PC2是一种在细胞顶膜上的类似于头发的结构，除了存在于肾小管上皮细胞的细胞膜和细胞-细胞的连接外，还可在初级纤毛上发现。这种初级纤毛的缺陷与许多人类疾病相关，统称为纤毛类疾病。大多数纤毛类疾病最常见的表型是肾囊肿。PC1和PC2通过各自的C末端尾部相互结合在一起形成受体通道复合体并且调节彼此的功能。PC1/2蛋白复合体可表现为一个力学感受器或化学感受器并能调节钙和G-蛋白信号。PC1/2蛋白复合体还可能直接调节一些细胞功能，包括细胞周期、肌动蛋白骨架、平面细胞极化（planar cell polarity，PCP）和细胞迁移。PC1/2蛋白复合体也与调节信号通路有密切联系，包括Wnt，哺乳动物雷帕霉素靶向基因（mammalian target of rapamycin，mTOR），STAT 3，CMET，磷酸肌醇-3-激酶（phosphoinositide 3-kinase，PI3K）/AKT，G蛋白偶联受体（G protein-coupled receptor，GPCR）和表皮生长因子受体（epidermal growth

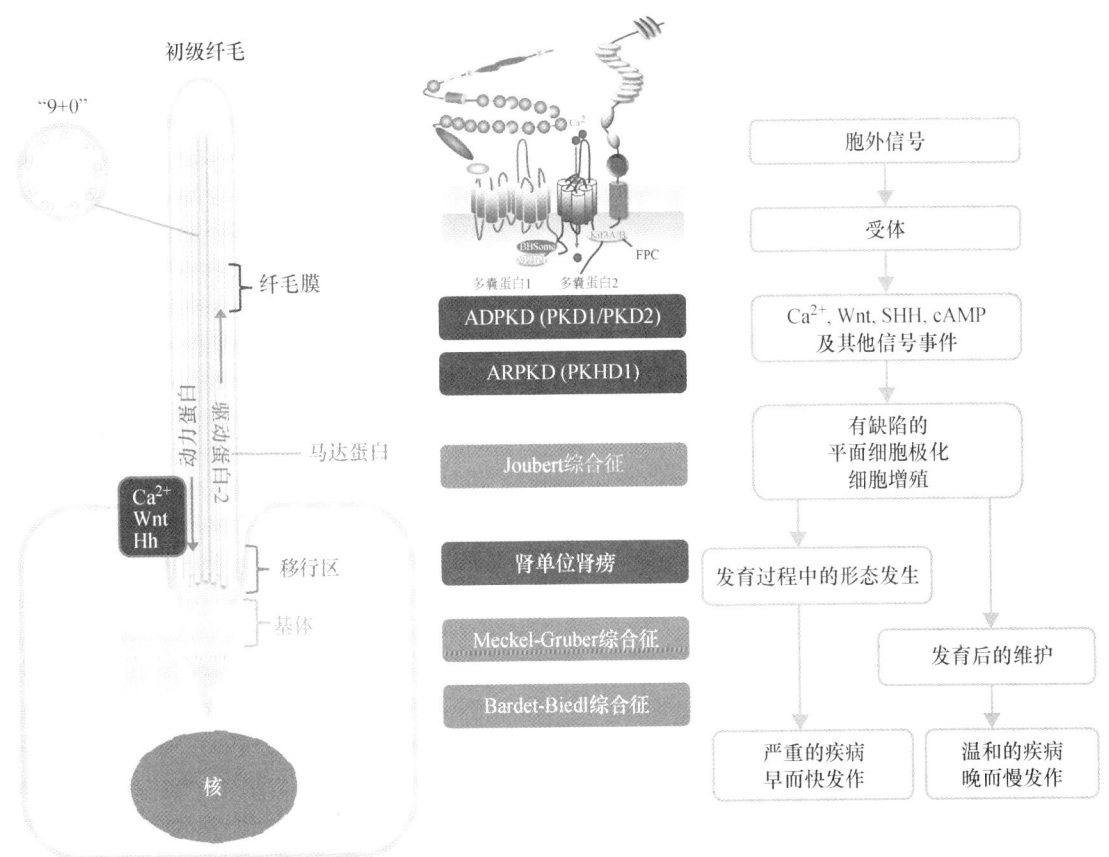

图8-1 初级纤毛和囊性肾病蛋白的示意图。左：初级纤毛的示意图。初级纤毛拥有一个"9+0"的微管双峰组织。蛋白质被马达蛋白驱动蛋白2运输至纤毛，被动力蛋白运输出纤毛。纤毛是通过过渡区连接到基体。中：ADPKD（autosomal dominant form of polycystic kidney disease，ADPKD）和ARPKD（autosomal recessive form of polycystic kidney disease，ARPKD）的多囊蛋白1（polycystin-1，PC1）、多囊蛋白-2（polycystin-2，PC2）和FPC（fibrocystin/polyductin）的拓扑结构如图所示。PC1也与其他蛋白白如BBSome和NPHP1相互作用。PC2和FPC都与驱动蛋白2（KIF3A/B）相互作用。疾病蛋白在纤毛的定位、移行区和基体用不同颜色标识出来。右：归因于纤毛介导的信号事件的潜在疾病机制

factor receptor，EGFR)，以及囊性纤维化跨膜转导 (cystic fibrosis transmembrane conductance，CFTR) 的定位与活动。一种假说认为 PC1 和 PC2 纤毛功能的丧失导致钙信号的降低以及随后的腺苷酸环化酶活性的增加和磷酸二酯酶活性的降低，继而引起细胞内环腺苷酸 (cAMP) 的增加。增加的 cAMP 激发其他感受器中蛋白激酶 A 的活性，进一步通过 ADPKD 患者肾的氯和水通道蛋白通道促进肾小球囊内上皮细胞的增殖和液体分泌，从而导致囊肿的生长。

遗传学观点

常染色体显性多囊肾病 (ADPKD) 通过常染色体显性方式遗传，具有完全的外显率，但又具有表现变异性的特征。这个疾病可影响全世界的种族，估计的患病率约为 1∶1000 到 1∶400，但仅一半的患者在他们的一生中能被临床诊断出来。ADPKD 具有遗传异质性。1985 年，第一个疾病基因 (PKD1) 被发现定位于 16p13 染色体的 α-珠蛋白区域；1993 年，第二个疾病基因 (PKD2) 被发现定位于 4q21-q23 染色体。约 85% 的 ADPKD 患者是由于 PKD1 突变引起，约 15% 的患者由于 PKD2 突变引起。但是，由于 PKD2 基因突变的患者临床表现往往较轻而容易漏诊，因此此类患者比例可能高于 15%。Pkd1 与 Pkd2 基因敲除小鼠的胚胎致死性提示人的纯合体可能是致命的，因此临床上无法见到。

PKD1 基因一个是由 46 个外显子组成的含 52 千碱基对 (kb) 的基因组 DNA。它产生一种由 14kb 的转录模本编码的 PC1 蛋白，这是一种含 4300 个氨基酸的蛋白质。PKD1 基因的一个特点是，PKD1 基因的 5' 端的 3/4 在 16 号染色体的其他 6 个位点被复制，其中大多数位点主要产生 mRNA 转录模本，这给重复区域的基因分析带来了巨大的挑战。PKD2 基因是一个单拷贝基因，包含 15 个外显子，产生一种由 5.3kb 的 mRNA 转录模本编码的 PC2 蛋白，这是一种含 968 个氨基酸的蛋白质。曾有观点认为还有少数 ADPKD 的家族既非 PKD1 也非 PKD2 突变，提示此病涉及其他的基因。然而，通过仔细的分析，与 ADPKD 相关第三种基因的存在已被排除。

在 APDKD 患者中，每一个细胞都携带着一个种系突变的 PKD1 等位基因或 PKD2 等位基因，但是，只有小部分的肾单位会发展成为肾囊肿。囊肿被认为起源于"正常"等位基因 PKD1 或 PKD2 遭受了体细胞"二次打击"突变的单个细胞的克隆性生长。在小鼠模型中，越来越多的证据表明，在增殖的环境中，Pkd1 的第二个等位基因部分功能的丧失就足以造成囊肿形成，这表明一个细胞需要临界量的 PKD1 基因。在成年小鼠中，由于 Pkd1 的第二个等位基因的体细胞失活所导致的肾囊肿的发生进展非常缓慢，但是"第三次打击"，例如一个额外的遗传或表观遗传的事件，一个抑制基因的失活，一个生长促进基因的激活，又或者一个类似肾损伤的临床事件激活了进展程序，可促进囊肿的快速形成。

临床表现 ADPKD 以进展性双侧肾囊肿形成为特征。局灶的肾囊肿通常在小于 30 岁的患者中被检测到。大多数 50 岁上下的患者双肾可出现成百上千个囊肿 (图 8-2)。增大的肾长度可以为正常肾的 4 倍，重量最多可以达到正常肾的 20 倍。ADPKD 临床表现高度变异，尽管大多数患者在四五十岁之前临床表现不明显，并且大多数是因为高血压、异常肿块就诊而被意外诊断出来的。背部或侧腰部疼痛是一种较常见的症状，约有 60% 的 ADPKD 患者会出现这种情况。这种疼痛可能由于肾囊肿感染、出血或肾盂肾炎引起。在疾病过程中，大约有 40% 的患者会因为囊肿破裂而出现肉眼血尿，其中多数人会有复发经历。如果囊肿破裂涉及集合系统，侧腰部疼痛和血尿可能同时出现。蛋白尿在 ADPKD 中较少见。ADPKD 患者死亡的第二

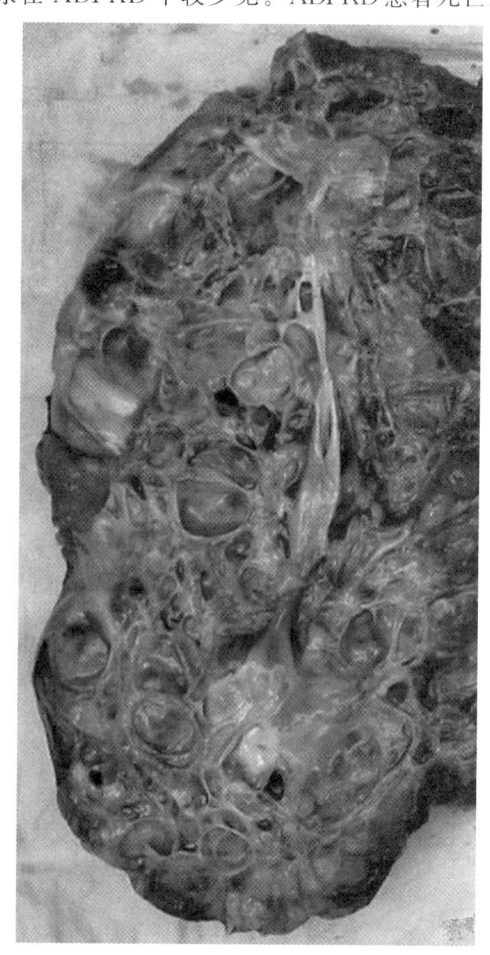

图 8-2（见书后彩图） 常染色体显性遗传多囊肾病患者的肾的大体照片。肾被切开以暴露肾实质和囊壁的内侧面

常见原因是感染。多达半数的患者在他们一生中会出现一次或者多次的肾感染。感染的肾囊肿和急性肾盂肾炎是两种常见的感染类型，主要由革兰氏阴性球菌引起，主要引起发热和侧腰部疼痛，伴或不伴菌血症。这些并发症和肾功能不全通常和肾实质结构异常相关。约20%的ADPKD患者会出现肾结石。与普通人群不同，超过半数的ADPKD患者的肾结石为尿酸石，剩下为草酸钙盐结石。远端小管酸化不足、异常铵盐转运、低尿pH值和低枸橼酸尿在ADPKD患者肾结石病理形成中有重要作用。肾细胞癌是ADPKD的一种罕见并发症，跟正常人群相比较发生率并无升高。然而，在ADPKD患者中，肿瘤更倾向于双侧、多中心、肉瘤样。由于其复杂性，放射学影像在区分囊肿感染与囊肿出血方面并不明显。CT扫描比MRI在分辨一个复杂囊肿是否为恶性方面更有用。心血管并发症是ADPKD患者的主要致死原因。高血压也是一种常见的并发症，且一般出现在肾小球滤过率下降之前。高血压是ADPKD患者心血管疾病发生和肾病进展的危险因素。需注意的是，一些血压正常的ADPKD患者也有左心室肥大。ADPKD患者的高血压可能因为肾素-血管紧张素-醛固酮系统（RAAS）活性提高、交感神经活性提高、依赖于内皮纤毛功能的抵抗性小血管的舒张功能受损。

ADPKD的疾病进展存在明显的家庭内和家庭间差别。该疾病可早在胎儿时期出现，但是ESRD常常发生于中老年时期。ESRD的危险因素包括早期即诊断出ADPKD、高血压、肉眼血尿、多次妊娠和肾增大。来源于胆道上皮的肝囊肿是最常见的肾外并发症。和与ADPKD相关的多囊肝病不同，ADPLD（常染色体显性多囊肝病）由至少两个特定基因（*PRKCSH*和*SEC63*）突变导致，并且不会进展为肾衰竭。多发大囊肿肝病几乎集中发生在ADPKD的女性患者，特别是有过多次妊娠史的。

对于ADPKD患者，颅内动脉瘤（intracranial aneurysm，ICA）发生可能性比普通群体提高了4~5倍，且死亡率很高。这些致病基因产生的PC1和PC2蛋白可能直接导致动脉平滑肌细胞和肌成纤维细胞功能异常。ADPKD患者颅内动脉瘤的局灶性本质和自然进程仍不清楚。有ICA家族史是ADPKD患者动脉瘤破裂的危险因素，而高血压和吸烟史是否为血管瘤破裂的独立危险因素尚未可知。有20%~50%的患者在ICA破裂导致蛛网膜下腔出血前会有"警告性头痛"为前期预兆。要诊断ICA首选CT扫描。腰椎穿刺术可考虑作为确诊的手段。在无症状性ICA患者中，放射学影像的筛查作用尚不明确。对于有阳性ICA家族史的ADPKD患者，在出现症状前可考虑行磁共振血管成像筛查ICA。其他ADPKD患者的血管异常包括大脑前循环和大脑后循环的弥漫性动脉扩张，可有动脉断裂和卒中的倾向。高达30%的ADPKD患者可能出现二尖瓣脱垂。三尖瓣脱垂较少见。ADPKD患者的瓣膜异常还包括二尖瓣、主动脉瓣和三尖瓣的关闭不全。多数患者无症状，但有些会进展甚至需要进行瓣膜置换手术。ADPKD患者结肠憩室和腹壁疝的发生率也会提高。

诊断 有常染色体显性遗传特性的阳性家族史和双肾多发囊肿，常可做出诊断。肾超声检查一般用于在症状发生前筛选有潜在发病风险的患者，以及评估来自ADPKD家族的潜在活体肾捐助者。在15~29岁的有潜在发病风险的患者中，至少存在2个肾囊肿（单侧或双侧）即满足诊断条件，有96%的敏感性和100%的特异性。在30~59岁和60岁及以上的待确诊患者中，单侧肾至少都存在2个囊肿和双侧肾至少存在4个囊肿是确诊的必要条件，有100%的敏感性和100%的特异性。以上诊断标准的不同，是因为随着年龄增加，单纯肾囊肿的自然发生率也随之增高。相反地，在30~59岁的待确诊患者中，不是每次单侧肾都出现了2个及以上囊肿，假阴性率为0%，可以作为疾病的排除诊断。对于*PKD2*基因突变的患者来说，上述诊断标准的灵敏度降低，因为ADPKD2的发病较迟。CT扫描和T2W的MRI检查，不管是否使用了对比剂，在检测小体积囊肿时都比超声更灵敏。然而，CT扫描会把患者暴露在射线下和接触放射对比剂，可能会引起严重的过敏反应，对于肾功能不全的患者也有肾毒性。T2W的MRI使用钆作为对比剂，肾毒性小且能够检测出直径只有2~3mm的囊肿。然而，仍有绝大部分的肾囊肿无法通过上述办法检测出来。基因的关联分析和突变分析可用于较为模棱两可的病例。因为*PKD1*基因较大且存在多个高同源假基因，*PKD1*的突变检测比较困难且昂贵。新技术的应用，比如使用多元个体化条形编码长距离聚合酶链反应库（multiplexing individually bar-coded long-range PCR libraries）的配对末端下一代基因测序，可能会减少费用和提高临床基因检测的灵敏度。

治疗　常染色体显性多囊肾病

美国食品和药物监督管理局已经证实，没有特别的治疗方法可以阻止囊肿的生长和肾功能减退。根据美国国家联合委员会对高血压的预防、检测、评估和治疗指南（Joint National Committee on Prevention，Detection，Evaluation，and Treatment of High Blood Pressure，JNC Ⅷ report）的建议，为了降低 ADPKD 患者心血管并发症和肾病的进展，血压控制目标应在 140/90mmHg 以下。更严格的血压控制并不能得到更大的临床获益。在病情中到重度患者中，维持目标收缩压在 110mmHg 水平，会因为减少肾血流量而增加肾病进展的危险。针对常见革兰氏阴性肠道细菌的脂溶性抗生素，比如复方磺胺甲噁唑、喹诺酮和氯霉素，常被用于囊肿感染，因为多数肾囊肿不会影响肾小球滤过功能，而且可以穿透囊肿壁的抗生素更加有效。治疗时间需要 4~6 周。ADPKD 肾结石的标准治疗包括镇痛和水化（以保证足量的尿流）等。由于肾体积增大而引起的慢性侧腰部、背部和腹部疼痛的处理，包括了药物治疗（有或无镇静作用的镇痛剂）和非药物治疗（经皮神经电刺激、针灸和生物反馈）。有时，手术囊肿清除也是必要的。超过半数的 ADPKD 患者最终需要腹膜透析、血液透析或肾移植。对于具有多发大体积肾囊肿的患者，腹膜透析并不合适，因为液体和溶质交换的有效腹腔空间很小，而且腹壁疝和背痛的发生率也会提高。对于巨大多囊肾和复发性囊肿感染的患者，可能需要行单侧或双侧肾切除术，以容纳异体肾和减少疼痛。

ADPKD 的特异治疗策略重点在于延缓肾病进展和减少心血管疾病发生危险。对于后者，主要的方法就是通过抑制 RAAS 控制血压。正在进行的 HALT PKD 试验正是为了评估强化阻断 RAAS 和血压控制的水平对肾病进展的影响。大多数治疗目的是通过抑制细胞增殖和液体分泌而减缓肾病进展。一些致力于抑制细胞增殖的临床试验正在进行中，包括：mTOR 通路抑制剂——西罗莫司和依维莫司的研究；OPC31260 和托伐普坦的研究，以上两种药物可通过拮抗集合小管的血管加压素 V_2 受体（vasopressin V_2 receptor，V_2R）激活的方式抑制 cAMP 通路，并通过降低肾 cAMP 水平减少细胞增殖；生长抑素类似物，可以通过与某些 GPCR 结合的方式降低 cAMP 水平。血管加压素 V_2 受体拮抗剂和生长抑素相似物都可以延缓肾功能下降速度，但存在一些副作用，如肝功能受损、烦渴、多饮和腹泻等。多种生长抑制剂的联用可以增强效果和减少副作用。更多的药物正在进行临床前期动物模型研究，包括非受体酪氨酸激酶 Src、B-raf、周期蛋白依赖激酶（cyclin-dependent kinase，CDK）、转录因子 STAT 3 和 STAT 6（乙胺嘧啶和来氟米特）、嘌呤受体、肝细胞生长因子受体和葡糖苷（脂）酰鞘氨醇等抑制剂的使用，过氧化物酶体增殖物活化受体 γ（peroxisome proliferator activated receptor-γ，PPARγ）（噻唑烷二酮类药物）激动剂。

常染色体隐性多囊肾病

遗传因素 ARPKD 是重要的儿童遗传性肾疾病，估计每 20 000 个新生儿有 1 个发病。据文献报道，携带者发生率高达 1∶70。ARPKD 的临床表现源于单个基因 *PKHD1* 的突变。*PKHD1*，位于人染色体区域 6p21.1~6p12.2，是基因组中最大的基因之一，占据了 DNA 里的 450kb，包含了 86 个外显子。可以生产多个选择性剪接转录子。其中最大的转录子编码 fibrocystin/polyductin（FPC），一个包含 4074 个氨基酸的大的受体样内在膜蛋白。FPC 有一个单跨膜，一个大的 N 端细胞外区域和一个短的细胞内基质结构域。FPC 存在于皮质和髓质集合小管的内皮细胞和胆管上皮细胞的初级纤毛上，与多囊蛋白和其他纤毛病蛋白相似。FPC 同时在基体和质膜上表达。FPC 的细胞外大结构域被认为结合在未知配体上，且与细胞间和细胞基质间联系相关。FPC 和 ADPKD 蛋白 PC2 相互影响，而且参与了初级纤毛的机械功能、钙信号和 PCP 的调节，提示 ADPKD 和 ARPKD 间的囊肿形成有潜在的共同发病机制。FPC 同时也可以在中心体和有丝分裂纺锤体找到，可以调节细胞分裂期的中心体复制和有丝分裂纺锤体形成。在 *PKHD1* 基因上可以找到大量不同的突变，每个独立家庭的突变不一样。绝大部分患者都是 *PKHD1* 突变的复合杂合子。有两个截短突变的患者表现为发病年龄更早。

临床特点 经典的 ARPKD 一般在胎儿期或新生儿期即可被诊断出来，患病胎儿特征表现为肾呈现明显增大的回声。胎儿尿量减少可能会导致羊水过少和肺功能不全。大约 30% 的受累新生儿因为呼吸功能不全在出生后不久便死亡。接近 60% 的死亡发生在出生后一个月内。在典型发病群体中，多数患者出生后伴有肾功能不全和 ESRD。然而，婴儿通常有短暂的肾小球滤过率的改善，在这个时期因肾功能不全而死亡较少见。一些患儿在新生儿期后才被诊断出来，组成年纪较大的患儿组。这个群体中，发病率和死亡率通常与系统性高血压、进展性肾功能不全和肝表现有关。ARPKD 肝病的特点是合并门静脉周围纤维化的原发性管板畸形导致的胆道发育不良，即先天性肝纤维化（CHF）及肝内胆管扩张（Caroli 病）。CHF 和 Caroli 病可以引起门脉高压，表现为肝脾大、静脉曲张出血和胆管炎。一些在1岁便诊断为ARPKD且有肾肥大的患者，表现为病程超过20年的肾功能缓慢下降，到ESRD时肾只有轻微增大，在接受肾移植手术后出现标志性肾萎缩。肾病的缓慢进展更可能源于纤维化的增多而不是囊肿发展。系统性高血压在ARPKD患者中常见，甚至在肾功能正常的群体中也是如此。

诊断

超声、CT和MRI均可以用来诊断。超声成像可以显示大体积、产生超声回波的肾，但是其皮质及髓质难以分辨。在一些病例中，该疾病可在怀孕24周后被诊断出来。在ARPKD患儿出生时，巨囊肾通常不常见。患儿父母的某一方存在肾囊肿，特别是做超声时已经超过40岁者，能够帮助区分ARPKD和ADPKD。肝纤维化的临床证据、实验室证据和超声成像证据，以特征性的管板畸形为主要表现的肝病，有同胞兄弟姐妹患病的家族史或者双亲血缘关系、提示为常染色体隐性遗传，均对诊断有意义。PKHD1缺少突变热点、基因体积大且结构复杂使得分子诊断很困难。然而，在一个已经检测出ARPKD基因突变的家庭中，对一名有患病风险的成员进行症状前影像学检查会更直接且价格便宜。

治疗　常染色体隐性遗传性多囊肾

ARPKD没有特殊治疗方法。适当的新生儿重症监护、血压控制、透析和肾移植可增加活至成人的生存率。肝纤维化引起的并发症使肾移植成为必要。伴严重Caroli病的患者可能需要门体静脉分流治疗。而ARPKD未来的治疗方向可能是针对上面所叙述的异常细胞信号机制。

其他表现为巨大肾囊肿的疾病

结节样硬化

结节样硬化（tuberous sclerosis，TS）是一种罕见的常染色体显性遗传综合征，由TSC1基因（编码错构瘤蛋白）或者TSC2基因（编码结节蛋白）突变引起。报道的患病率差异很大，但明确的是在新生儿中的发病率小于1：5000。肾囊肿是该疾病常见的一个特征，其他的肾形态异常包括肾细胞癌和血管平滑肌脂肪瘤。TS是一种影响多器官多系统的综合征。其他特点包括神经系统、眼、心、肺、肝及皮肤的良性肿瘤。基本上所有的患者都有相关的皮肤病变，大部分患者有神经系统和认知方面的表现。在人类基因组，TSC2基因与PKD1相邻，部分人群由于基因组DNA缺陷而导致这两个基因失活，就可能同时表现ADPKD和TS。

结节样硬化最常见的肾病变是血管平滑肌脂肪瘤。这些肿瘤往往是多发或者双侧的。虽然它们通常是良性的，但有出血风险。对直径大于4cm的血管平滑肌脂肪瘤，通常建议行预防性手术切除。结节样硬化的囊肿影像学所见类似ADPKD，不同的是，TS患者的肾细胞癌发生风险明显增加。对肾受累的TS患者，建议定期规律进行影像学检查以监测肾细胞癌的发展。

虽然不常见，但TS也可能出现明显的慢性肾病（chronic kidney disease，CKD）并进展成终末期肾衰竭。伴CKD的TS患者通常尿沉渣不明显，仅出现轻至中度的蛋白尿。

从机制上来说，TSC1和TSC2的基因产物——错构瘤蛋白与结节蛋白，存在物理相互作用。所形成的蛋白复合物定位到纤毛基部，抑制哺乳动物雷帕霉素靶蛋白（mTOR）介导的细胞内信号转导，从而导致许多组织的异常生长。用于治疗结节样硬化的mTOR抑制剂正在研发中。

希佩尔-林道病（Von Hippel-Lindau disease，VHL）

希佩尔-林道病（VHL）是一种累及肾的遗传性癌综合征，为常染色体显性遗传病，由VHL肿瘤抑制基因突变所引起。VHL基因定位于初级纤毛，对初级纤毛的形成至关重要。像其他常染色体显性遗传性癌综合征一样，VHL在细胞水平是隐性遗传，当体细胞内的另一个VHL等位基因突变就会导致细胞内VHL基因丢失，从而引起细胞异常增长。VHL病患者肾表现包括双侧多发肾囊肿和肾细胞癌，大部分患者有以上肾表现。VHL病的肾外表现包括嗜铬细胞瘤、小脑血管母细胞瘤、视网膜血管瘤。

建议每年行肾MRI或者CT筛查，以早期发现肾细胞癌。为了保留肾功能，越来越多的保肾手术被应用于切除癌变组织。

其他肾小管生长发育异常的遗传性疾病

ADPKD是迄今为止最常见的成人单基因遗传性肾病。有时在VHL病和TS也可见巨大囊肿，这些囊肿在外观与ADPKD相似。许多主要影响小管和肾间质功能的其他遗传病可导致慢性肾病并最终发展成终末期肾病，但并不伴随肾小管来源的巨大囊肿。

影响肾小管间质的遗传性疾病可导致继发性肾小

球压力增高和肾小球硬化并伴随不同程度的蛋白尿。同样,影响肾小球功能的遗传性疾病,通常会导致继发性肾间质纤维化和肾小管萎缩。因此,从临床角度看,区分肾小管性遗传病和肾小球病并不容易,尤其是在缺乏巨大肾囊肿等显而易见的表型时。

髓质囊肿性肾病(常染色体显性遗传间质性肾病)

髓质囊肿性肾病(medullary cystic kidney diseases,MCKD)是常染色体显性遗传病。尽管如此命名,MCKD不一定有肾囊肿。旧文献经常把MCKD和表现为儿童期发作的一种疾病——肾单位肾痨混为一谈,但这两种疾病的临床表现与遗传背景都截然不同。

髓质囊肿性肾病Ⅰ型 髓质囊肿性肾病Ⅰ型(MCKD Ⅰ)患者存在黏蛋白1基因(mucin 1 gene,MUC1)的突变。与髓质囊肿性肾病Ⅱ型(MCKD Ⅱ)患者不同,MCKD Ⅰ患者没有尿酸水平升高。据现有报道,致病的MUC1基因突变都是改变了MUC1基因内的一个重复区域,从而产生一个可能导致肾小管毒性的"新生蛋白"大片段。

临床上,MCKD Ⅰ型患者会在成年后表现出缓慢进展的慢性肾病,仅伴随少量的蛋白尿,偶在超声检查中可见到肾囊肿。肾活检病理可见肾小管间质纤维化和肾小管萎缩。MUC1基因突变引起人类肾病的机制尚不清楚。

髓质囊肿性肾病Ⅱ型 髓质囊肿性肾病Ⅱ型(MCKD Ⅱ)是由UMOD基因突变起的,UMOD基因编码尿调素,尿调素也被称为Tamm-Horsfall蛋白。尿调素还存在于中心体、有丝分裂纺锤体和初级纤毛中,在纤毛上与nephrocystin-1及KIF3A共存。UMOD基因突变还可引起家族性青少年高尿酸肾病(familial juvenile hyperuricemic nephropathy,HNFJ1)和肾小球囊肿性肾病(glomerulocystic kidney disease,GCKD),然而目前尚不清楚这些不同的病名是否代表完全不同的疾病。尿调素相关性肾病(uromodulin-associated kidney disease,UAKD)这个病名被认为更适合用来概括MCKD Ⅱ及其他各种UMOD基因相关性疾病。尽管如此命名,肾囊肿并不是髓质囊肿性肾病的共同特征。在临床上,有迟发性肾病的家族史、尿沉渣结果轻、蛋白尿不明显和伴高尿酸血症的患者,均应考虑MCKD Ⅱ的可能。大的基因组关联研究已经表明,UMOD基因上某些常见的非编码序列变异与普通人群中慢性肾病的发病风险相关。

其他形式的家族性肾小管间质肾病 一个小部分没有UMOD突变的家族已被证实存在常染色体显性遗传的肾小管间质肾病和高尿酸血症。其中部分家族携带肾素基因(renin gene,REN)的疾病隔离突变。还有其他家族,并没有UMOD、MUC1或者REN等基因的突变,因此,还存在其他尚未确定的基因突变能够导致相似的伴或不伴随高尿酸血症的间质肾病。

各种类型的MCKD患者的肾活检通常都显示肾间质纤维化。根据这些组织学特点并不能诊断具体的遗传型,需要通过其他方法进行特异诊断。对特定基因改变的遗传检测在临床中已经应用得越来越多。

常染色体显性遗传肾间质性疾病患者,不管是UMOD基因还是REN基因突变导致的,在治疗高尿酸血症或者痛风方面与普通患者一样,主要使用别嘌呤醇、非布司他等降尿酸药物。

肾单位肾痨

尚有大量的且越来越多的遗传背景不同但又相关的常染色体隐性遗传病,被称为肾单位肾痨(nephronophthisis,NPHP)。尽管在旧医学文献经常弄混,但不能把这些疾病与上面所讨论的成人发病的常染色体显性遗传的髓质囊肿性肾病混淆。肾单位肾痨相当罕见,但是仍然是最常见的遗传性儿童肾衰竭疾病,需要肾替代治疗。

NPHP虽然有多种基因异质性类型,但跟ADPKD和ARPKD类似,同样是纤毛功能障碍性疾病。大量的基因突变已被证实可导致常染色体隐性遗传的NPHP。各种形式的NPHP有以下共同特性:肾小管间质纤维化、皮髓质囊肿、进展性的CKD,最终发展成肾衰竭。蛋白尿少见或者仅为轻度,尿沉渣不常见。

NPHP通常分为婴儿型、少年型和青少年型。少年型是最常见的,通常由NPHP2基因突变引起。婴儿型,通常是NPHP2基因突变所致,与儿童期的终末期肾衰竭相关。青少年型通常在成年早期就开始出现终末期肾衰竭。NPHP的基因产物为nephrocystins。NPHP1至NPHP16基因都已经被报道了,其中有部分可能有其他名称。

NPHP可能单独出现,也可能只是多器官多系统综合征中的一个表现。神经系统异常在大部分患者可出现。骨骼和肝异常仅在部分NPHP患者可见。Senior-Løken综合征是指同时出现NPHP和色素性视网膜炎。Joubert综合征特指存在多个神经系统病变,包括小脑蚓部发育不全。NPHP是某些形式的基因异质性综合征的其中一部分。

Bardet-Biedl综合征(BBS)是一种多系统疾病,

临床上包括一系列的症状：躯干的肥胖、认知障碍、视网膜营养不良、多指/趾畸形、泌尿生殖系统发育异常和肾囊肿。肾的表型类似于 NPHP，有肾小管、肾小管间质来源的小囊肿，经常有继发性肾小球疾病，还有尿液浓缩障碍。BBS 的基因型有 18 种，遵循常染色体隐性遗传。像 ADPKD、ARPKD、NPHP 一样，BBS 也是一种纤毛功能障碍的疾病。

导致 NPHP 的多种基因及其产物 (nephrocystins) 可在肾小管细胞的纤毛、基体和中心体表达。推论认为所有的 NPHP 基因缺陷都是通过干扰 PCP 调节而导致相应临床表型。

NPHP 没有诊断特异的临床检查。基因诊断是可能的，但操作非常麻烦，因为 NPHP 的基因型非常多。NPHP 没有特异治疗方案，主要是对症治疗及 CKD 的综合治疗，最终的治疗都是透析或肾移植。

巨核小管间质肾炎

巨核小管间质肾炎是一种尤为罕见的慢性肾病，表现为成人后发病的进展性肾衰竭。病理上表现为肾小管间质炎症和间质纤维化。本病是一种由 FAN1 基因的双拷贝突变引起的隐性遗传性疾病。FAN1 基因编码 DNA 修复机械复合体的一种组成元件。FAN1 基因的双突变个体对 DNA 损伤非常敏感。肾活检病理除了可见间质纤维化和肾小管萎缩等非特异性表现外，还可见到巨大细胞核。

髓质海绵肾

虽然髓质海绵肾 (medullary sponge kidney, MSK) 通常是散发疾病而不是一种遗传表型，但常被归类到肾小管的生长发育异常的遗传疾病。MSK 是由肾集合小管的发育畸形和囊性扩张所致，其髓质囊肿的大小差别很大。

髓质海绵肾属于良性病变，通常是偶然发现的。在过去，MSK 的诊断通常要做静脉肾盂造影 (intravenous pyelography, IVP)。现在 CT 已经取代静脉肾盂造影成为常规的肾影像学检查，但发现其诊断 MSK 的敏感性不如 IVP。

髓质海绵肾患者的钙磷酸盐和草酸钙肾结石发病率较高。肾小管尿流的改变可能导致了肾结石核心的形成。该病的肾结石治疗与普通人无异。MSK 患者也常出现肾浓缩功能下降及尿路感染的发病率增加。

先天性肾畸形和尿路畸形

泌尿系统结构异常，即所谓的先天性肾畸形和尿路畸形 (congenital abnormalities of the kidney and urinary tract，CAKUT)，是一组病因和表现都不一样的疾病。某些形式的 CAKUT 在新生儿中的发病率估计高达 1 : 500。CAKUT 具体分类包括：肾发育不全、肾缺如、肾盂输尿管交界处梗阻和膀胱输尿管反流。

CAKUT 在儿童和成人都可以引起严重的临床症状。但 CAKUT 是儿童肾功能不全的主要病因，占儿童终末期肾病的 1/3 以上。

CAKUT 通常是散发，但也可出现家族聚集现象。家族形式的 CAKUT 可被认为是多系统发育综合征的一部分。越来越多的特定基因已经被证实当其突变可导致 CAKUT 形式的综合征。例如，腮-耳-肾综合征，临床表现为颈部、耳和肾的发育畸形，可由 EYA1 和 SIX1 基因突变引起。PAX2 转录因子基因的突变会导致常染色体显性遗传的肾缺损综合征，表现为视神经畸形和肾发育不全。

在许多情况下，CAKUT 是受环境影响而非遗传改变所致。例如，因肾小管发育改变而定义的肾小管发育不全，可能是因为产前有血管紧张素转化酶抑制药 (angiotensin-converting enzyme inhibitors，ACEI) 或血管紧张素受体阻滞药 (angiotensin receptor blockers，ARB) 的暴露史。

线粒体疾病

线粒体基因组的遗传疾病通常影响肾功能。13 种编码线粒体呼吸链组件的基因位于线粒体基因组，因而是母系遗传。余下组件是由核基因编码的。氧化磷酸化的缺陷可能会影响多个器官和组织。

神经肌肉疾病是该病最特异的表现。目前认为肾病也是该类疾病的一个表现。病理可能会发现肾小管间质疾病，甚至可进展至肾衰竭。肾小球亦可受累，表现为蛋白尿和肾小球硬化，同样可能逐渐进展。近端肾小管功能的变化是最常见的肾表现。患者的近端小管运输功能可能有好几个缺陷，包括范科尼综合征 (Fanconi 综合征)。有些患者可有酸中毒、低磷酸性佝偻病、高尿钙、糖尿、肾小管性蛋白尿。尿浓缩能力下降也是常见的。

全球考量

上面讨论过的疾病在全球均有发现。此外，一种以前在中美洲西海岸附近从未发现过的肾病正在流行，并导致非常高概率的肾衰竭。这种中美洲肾病在尼加拉瓜和萨尔瓦多比较常见。中美洲肾病患者没有明显的蛋白尿，表明该病主要累及肾小管和间质。病因尚未明确，男性多发，一些人认为有毒的环境因素和热应力的组合是该病发展的基础。但事实上，在不少家庭中都出现大部分的男人有肾症状，表明遗传因素极有可能参与其中。

第九章 肾小管间质疾病
Tubulointerstitial Diseases of the Kidney

Laurence H. Beck, David J. Salant
（夏茜 译 杨琼琼 审校）

肾间质炎症及纤维化、肾小管萎缩在一些主要累及肾小球或者肾血管的疾病中非常常见。然而，与这些继发于肾小球或者肾血管疾病的肾小管间质病变不同，还有一些可引起肾小管间质原发性损伤却不伴或仅伴有轻微的肾小球及肾血管损伤的疾病。这些疾病通常分为急性肾小管间质性肾炎和慢性肾小管间质性肾炎（TIN）（表9-1）。

急性 TIN 常常表现为急性肾衰竭（第三章）。急性 TIN 时大量炎症细胞浸润导致组织水肿、肾小管细胞损伤，并影响了肾小管的灌注，管型、细胞碎片、结晶体堵塞了肾小管，从而造成其急性病程。有时由于肾包膜的肿胀可出现腰痛。尿沉渣改变取决于具体病因，但可出现白细胞和细胞管型等活动性改变。

慢性 TIN 的临床表现较急性 TIN 更隐匿，可能出现肾小管功能受损的表现，比如因尿浓缩功能受损出现多尿（肾性尿崩症），近端小管重吸收功能障碍出现范科尼综合征[糖尿、磷酸盐尿、氨基酸尿、低血钾、尿中碳酸氢根增多的Ⅱ型肾小管性酸中毒（RTA）]，氨生成障碍所致阴离子间隙正常的代谢性酸中毒及高血钾，或者是进展性的氮质血症[血肌酐及血尿素氮（BUN）水平增高]。通常因肾小管对滤过蛋白的重吸收功能障碍而出现中等量的蛋白尿（很少>2g/d），但是当出现继发性的局灶节段性肾小球硬化（FSGS）等情况时，可出现肾病综合征范围的蛋白尿。肾的超声检查可发现一些异常改变，比如肾实质回声增强伴有皮髓质分界不清、肾椎体明显，有时会出现肾皮质瘢痕。慢性 TIN 的主要病理表现是，肾间质纤维化伴有间质局灶性的单核细胞浸润，弥漫的肾小管萎缩，肾小管管腔扩张，肾小管基底膜增厚。因为肾病理缺乏特异性的表现，仅依据肾活检病理很难得出特异性的诊断。因此，需结合详细的病史、药物毒物接触史、相关的症状及影像学检查才能明确诊断。

急性间质性肾炎

1897年，Councilman 在波士顿城市医院的《内外科报告》上报道了8例急性间质性肾炎（AIN）病例，3例是猩红热后的感染并发症，2例是继发于白喉。之后他描述这种病变为："一种肾的炎症性改变，在肾间质组织中有细胞及液体的渗出，可伴有但不一定出现上皮细胞的变性，这种渗出是非脓性的，而病变可呈弥漫或者局灶性改变"。现今，AIN 更多见于药物的过敏反应（表9-1）。免疫介导的 AIN 也可以是一些已知自身免疫性疾病的一部分，有时只有一些特点提示病因是免疫相关，但找不到确切的病因（表9-1）。

过敏性间质性肾炎

肾活检证实的 AIN 约占不明原因急性肾衰竭病因的不到15%，但是实际的发病率可能被明显低估。这是因为在还没有进行肾活检诊断 AIN 之前，对于一些有血肌酐水平升高的患者，常已经验性地停用了可疑的药物。

临床表现 AIN 的典型临床表现是，在使用青霉素或者其他 β-内酰胺类抗生素后7~10天，出现发热、皮疹、外周血嗜酸性粒细胞增高、少尿型肾衰竭，但典型的临床表现并不一定会出现。常常见到的临床表现是，突发的血肌酐水平升高或者出现急性肾衰竭的相关症状（第三章）。一些还会出现非典型的表现，特别是使用非甾体消炎药物（NSAID）所致的 AIN，常出现急性肾衰竭伴大量蛋白尿，而发热、皮疹、嗜酸性粒细胞增高少见。停药之后再次使用利福平可迅速出现严重的 AIN。表9-1中所列药物，比如质子泵抑制剂，或者少见于磺胺类及5-氨基水杨酸衍生物（美沙拉嗪、柳氮磺胺吡啶）和抗逆转录病毒药物，这些药物导致的 AIN 的临床表现可能更为隐匿，从而导致持续进展性的肾小管间质损伤。

诊断 不能解释的肾衰竭伴或不伴少尿，并且有可疑药物使用史则需要考虑 AIN 的诊断。外周血嗜酸性粒细胞增高可支持诊断，但是只在少部分患者中出现。尿常规检查可出现白细胞管型和血尿。尿中的嗜酸性粒细胞对于诊断 AIN 敏感性及特异性均较差。肾

表 9-1	肾小管间质性疾病的病因分类

急性肾小管间质性疾病

急性间质性肾炎

药物
- 抗生素（β-内酰胺类，磺胺类，喹诺酮类，万古霉素，红霉素，利奈唑胺，米诺环素，利福平，乙胺丁醇，阿昔洛韦）
- 非甾体消炎药，COX-2 抑制剂
- 利尿剂（噻嗪类少见，袢利尿剂，氨苯蝶啶）
- 抗癫痫药（苯妥英钠，丙戊酸钠，卡马西平，苯巴比妥）
- 其他（质子泵抑制剂，H_2 受体阻滞剂，卡托普利，美沙拉嗪，茚地那韦，别嘌呤醇，雷利度胺）

感染
- 细菌（链球菌，葡萄球菌，军团菌，沙门菌，布鲁菌，鼠疫，白喉杆菌）
- 病毒（EBV，CMV，汉坦病毒，多瘤病毒，HIV）
- 其他（钩端螺旋体，立克次体，支原体，组织胞质菌）

自身免疫性
- 肾小管间质性肾炎伴葡萄膜炎（TINU）
- 干燥综合征（Sjögren's syndrome）
- 系统性红斑狼疮
- 肉芽肿性间质性肾炎
- IgG4 相关性疾病
- 特发性自身免疫性间质性肾炎

急性梗阻性疾病
- 轻链管型肾病（"骨髓瘤肾病"）
- 急性磷酸盐肾病
- 急性尿酸盐肾病

慢性间质性肾炎
- 膀胱输尿管反流/反流性肾病
- 镰状细胞性贫血
- 慢性毒物接触或药物使用
- 止痛剂，特别是含非那西丁
- 锂中毒
- 重金属（铅，镉）
- 马兜铃酸（中草药，巴尔干肾病）
- 钙调神经磷酸酶抑制剂（环孢素，他克莫司）

代谢异常
- 高钙血症和（或）肾钙质沉着症
- 高尿酸血症
- 长期低钾血症
- 高草酸血症
- 胱氨酸病（第八章）

囊肿性及遗传性疾病（第八章）
- 多囊性肾病
- 肾单位肾痨
- 成人髓质囊肿病
- 髓质海绵肾

其他
- 年龄增长
- 慢性肾小球肾炎
- 慢性泌尿系梗阻
- 缺血及血管性疾病
- 放射性肾炎（少见）

缩写：CMV，巨细胞病毒；COX，环氧合酶；EBV，EB 病毒；HIV，人类免疫缺陷病毒

活检并不是诊断的必需检查，但可以确定肾间质及肾小管大量的包括嗜酸性粒细胞在内的粒细胞浸润。

治疗 过敏性间质性肾炎

停用可疑药物后一般肾功能可以恢复。肾功能的恢复取决于药物使用的时间、肾小管萎缩及间质纤维化的程度，部分肾功能可能不能完全恢复。使用糖皮质激素治疗有利于肾功能恢复，但可能不能改善远期预后。最好只对那些急需透析治疗的严重肾衰竭患者及停药后肾功能仍继续恶化的患者使用糖皮质激素治疗（图 9-1 和表 9-2）。

干燥综合征（Sjögren's syndrome）

干燥综合征是一种自身免疫性疾病，通常累及外分泌腺体，特别是泪腺及腮腺，导致眼干、口干等"干燥综合征"的临床表现。伴大量淋巴细胞浸润的肾小管间质性肾炎是干燥综合征的常见肾病变，并可能伴有远端 RTA、肾性尿崩症及中等程度的肾衰竭。血清学检查出现抗 Ro（SS-A）抗体及抗 La（SS-B）抗体阳性则强烈支持本病的诊断。相当一部分干燥综合征的患者有多克隆的高球蛋白血症。初始治疗可使用糖皮质激素，一部分患者需要使用硫唑嘌呤或者霉酚酸酯进行维持治疗以预防复发（图 9-1 和表 9-2）。

肾小管间质性肾炎伴葡萄膜炎（TINU）

TINU 是一种病因不明的系统性自身免疫性疾病。TINU 在所有 AIN 中占比少于 5%，女性的患病率超过男性 3 倍，起病的中位年龄约 15 岁。除了淋巴细胞浸润为主的间质性肾炎（图 9-2），其特征表现是疼痛性的前葡萄膜炎，通常累及双侧葡萄膜并伴有视物模糊及畏光表现。只有 1/3 的患者在肾病之前或同时出现眼部症状，因此可能导致误诊。其他的肾外表现包括：发热、食欲缺乏、体重减轻、腹痛和关节痛。出现上述症状的同时还伴有血肌酐水平升高、无菌性白细胞尿、中量蛋白尿、范科尼综合征表现和红细胞沉降率增快，则需要考虑本病。常见自身免疫性疾病的相关抗体的血清学检查通常为阴性，TINU 一般是一个排除性的诊断，即需要在排除其他可能导致葡萄膜炎及肾病的疾病（比如干燥综合征、白塞病、结节病、系统性红斑狼疮）之后，才能考虑诊断 TINU。在儿童，其临床症状通常是自限性的，但是成人后可能会复发。肾及眼部的病变对糖皮质激素治疗反应良好，可

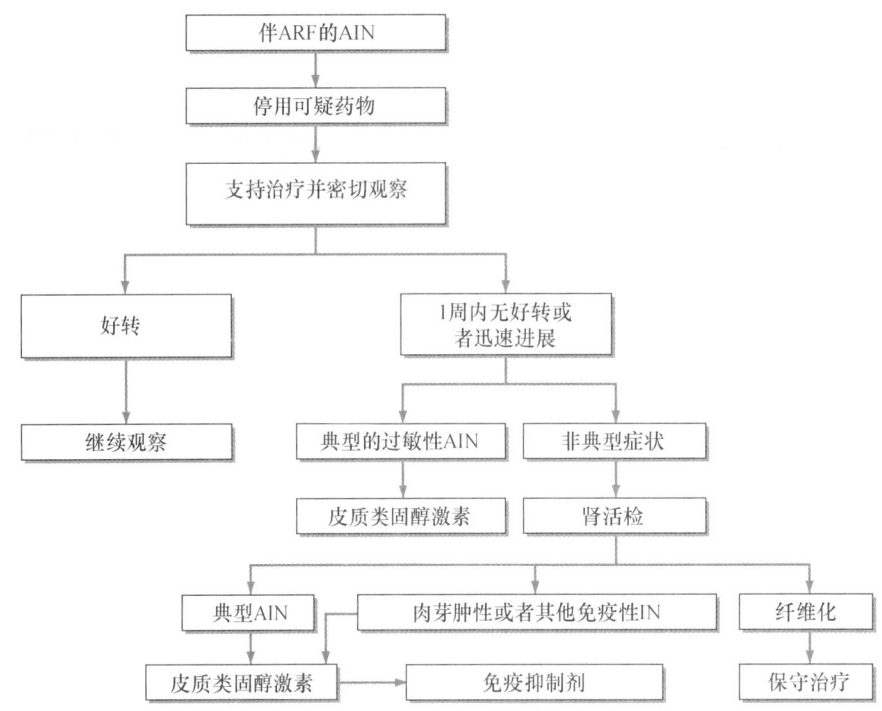

图 9-1 过敏性及其他免疫介导的急性间质性肾炎（AIN）的治疗流程图。ARF，急性肾衰竭；IN，间质性肾炎。再发及复发性 AIN 的免疫抑制剂治疗详见正文（*Modified from S Reddy，DJ Salant：Ren Fail 20：829，1998.*）

能需要使用甲氨蝶呤、硫唑嘌呤或者霉酚酸酯进行必要的维持治疗以预防复发（图 9-1 和表 9-2）。

系统性红斑狼疮

在Ⅲ或Ⅳ型狼疮性肾炎中通常肾小球损伤大多伴有单个核细胞浸润的间质炎症反应（第七章），约 50% 的病例中在肾小管基底膜伴有免疫复合物的沉积。但也有时是以肾小管间质炎症为主要病变，可能表现为氮质血症及Ⅳ型 RTA 而并不是肾小球肾炎。

表 9-2	间质性肾炎皮质激素及免疫抑制剂使用指征

绝对指征
- 干燥综合征
- 结节病
- SLE 间质性肾炎
- 成人 TINU
- 特发性及其他肉芽肿性间质性肾炎

相对指征
- 药物性或者特发性 AIN 伴有：
  快速进展性肾衰竭
  肾活检示大量细胞浸润
  需要透析治疗
  延迟恢复
- 儿童 TINU
- 感染后 AIN 伴延迟恢复（？）

缩写：AIN，急性间质性肾炎；SLE，系统性红斑狼疮；TINU，肾小管间质性肾炎伴葡萄膜炎

来源：Modified from S Reddy，DJ Salant：Ren Fail 20：829，1998.

肉芽肿性间质性肾炎

有些患者有 AIN 的表现但是病程迁延反复。这部分患者的肾活检病理呈现更慢性的炎性浸润改变，出现

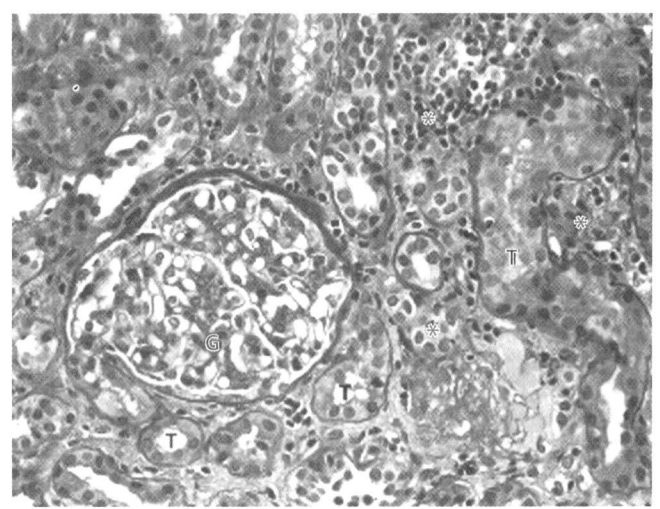

图 9-2（见书后彩图） 急性间质性肾炎（AIN）肾病理。患者临床表现为急性虹膜炎、低热、红细胞沉降率 103、尿液分析有白细胞尿及管型，伴近期发现血肌酐升高达 2.4mg/dl。静脉注射甲泼尼龙治疗后虹膜炎及 AIN 均改善。肾活检 PAS 染色显示肾间质单核细胞浸润（星号标记），肾小管间质水肿（T），而肾小球大致正常（G）。部分肾小管中有细胞碎片及浸润的炎症细胞。肾活检的上述病理改变与药物所致的 AIN 无法区别。PAS，碘酸雪夫

肉芽肿及多核巨细胞。这些患者并没有诊断明确的病因及相关疾病，但是部分患者可能有或逐渐出现结节病的肺部、皮肤及其他系统表现，如高钙血症。在进展至明显的肾间质纤维化及肾小管萎缩之前早期使用糖皮质激素治疗，大部分患者肾功能可改善（表9-2）。对于激素停药后复发的患者可能需要使用其他的免疫抑制剂（图9-1）。在开始治疗之前需要排除肾结核，因为肾结核也是一种罕见的能导致肉芽肿性间质性肾炎的疾病。

IgG4 相关性系统性疾病

IgG4 相关性系统性疾病可出现一种以大量 IgG4 阳性浆细胞炎性浸润为特征的 AIN。也可能会出现自身免疫性胰腺炎、硬化性胆管炎、腹膜后纤维化、慢性硬化性涎腺炎（类似于干燥综合征）等表现。在受累及器官中，最初的炎性浸润很快被纤维样损伤形成的假瘤取代，常常因为怀疑是真正的恶性肿瘤而需要活检或者切除。尽管 IgG4 在疾病的发病机制中的作用并未明确，但只要正确诊断，一线治疗使用糖皮质激素有效。

特发性 AIN

有些患者有 AIN 的典型临床及病理特征，但是却没有明确的药物接触史或者自身免疫性疾病的临床或者血清学检查异常。其中有些病例出现肾小管抗原的自身抗体，这种抗体类似于诱发间质性肾炎大鼠模型中的发现，提示可能自身免疫性反应参与了发病机制。特发性 AIN 和 TINU 及肉芽肿性间质性肾炎类似，对糖皮质激素治疗有反应，但是可能会有病情复发需要使用其他免疫抑制剂维持治疗（图9-1和表9-2）。

感染相关性 AIN

AIN 也是对微生物感染的局部炎症反应（表9-1），需要与急性细菌性肾盂肾炎鉴别。急性细菌性肾盂肾炎一般不会导致急性肾衰竭（第十三章），除非累及双肾或者导致败血症休克。现在，感染相关性 AIN 大多见于免疫抑制的患者，特别是多瘤病毒 BK 重新激活的肾移植患者（第六章）。

结晶沉积性疾病及梗阻性肾小管病

当各种类型的结晶沉积在肾小管细胞、肾间质或者结晶堵塞肾小管时，可发生急性肾衰竭。在使用磺胺嘧啶治疗弓形虫病、茚地那韦及阿扎那韦治疗 HIV、静脉注射阿昔洛韦治疗重症疱疹病毒感染的患者中，可出现少尿型急性肾衰竭伴有肾小管堵塞造成的腰痛。尿液检查可以发现"小麦束状"的磺胺嘧啶结晶、单一或平行排列的针尖样的茚地那韦结晶，或者红绿双折射针尖样的阿昔洛韦结晶。这些药物的副作用通常是容量不足导致的，补充液体并停药后可以恢复或好转。也有报道茚地那韦的晶体沉积可以造成明显的 AIN，而不是梗阻性疾病。

急性肾小管堵塞也是造成急性尿酸盐肾病患者少尿型肾衰竭的原因。这通常发生在淋巴或者骨髓增殖性疾病患者，使用细胞毒性药物治疗后由肿瘤溶解综合征造成的高尿酸血症，有时也可以发生在还开始治疗以前。在肾小管及集合系统沉积的尿酸结晶部分或者完全堵塞了集合管、肾盂或者输尿管。在尿液中可发现大量双折光的尿酸结晶，且与镜下或肉眼血尿相关。预防性使用别嘌呤醇可以减少发生尿酸性肾病的风险，但是一旦已经发生肿瘤溶解综合征则不能改善预后。一旦出现少尿，增加肾小管的灌注及碱化尿液有一定帮助，但是需要马上血液透析或者使用拉布立酶这样一种重组的尿酸氧化酶，来快速降低尿酸水平及促进肾功能恢复。

乙二醇中毒幸存、因回肠切除或者小肠旁路手术造成的肠道高草酸血症、遗传性高草酸血症的患者出现草酸钙结晶在肾小管细胞及肾间质沉积，可能造成永久性的肾功能不全（第十一章）。在使用磷酸钠盐泻药进行肠镜检查准备时，急性磷酸盐肾病是一种不常见但是非常严重的并发症。急性磷酸盐肾病是由于磷酸钙在肾小管及肾间质沉积引起的，在潜在肾功能受损或者低容量的患者中更容易发生。因此，在慢性肾病患者中应避免使用磷酸钠盐。

轻链管型肾病

多发性骨髓瘤患者在低血容量、感染、高钙血症，或者使用 NSAID、造影剂时可能发生急性肾衰竭。对于诱发因素纠正后肾功能仍不能恢复或者不能解释的急性肾衰竭的老年患者，需考虑诊断轻链管型肾病（LCCN），该病常被称为骨髓瘤肾病。

浸润的单克隆球蛋白轻链（本周蛋白）与远端肾小管分泌的 Tamm-Horsfall 蛋白在肾小管内形成聚合物。聚合物不仅堵塞了受累及肾单位的肾小管灌注，所形成的管型还能引起巨细胞或者异物反应，造成肾小管破裂，进一步导致肾间质纤维化（图9-3）。通常 LCCN 多发生在已诊断多发性骨髓瘤并且肿瘤负荷较重的患者，但是对于没有明确诊断骨髓瘤且存在单克

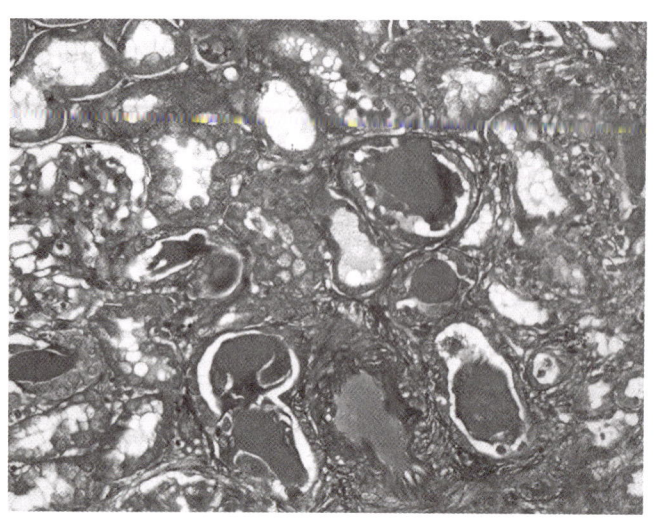

图 9-3（见书后彩图） 骨髓瘤管型肾病的病理改变。肾活检苏木素-伊红染色显示，萎缩的肾小管中充满嗜酸性的管型（由本周蛋白组成），管型周围有巨细胞反应（Courtesy of Dr. Michael N. Koss; University of Southern California Keck School of Medicine; with permission.）

隆免疫球蛋白血症的患者也需要考虑到 LCCN 诊断的可能。浸润的单克隆轻链即使没有造成肾小管堵塞，也能通过直接对近端肾小管细胞的毒性作用及细胞内结晶形成等造成其他较为不明显的肾病变。这些病变可能导致单纯的肾小管功能障碍，比如 RTA 或者出现完全的范科尼综合征的表现。

诊断 贫血、骨痛、高钙血症、低白蛋白血症及高球蛋白血症引起的阴离子间隙变小都是诊断的线索。尿试纸法可检测白蛋白但是不能检测免疫球蛋白轻链，随机尿实验室检测尿蛋白增加而尿试纸法检测阴性则高度提示尿中含本周蛋白。需同时送检血液及尿液标本进行蛋白免疫固定电泳检测，确定可能存在的单克隆条带。检测尿液及血液中的游离轻链是目前可以选用的敏感性好的方法。

治疗 轻链管型肾病

治疗的目标主要是纠正诱发因素，如低血容量、高钙血症，停用可疑的肾毒性药物，治疗原发浆细胞疾病。使用血浆置换清除轻链对于 LCCN 的治疗价值还存在争议。

淋巴瘤浸润肾

在因慢性淋巴细胞白血病及非霍奇金淋巴瘤死亡的患者中，尸检时常可以发现肾间质恶性 B 淋巴细胞浸润，但是，这大多是一个意外的发现。这种恶性 B 淋巴细胞的浸润罕见引起肾的增大及少尿型急性肾衰竭。尽管大剂量的糖皮质激素及后续的化疗通常能使肾功能恢复，但是这些患者损后通常较差。

慢性肾小管间质性肾炎

因为职业病保健及公共卫生保健对重金属的检测水平提高，并且非处方的含非那西汀的止痛剂被禁止销售，所以在北美洲，重金属特别是铅、镉引起的慢性间质性肾炎及止痛剂肾病的发病率明显下降。如今慢性肾小管间质性肾炎（CIN）则主要由肾缺血导致或者继发于原发性肾小球疾病（第七章）。其他重要的导致 CIN 的病因是遗传性的发育异常或疾病比如反流性肾病或者镰状细胞肾病。这些 CIN 可能在青少年或者成人后才被发现。已经造成的损伤几乎不能逆转，但是可以通过治疗肾小球性高血压来预防进一步的损伤或至少可以延缓损伤，肾小球高血压是导致继发性 FSGS 及肾功能进行性丢失的共同致病因素。因此，及早发现危险人群，能有助延缓其进展至终末期肾病（ESRD）。

膀胱输尿管反流及反流性肾病

反流性肾病是由膀胱输尿管反流（VUR）或者其他一些在儿童期早期就存在的泌尿系统异常所导致的。反流性肾病之前被称为慢性肾盂肾炎，被认为由儿童时期反复发生的泌尿系统感染（UTI）造成。VUR 是由于膀胱输尿管瓣膜异位或者不完整导致尿液从膀胱向一侧或两侧的输尿管及肾反向流动形成（图 9-4）。高压的无菌性的反流可能影响肾的正常生长，若在儿童期早期合并反复的 UTI，可引起灶状的肾间质瘢痕和肾小管萎缩。部分肾单位的功能丢失导致其余肾小球的肥大，最终导致继发性 FSGS。反流性肾病病情隐匿，往往在成人后的体检或者怀孕发现慢性肾病时才被发现。患病的成人常没有症状，但可能在儿童时期有曾经较长时间尿床或者反复 UTI 病史，可能出现肾功能不全、高血压、轻中度蛋白尿或尿沉渣无明显改变。如果双侧肾受累，常常即使没有现症的泌尿系统感染及反流，经过数年后也不可避免地进展至 ESRD。一侧肾受累除了有高血压的表现外可能不易被发现。成人肾超声检查可发现：轮廓不规则且不对称缩小的肾，皮质变薄，部分区域出现代偿性肥大（图 9-4）。

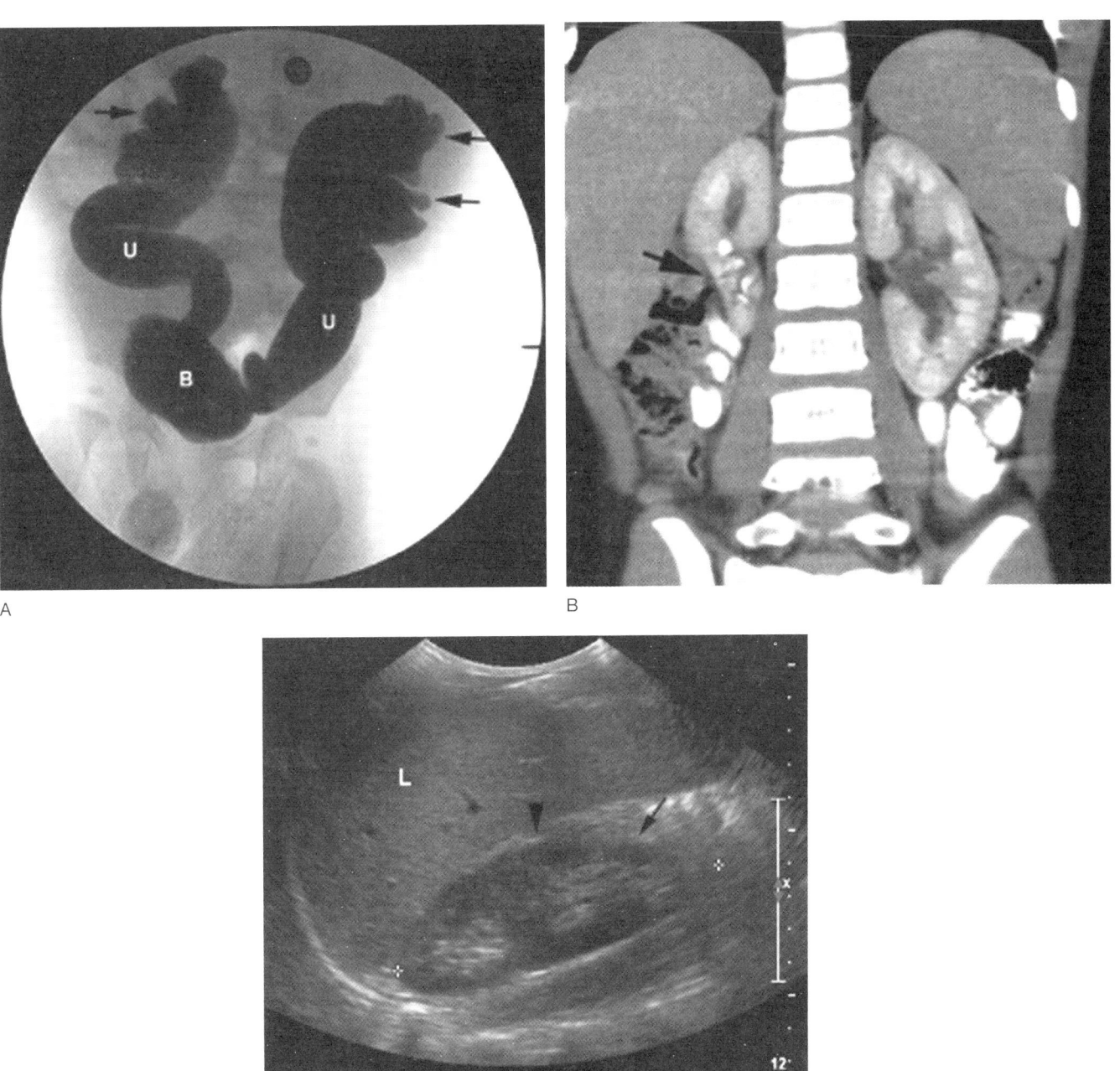

图 9-4 膀胱输尿管反流（VUR）及反流性肾病的影像学改变。A. 7 个月大婴儿双侧高度 VUR 的排尿期膀胱输尿管造影，显示棒状的肾盂（箭头）、连接膀胱（B）的输尿管（U）扩张扭曲。B. 一个儿童的腹部 CT 扫描（冠状面重建）显示，其右侧肾的下极有严重的瘢痕形成。C. 右侧肾的超声影像显示，肾下极因瘢痕形成而肾实质变薄（箭头线），而中部则出现肥大（箭头尖端）(Courtesy of Dr. George Gross, University of Maryland Medical Center; with permission.)

治疗 膀胱输尿管反流及反流性肾病

在儿童时期保持尿液无菌能限制肾的瘢痕化。对于存在持续大量反流的低龄儿童有行输尿管膀胱重新吻合手术的指征，可恢复正常功能，但是对于已经形成瘢痕的青少年或者成人，手术治疗效果欠佳，没有手术指征。使用血管紧张素转化酶抑制剂（ACEI）或血管紧张素受体阻滞药（ARB）或者其他药物强化降压治疗能有效减少蛋白尿，可能阻止进一步的肾功能受损。

镰状细胞肾病

镰状细胞肾病的发病机制及临床表现详见第十章。在肾单位显著丢失及继发性FSGS导致的蛋白尿发生数年之前，在儿童及青少年早期就可能出现因尿液浓缩功能受损及Ⅳ型肾小管酸中毒而造成多尿的肾小管受损的表现。及早发现这些潜在的异常或者当有镰状细胞病的儿童出现微量白蛋白尿时，则提示需要咨询肾内科医生和（或）使用小剂量的ACEI治疗。可能因镰状红细胞在相对低氧及高渗的髓质血管造成缺血性改变，出现肾乳头坏死，表现出肉眼血尿或者因缺血性肾乳头脱落造成尿路梗阻（表9-3）。

表9-3　肾乳头坏死的主要病因

止痛剂肾病
镰状细胞肾病
糖尿病合并泌尿系统感染
长期使用NSAID（少见）

缩写：NSAID，非甾体消炎药

与肾小球肾炎相关的肾小管间质病变

原发性肾小球病常伴有肾小管及肾间质的损伤。这可能是同样的病理机制损伤累及肾小球及肾小管间质，如狼疮性肾炎的免疫复合物的沉积。然而更为常见的是，慢性的肾小管间质病变是长期肾小球损伤的继发性改变。肾小球疾病导致肾小管间质损伤的可能机制包括：尿蛋白对小管上皮细胞的损伤，细胞因子及补体能激活肾小管细胞，特别是对于因严重肾小球肾炎造成全球硬化的肾小球，肾小管周围的血流灌注减少造成下游的肾小管间质缺血。这种情况下，对于晚期肾病的患者，通过肾活检来区分原发损伤的病因常常非常困难。

止痛剂肾病

止痛剂肾病常由于长期使用含西地那非（在美国自1983年已禁用）、阿司匹林、咖啡因成分的止痛剂造成。止痛剂肾病的典型表现是，因止痛剂在内髓质达到毒性浓度造成肾功能不全、肾乳头坏死（表9-3），CT可清楚显示肾变小及瘢痕形成伴有肾乳头钙化的影像改变（图9-5）。患者还可能出现尿浓缩功能障碍导致的多尿及肾小管受损导致的阴离子间隙正常的代谢性酸中毒。坏死的肾乳头脱落可造成输尿管堵塞形成肉眼血尿和输尿管绞痛。止痛剂肾病导致的ESRD

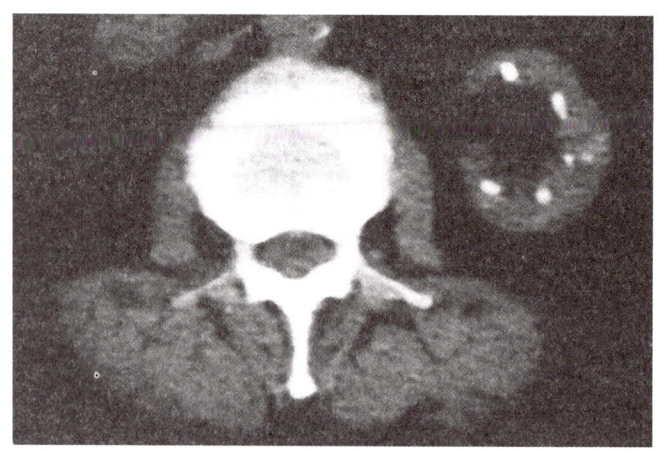

图9-5　止痛剂肾病的影像学改变。非增强的CT扫描显示左侧肾萎缩且肾乳头呈花环样钙化（Reprinted by permission from Macmillan Publishers, Ltd., MM Elseviers et al: Kidney International 48: 1316, 1995.）

患者与其他病因造成肾衰竭的患者相比，发生输尿管上皮恶性肿瘤的风险增加。近期的队列研究纳入基线肾功能正常的患者，发现中度慢性使用现在美国供应的止痛剂（包括对乙酰氨基酚及NSAID）并不会出现止痛剂肾病的表现，但是容量不足及慢性肾病的患者发生NSAID相关的肾毒性损害的风险增加。因此，大量使用对乙酰氨基酚及NSAID的人群仍需要筛查肾病。

马兜铃酸肾病

两种表面看似不相干的CIN，即中草药肾病及巴尔干肾病，最近因为其共同的致病因素——马兜铃酸而被联系在一起，现在被统称为马兜铃酸肾病（AAN）。最早是在20世纪90年代早期，在一位使用含中草药成分减肥药的年轻女性病情中描述了中草药肾病，其致病因素被认为是马兜铃酸，一种来自马兜铃属植物的致癌物质。许多马兜铃酸属的植物在传统草药处方中使用已经有几个世纪的历史了，除了部分国家已官方禁止使用外，在其他地区还仍在使用。巴尔干肾病是一种慢性间质性肾炎，主要发生在多瑙河流域的地区，最早是在20世纪50年代被描述的，分子机制提示马兜铃酸可能参与了巴尔干肾病的发生。当地的谷物产品可能被马兜铃酸属植物的种子污染，这是最可能的马兜铃酸的来源，尽管还不能完全确定。长期的马兜铃酸接触能产生寡细胞性的肾间质纤维化改变。尿沉渣的改变较轻微，很少有白细胞，只有轻度的蛋白尿。贫血可能与肾功能受损程度不成比例。AAN的确诊需要满足以下3条标准的2条：①肾活检的典型病理改变；②明确的马兜铃酸摄入病史；③在肾或者泌尿系统组织中发现马兜铃内酰胺-DNA的加合物。马兜铃内酰胺-DNA的加合物是马兜铃酸导致的DNA损伤的分子标志，典型的改变是由A：T到T：A的颠换组成。由于具有致基因突变活性，AAN与上尿路泌尿系统上皮肿瘤发生密切相关，且泌尿系统上皮肿瘤的发生风险与马兜铃酸的累积剂量相关。需要使用CT、输尿管镜、尿细胞学检查密切筛查相关肿瘤，一旦患者进展至ESRD，可考虑行双侧肾切除术。

巨核间质性肾炎

巨核间质性肾炎是一种不常见的缓慢进展性的慢性肾病，有轻度的蛋白尿、肾间质纤维化、肾小管萎缩、近端肾小管上皮细胞的细胞核异常增大。巨核间质性肾炎与 FAN1 的突变有关，FAN1 是一种参与DNA修复的核酸酶，携带 FAN1 突变基因的患者对环境的DNA损伤因子更加易感。

锂相关肾病

使用锂盐治疗躁狂-抑郁疾病可能产生许多肾的后遗症，最常见的是肾性尿崩症，表现为多尿及烦渴。锂通过上皮钠通道（ENaC）进入并蓄积于集合管的主细胞，抑制了糖原合成酶激酶3β，下调血管加压素调控的水通道蛋白。长期（超过10~20年）使用锂造成的慢性小管间质性肾炎则不那么常见，通常发生于反复锂浓度达到中毒浓度的患者。肾活检可发现与肾小球硬化及肾血管病变程度不匹配的肾间质纤维化、肾小管萎缩、少量淋巴细胞浸润，远端肾小管及集合管扩张和小囊性扩张则是锂相关肾病的典型表现。肾间质纤维化的程度与锂的使用时间长短及累积剂量有关。锂相关肾病的患者常常症状不明显，尿蛋白较少，尿白细胞非常少，血压基本正常。有些患者因为继发性FSGS而蛋白尿明显增多，可造成肾功能的进一步受损。

治疗 锂相关肾病

对于服用锂剂的患者需规律监测肾功能，对于有潜在肾病的患者要特别注意。使用阿米洛利抑制锂通过EnaC通道而预防及治疗锂造成的肾性尿崩症有效，但是阿米洛利是否能预防锂造成的CIN则还不清楚。当发现存在锂相关肾病时，为了阻止肾的继续受损而停用锂有时会很困难，因为锂是一种有效的情绪稳定剂，其他的药物不能完全替代锂。而且，即使停用锂，这些患者的慢性肾病通常是不可逆的，会缓慢逐渐进展至ESRD。最有效的方法是规律监测锂浓度，及时调整锂的剂量避免达到中毒浓度（最好＜1meq/L）。监测浓度对于肾功能下降而锂清除减少的患者尤其重要。对于有明显蛋白尿的患者，可使用ACEI或ARB治疗。

钙调神经磷酸酶抑制剂的肾毒性

钙调神经磷酸酶抑制剂（CNI）类免疫抑制剂，环孢素及他克莫司，可造成急性及慢性肾损伤。急性肾损伤是由于血管收缩或者血栓性微血管病等血管病变，或者肾小管中毒导致。慢性的CNI介导的肾损伤常见于实体器官移植的患者（包括心肺移植、肝移植），表现为缓慢但不可逆的肾小球滤过率下降、轻度蛋白尿、高血压。高钾血症也是常见的并发症，部分是由于肾小管对醛固酮的抵抗导致。肾组织的病理改变包括灶状的肾间质纤维化及肾小管萎缩，常呈"条带状"分布。肾内的血管常有透明样变性，也可见局灶性肾小球硬化。对于使用CNI治疗自身免疫性疾病的患者也可以出现类似改变，尽管通常其CNI的使用剂量比器官移植低。减少CNI的使用剂量或者避免使用CNI能延缓慢性肾小管间质的病变，但是可能会增加移植物排斥及失功能的风险。

重金属（铅）肾病

长期接触重金属，比如铅、镉，可导致慢性肾小管间质性病变。铅的公共卫生危害已非常清楚，大部分商业产品及燃料都进行了除铅处理，使得像铅这样的重金属的暴露接触已经大大降低，重金属肾病已经不常见。然而在一些工业管理相对不严格的国家，从事生产或者回收电池、清除含铅涂料、合金制造、电器制造（镉）的工人，依然存在重金属的职业暴露。饮使用含铅容器非法酿造的威士忌酒，已经成为接触铅的更常见途径。

慢性铅中毒的早期症状是近端肾小管功能障碍，特别是尿酸分泌功能下降后导致的高尿酸血症。"铅中毒性痛风"、高血压、肾功能不全的三联征提示医生需要特别询问铅接触史。然而，铅负荷的检测并没有验血那么直接容易，铅负荷的检测方法是使用驱铅药物治疗后检测尿中的铅含量，或者是骨骼的透视射线检查。近期的多项研究发现，慢性低剂量的铅暴露与肾功能下降有关。尽管铅暴露和肾功能下降都可能不是始动因素。对于CIN病因不明且全身铅负荷增加的患者，重复多次使用驱铅治疗可以延缓肾功能下降。

代谢异常

如果不治疗疾病导致的某些特定电解质或者代谢产物的异常增高或降低，将造成慢性肾病。

慢性尿酸盐肾病

现在使用别嘌呤醇及其他药物治疗痛风效果良好，表现为痛风性肾病的病理改变已经不常见，痛风性肾病不再具有较大临床意义，但仍是病理学的研究兴趣所在。但是，有证据表明高尿酸血症是慢性肾病发病的独立危险因素，可能的机制是通过损伤内皮。高尿酸血症、高血压、肾衰竭之间的复杂相互关系仍没有完全清晰。

如今，痛风性肾病主要发生于严重痛风石及遗传性嘌呤代谢异常而长期高尿酸血症的患者。这需要与青少年高尿酸血症肾病鉴别，青少年高尿酸血症肾病是因为尿调节素（UMOD）突变而形成的髓质囊性肾病（第八章）。痛风性肾病的具有鉴别性的病理改变是，在肾实质内有尿酸盐及单钠尿酸盐的结晶沉积。这些沉积物不仅引起肾内的梗阻，还刺激炎症反应，导致淋巴细胞浸润，有异物巨细胞反应，最终导致纤维化，特别是在肾髓质及肾乳头区域。因为痛风的患者常合并高血压及高脂血症，肾病理可见明显的肾小动脉的变性改变，肾小动脉的病变程度与其他的病理改变可不成比例。痛风性肾病是一种临床表现隐匿的慢性肾病。在起病的早期，除了肾髓质及肾皮质间质的形态改变、蛋白尿和尿浓缩功能减退之外，肾小球滤过率可能接近正常。使用别嘌呤醇及碱化尿液的治疗能预防尿酸结石及肾结石再发，但是这些治疗对于痛风性肾病的效果有限。而且，对于在无症状的高尿酸血症患者中使用别嘌呤醇治疗是否能改善肾功能，还没有一致性的证据。

高钙性肾病

原发性甲状旁腺功能亢进症、结节病、多发性骨髓瘤、维生素D中毒、恶性肿瘤骨转移等造成的慢性高钙血症可引起肾小管间质性疾病，进而发展至肾衰竭。最早的损伤是肾上皮细胞的局灶性变性，主要发生在集合管、远端肾小管及亨氏袢。肾小管细胞坏死将导致肾单位梗阻、肾内尿液的淤滞，促进局部钙盐的沉积和感染发生。最终导致肾小管扩张及萎缩、肾间质纤维化、单个核细胞浸润和肾间质钙沉积（肾钙质沉着症）。钙质也可能沉积在肾小球及肾小血管壁。

最明显的临床表现是尿浓缩功能障碍，因为集合管对精氨酸加压素的反应下降，亨氏袢对钠及氯的转运功能下降。急性及长期的高钙血症均可导致肾小球滤过率及肾灌注血流下降。最终，没有纠正的高钙血症导致了严重的肾小管间质损伤和明显的肾衰竭。腹部X射线照片可见到肾钙质沉着症及肾结石，肾结石的发生是因为高钙血症常伴有高尿钙症。

治疗包括降低血钙水平及纠正原发的钙代谢异常。急性高钙血症导致的肾功能不全可能完全可逆。但是，慢性高钙血症所致的逐渐进展的肾功能不全在钙代谢异常纠正后可能仍不能恢复。

低钾性肾病

长期滥用泻药及利尿剂、不明原因的呕吐、原发性醛固酮增多症所致的低钾血症可导致近端及远端肾小管细胞可逆性的空泡样变性。引起肾小管萎缩及囊样扩张、肾间质纤维化，最终导致不可逆性的慢性肾病。及时纠正低钾血症能防止肾病进展，但如果低钾血症持续则能可能进展至ESRD。

全球前瞻

急性及慢性间质性肾炎的病因分布在全球存在巨大差异。在没有禁用含西地那非成分止痛剂的国家，仍可以见到止痛剂肾病的发生。管理不严的中草药中可能含有掺假成分，可能有导致中毒性间质性肾炎的风险，而含有马兜铃酸成分的草药减肥药则更加剧了导致中毒性间质性肾炎的风险。食物受到毒素污染仍然也是一个持续的危险因素，比如近期关于婴儿配方奶粉含三聚氰胺导致肾结石、急性肾衰竭的新闻。在广泛使用传统草药的许多亚洲国家，仍存在大范围的马兜铃酸接触。尽管在发达国家，由铅及镉的工业暴露导致的慢性间质性肾炎已经大大减少，但是在铅及镉的工业暴露管理较薄弱的地区，铅及镉的工业暴露仍是中毒性肾损害的危险因素。慢性肾病的新的地方性表现形式仍持续被发现，比如在中美洲环太平洋海岸从事种植业的劳动者中发现了一种肾病，该肾病的发生可能与反复的热暴露及体液丢失有关。

第十章 肾的血管性疾病
Vascular Injury to the Kidney

Nelson Leung，Stephen C. Textor
（李伟 译 郭群英 审校）

肾血液循环的结构复杂并具有其特征性，包括位于皮质的高灌注的肾小球毛细血管网和与之毗连的髓质的低灌注的直小血管。累及肾大血管的疾病，包括肾动脉狭窄和动脉粥样硬化栓塞性疾病，相关内容可参见《哈里森内科学（第19版）》其他部分。本节着重于讨论肾微血管的原发性疾病，其多与血栓形成和溶血有关。

血栓性微血管病

血栓性微血管病（thrombotic microangiopathy，TMA）以内皮细胞受损为特征，主要表现为小动脉和毛细血管上的内皮细胞增厚、肿胀及剥脱。血小板和透明血栓导致的部分或完全堵塞是TMA具有的组织病理改变。TMA通常是由微血管病性溶血性贫血（microangiopathic hemolytic anemia，MAHA）所致，血小板减少和破碎红细胞是MAHA的典型特征。TMA典型的肾病理改变为毛细血管内皮细胞肿胀（内皮细胞溶解）、纤维蛋白血栓、血小板性血栓、动脉内膜纤维化和膜性增生性肾炎样病变。纤维蛋白性血栓可延伸至肾小球血管极内，导致肾小球塌陷甚至皮质坏死。肾在急性TMA恢复期仍可能发展为继发的局灶节段性肾小球硬化。TMA可能导致的疾病包括：血栓性血小板减少性紫癜（thrombotic thrombocytopenic purpura，TTP）、溶血性尿毒症综合征（hemolytic-uremic syndrome，HUS）、恶性高血压、硬皮病肾危象、抗磷脂综合征、先兆子痫/HELLP综合征（溶血、肝损害、血小板减少）、HIV感染以及放射性肾病。

溶血性尿毒症综合征/血栓性血小板减少性紫癜

经典的微血管病性溶血性贫血主要是指HUS和TTP。传统上主要根据临床表现和流行病学特点区分两类疾病。TTP主要发生于成人，神经系统症状更为常见。HUS则多见于儿童，与出血性腹泻关系密切。然而，非典型的HUS（atypical HUS，aHUS）亦可在成年期首次发病，而研究显示HUS的神经系统累及与TTP同样多见。因此，应根据病理生理特点来鉴别和治疗HUS和TTP。

溶血性尿毒症综合征 HUS泛指一组以微血管病性溶血性贫血并伴有肾功能损害为特征的综合征。目前存在至少4种临床类型。最常见的临床类型是产志贺毒素大肠埃希菌（STEC）相关HUS，又被称为D^+ HUS或肠出血型大肠埃希菌（EHEC）相关HUS。本病好发于年龄小于5岁的儿童，但2011年北欧发生一起出血性痢疾暴发提示成人亦是HUS的易感人群。超过80%的患者在MAHA发生前1周内有腹泻，且常为血性腹泻。患者腹部绞痛、呕吐症状常见，而少见发热。患者常可出现神经系统症状，包括言语障碍、反射亢进、视物模糊、记忆缺失、脑病、持续言语、失写症等，在成人患者中尤为显著。病情严重者可出现癫痫和脑梗死。志贺毒素（Stx1和Stx2），又被称为Verotoxins，可导致STEC相关HUS发生。这些毒素是由某些大肠杆菌和志贺痢疾杆菌菌株产生的。大肠杆菌O157：H7是美国和欧洲最常见的菌株，但其他大肠杆菌血清型（如O157/H^-、O111：H^-、O26：H11/H^-、O145：H28和O104：H4）也可引起HUS。Stx进入血循环后，与在肾微血管细胞上广泛表达的糖脂表面受体Gb_3结合。该毒素与受体结合后进入细胞，刺激炎症因子[白介素8（IL-8）、单核细胞趋化蛋白1（MCP-1）和基质细胞衍生因子（SDF-1）等]分泌和趋化因子受体（CXCR4和CXCR7）激活，从而导致血小板聚集和微血管病的发生发展。肺炎链球菌也可引起HUS。某些肺炎链球菌菌株可产生神经氨酸酶，可酶解血小板和内皮细胞表面的N-乙酰神经氨酸，使其覆盖的Thomsen-Friedenreich抗原暴露。这些自然隐藏的抗原暴露后刺激IgM产生，从而引起严重的MAHA表现。

非典型HUS是由先天性补体系统调节异常所致的。此型患者补体旁路途经过度激活，故以血清C3降低和C4正常为特征。H因子缺陷作为该型患者最常见的补体调节蛋白缺陷，与家族性aHUS相关。H因子通过与B因子竞争来阻止C3bBb复合物的形成，还可作为I因子的辅助因子来降解C3b。目前已发现超过70个H因子编码基因的突变。大部分的突变为错义突变，可导致异常的C末端产生，从而影响H因子与C3b结合，其血清浓度并不受影响。其他的突变则可引起H因子水平下降或者完全缺乏。亦有文献报道其他的补体调节蛋白缺陷，诸如I因子、B因子、膜辅助蛋白（CD46）、补体C3、补体因子H相关蛋白

（CFHR1、CFHR3 和 CFHR5）以及血栓调节蛋白。此外，还发现一种与自身免疫变异有关的 aHUS。DEAP（deficient for CFHR protein and positive for factor H autoantibody）HUS 由抗 H 因子自身抗体所致。DEAP HUS 与编码 CFHR1 和 CFHR3 的染色体片段（84kb）缺失相关。抗 H 因子自身抗体可阻断 H 因子与 C3b、C3 转化酶的结合。

血栓性血小板减少性紫癜 TTP 的典型临床表现为：微血管病性溶血性贫血、血小板减少、神经系统异常、发热和肾损害，通常被称为五联征。由于血浆蛋白酶 ADAMTS13（一种整合素及金属蛋白酶及 1 型血小板反应蛋白）缺乏或者活性显著减低（<5%~10%），导致血管性假性血友病因子（von Willebrand factor，vWF）的大分子 vWF 多聚体聚集。这些超大分子多聚体可形成血栓和剪切红细胞，从而导致 MAHA。然而，单纯 ADAMTS13 缺乏可能并不能致使 TTP 的发生。多数 TTP 由感染、手术、胰腺炎、怀孕等因素诱发。

俄克拉荷马州 TTP 登记处数据显示美国 TTP 发病率约为 11.3/10 万人，中位发病年龄 40 岁。黑种人的发病率超过非黑种人的 9 倍以上。与系统性红斑狼疮类似，女性发病率高于男性患者近 4 倍。如未经治疗，TTP 死亡率可超过 90% 以上。即使予以现代的治疗措施，仍有 20% 患者在第 1 个月内死于微血管血栓形成的并发症。

典型的 TTP，即特发性 TTP，通常是由于 ADAMTS13 缺乏所致。而 TTP 常继发于感染、恶性肿瘤和严重炎症（如胰腺炎），此时 ADAMTS13 的活性往往并没有降低。特发性 TTP 患者可产生抗 ADAMTS13 的自身抗体（IgG 或 IgM 型），其能增加 ADAMTS13 清除或抑制其活性。Upshaw-Schülman 综合征是一种以先天性 ADAMTS13 缺乏为特征的遗传性疾病。患者可在出生后数周内起病，也可能在若干年后才出现症状。环境和遗传因素均可影响 TTP 的进展。血浆置换是预防和治疗该病的有效措施。

多种药物可诱导 TMA 的发生，比较明确的有：某些化疗药物、免疫抑制剂、抗血小板药物和奎宁。主要通过两种不同的机制引起 TMA。化疗药物（如丝裂霉素 C 和吉西他滨）和免疫抑制剂（如环孢菌素、他克莫司和西罗莫司）主要直接损害内皮细胞（病理特点与 HUS 相似）致使 TMA 发生。此效应常呈药物剂量依赖性。另外，药物诱导产生的自身抗体也可导致 TMA。此效应呈药物剂量非依赖性，常出现在既往有接触史，此次单剂应用某类药物后。噻氯匹定相关的 TTP 与药物诱导抗 ADAMTS13 自身抗体产生有关，但在氯吡格雷相关的 TTP 患者中，少于 50% 的患者存在 ADAMTS13 缺乏。奎宁可诱导人体产生针对粒细胞、淋巴细胞、内皮细胞和血小板表面 I bB/IX、II b/III a 糖蛋白的自身抗体，但不产生抗 ADAMTS13 抗体。奎宁相关 TTP 在女性中更为常见。此外，有报道发现抑制血管内皮生长因子的药物，如贝伐单抗，也可诱导 TMA 的发生，但具体机制尚未完全明确。

治疗 HUS/TTP

治疗方案的选择应基于病理生理学特点。自身抗体介导的 TTP 和 DEAP 相关 HUS 对于血浆置换或血浆去除术治疗反应良好。采用新鲜冰冻血浆进行血液置换，不但可清除各种自身抗体，而且可替换 ADAMTS13。每天两次的血浆置换联合长春新碱加利妥昔单抗的治疗方案，可能对难治性 TTP 病例有效。对于 Upshaw-Schülman 综合征患者可通过血浆输注来补充 ADAMTS13。若需要更多的血浆输注量，应考虑选择血浆置换。血浆置换对于药物引起内皮受损所致的 TMA 无效，此时应停止使用该药物并积极支持治疗。与之类似，对于 STEC 相关 HUS 患者也应予以支持治疗，血浆置换对此类患者治疗无效。使用抗胃肠动力药物和抗生素增加儿童 HUS 发病的风险，但最近研究发现阿奇霉素可减少成人的患病持续时间。依库珠单抗是一种重组人抗补体 C5 单克隆抗体，已经被批准用于治疗 aHUS——在还需要继续治疗的情况下。血浆输注或血浆置换可替换补体调节蛋白，对 aHUS 治疗可能有效。对于神经氨酸酶相关 HUS 患者，应使用抗生素和输注洗涤红细胞，血浆去除术也可能有效。但应避免对此类患者输注血浆或全血，因其含有的 IgM 抗体可能会加重 MAHA。此外，有文献报道存在同时缺乏 H 因子和 ADAMTS13 的 TMA 类型。该类型 TMA 往往对于血浆灌注治疗反应欠佳，治疗困难。

造血干细胞移植相关 TMA

造血干细胞移植术（hematopoietic stem cell transplantation，HSCT）后可并发造血干细胞移植相关 TMA（HSCT-TMA），发生率约为 8.2%。其病因包括强烈预处理、免疫抑制剂治疗、感染和移植物抗宿主病。女性和人类白细胞抗原（human leukocyte antigen，HLA）不匹配的供体移植是其危险因素。

HSCT-TMA 多发生于 HSCT 术后 100 天内。表 10-1 列出了目前主要应用于临床试验的 HSCT-TMA 诊断标准。HSCT 后患者普遍存在血小板减少、贫血和肾功能不全表现，故诊断常存在困难。此病 HSCT-TMA 预后较差，3 个月内死亡率可达 75%。多数患者的 ADAMTS13 活性大于 5%，血浆置换仅对少于 50% 患者有效。停止使用钙调神经磷酸酶抑制剂，并改用达珠单抗（抗 IL-2 受体的单克隆抗体），是目前推荐的治疗方案。利妥昔单抗和去纤苷治疗也可能有效。

表 10-1 造血干细胞移植相关微血管肾损伤诊断标准

国际工作小组标准	血液及骨髓移植临床试验联盟毒性委员会标准
外周血破碎细胞>4%	外周血涂片中每高倍镜视野至少出现 2 个破碎红细胞
新出现、延长或进行性血小板减少症	LDH 升高
LDH 突然、持续升高	直接、间接 Coombs 试验阴性
血红蛋白下降或输血量增加	无法用其他原因解释的肾功能不全和（或）神经系统异常
血清结合珠蛋白降低	

注释：这些特点强调伴随肾功能下降时应明确是否合并溶血和血小板减少症
缩写：LDH，血清乳酸脱氢酶

HIV 相关 TMA

HIV 相关 TMA 作为 AIDS 的并发症之一，主要发生在高效抗逆转录病毒治疗被广泛使用前。此症可见于 CD4 T 淋巴细胞数目减少的晚期 AIDS 患者，还可能是 HIV 感染的首发症状。合并 MAHA、血小板减少及肾衰竭表现提示本病，但由于 HIV 感染也可能存在其他肾疾病，故确诊此病依靠肾活检。部分患者因血小板减少可能无法行肾活检。尽管 HIV 可诱导内皮细胞凋亡，但本型血管损伤的机制尚未完全明确。患者 ADAMTS13 的活性无下降，合并巨细胞病毒感染可能是其危险因素。有效的抗病毒治疗是治疗关键，血浆置换仅适用于有 TTP 证据的患者。

放射性肾病

无论局部或全身辐射均可导致微血管病性损伤。肾作为全身对放射线最敏感的器官之一，当照射量达到 4~5Gy 即可出现损伤。主要表现为在接受射线照射后 6 个月或以上，出现肾功能不全、蛋白尿和高血压。肾活检提示典型的 TMA 损害，累及肾小球、肾小管和血管细胞，而少见 MAHA 表现。由于该病在接受异种造血干细胞移植后发生率高，故常被诊断为骨髓移植相关肾病。本症无特异性治疗，但有观察性研究报道 RAS 阻滞药治疗可能有效。

硬皮病（进行性系统性硬化）

受累广泛的硬皮病患者中，肾普遍受累（可高达 52%），其中 20% 为硬皮病肾危象（scleroderma renal crisis）引起。硬皮病肾受累的其他表现还包括短暂性（肾前性）或药物介导的急性肾损伤（如青霉胺、非甾体消炎药或环孢菌素）。硬皮病肾危象发生于约 12% 弥漫性硬皮病和 2% 局限性硬皮病患者。硬皮病肾危象是硬皮病累及肾最严重的表现，以出现急进性高血压、肾功能快速下降、大量蛋白尿、血尿为特征。随着血压快速升高还可能伴有视网膜病变和高血压脑病。水钠潴留和大血管损伤可导致肺水肿。心脏受累表现，如心肌炎、心包炎和心律失常，往往提示预后不良。尽管超过一半的患者存在 MAHA，但凝血功能障碍少见。

硬皮病肾危象病理改变以弓状动脉内膜、中层增殖病变伴血管腔狭窄为主要特征。这种病变被称为"洋葱皮样"改变，并可因血流减少伴有肾小球塌陷。硬皮病肾危象与恶性高血压在组织学上难以分辨，二者也可并存。纤维素样坏死和血栓形成常见。在血管紧张素转化酶抑制药（ACEI）应用之前，肾危象发生 1 个月内死亡率可超过 90%。应用 ACEI 使死亡率下降至 3 年死亡率为 30%。接近 2/3 的肾危象患者可能需要透析治疗，其中约 50% 患者肾功能可恢复（中位时间 1 年）。有文献报道，在硬皮病患者中存在与抗中性粒细胞胞质抗体和系统性红斑狼疮相关的肾小球肾炎及血管炎。斑点型抗核抗体与抗 RNA 聚合酶 I、III 抗体存在关联。检测抗 U3 核糖核蛋白抗体可能有助于筛查肾危象高危的年轻患者。相反，抗着丝点抗体阴性有助于预测该病不会发生。由于硬皮病肾危象可与其他自身免疫性疾病重叠，对于有不典型肾损害表现，尤其无伴高血压的患者推荐予肾活检以辅助诊断。

硬皮病肾危象患者如无禁忌证应首选 ACEI 治疗。ACEI 的治疗目标是收缩压、舒张压每 24h 分别下降 20mmHg、10mmHg，直到血压降至正常水平。当 ACEI 使用量已达最大剂量，血压控制尚未达标时，可能需要加用其他类别的抗高血压药物。ACEI 和 ARB 均对该病有效，但现有证据提示 ACEI 效果更胜一筹。单独使用 ACEI 并不能预防肾危象的发生，但其可有效降低血压。在欧洲，伊洛前列素静脉注射被用于控制血压和提高肾血流灌注。由于可能存在肾功能恢复延迟，不推荐患者在开始透析后的2年内接受肾移植手术。

抗磷脂综合征

抗磷脂综合征可为原发性或继发于系统性红斑狼疮。该病以抗磷脂抗体介导的全身动静脉血栓形成和产科并发症为特征。抗磷脂抗体主要指抗心磷脂抗体（IgG型、IgM型及IgA型）、狼疮抗凝物和抗β2糖蛋白Ⅰ抗体（antiβ2GPI）。抗心磷脂抗体和antiβ2GPI同时存在的患者发生栓塞的风险最高。肾血管是其最常见的受累组织。弓状动脉和小叶间动脉常可见动脉硬化。在小叶间动脉中，常可见纤维性内膜过度增生伴洋葱皮样改变，这种过度增生是由大量成纤维细胞性内膜细胞增殖和细胞外基质沉积形成的。在超过2/3的病理标本中可见动脉和小动脉存在纤维性和纤维细胞性栓塞。血管栓塞可能会导致肾皮质坏死或局灶皮质萎缩。肾病理活检常可见TMA改变，尽管常不伴MAHA和血小板消耗表现。TMA在突变型抗磷脂综合征（catastrophic variant of antiphospholipid syndrome）中尤其多见。在继发性抗磷脂综合征中，可见其他的肾小球病变，如膜性肾病、微小病变型肾病、局灶节段性肾小球硬化和寡免疫复合物性新月体型肾小球肾炎。

抗磷脂综合征可累及大血管，如在肾动脉近开口处形成血栓。当狼疮抗凝物阳性的患者出现大量蛋白尿时，需谨防肾静脉血栓形成可能。可进展为终末期肾衰竭，并可能在血管通路中或移植肾中形成血栓。患者普遍存在高血压。本病需终身应用抗凝治疗。激素或对于进展性高血压治疗有效。免疫抑制剂和血浆置换可能对于突变型抗磷脂综合征有效，但并不能减少再发血栓形成。

HELLP综合征

HELLP（hemolysis, elevated liver enzymes, low platelets, HELLP）综合征是一种与微血管损伤相关的严重妊娠并发症。HELLP综合征在总孕妇人群和重度先兆子痫前期患者中发病率分别为0.2%～0.9%及10%～20%，死亡率为7.4%～34%。主要发生在妊娠末3个月，约10%发生在前27周内，30%在产后出现。尽管HELLP综合征与先兆子痫关系密切，但接近20%患者发病前并没有发现先兆子痫。其危险因素包括异常胎盘、HELLP家族史和胎儿FLT1（血管内皮生长因子受体1）和endoglin的mRNA的高水平表达。与单纯先兆子痫患者相比，HELLP患者有较高的炎症标志物（CRP、IL-1Ra、IL-6）和可溶性HLA-DR水平。

约50%HELLP患者可发生肾功能不全，但病因尚未明确。少量研究提出先兆子痫和急性肾小管坏死共同参与了肾功能不全的发生发展。肾病理结构可见TMA改变，如内皮细胞肿胀、毛细血管管腔闭塞，但通常无管腔内血栓。但血栓在重度子痫和HELLP综合征中更为多见。虽然肾功能不全普遍存在，但此综合征以肝受损更为显著。包膜下肝血肿可自发破裂危及生命。其他潜在的危及生命的并发症包括神经系统并发症如脑梗死、大脑及脑干出血和脑水肿等。非致命性的并发症包括胎盘早剥、永久性视力丧失（Purtscher样视网膜病变所致）、肺水肿、出血和胎儿死亡。

HELLP综合征和MAHA有较多共同的特征。妊娠也可诱发aHUS和TTP，因此在诊断HELLP综合征时应注意鉴别。而抗磷脂综合征患者发生HELLP综合征的风险较高。怀孕前有MAHA的病史对该病具有诊断意义。患者血清ADAMTS13活性可下降（30%～60%），但仍高于TTP患者水平（<5%）。测定LDH与谷草转氨酶（AST）的比值可能有助于诊断此病，HELLP综合征和先兆子痫患者LDH/AST约为13:1，而无先兆子痫患者为29:1。其他可能有助于鉴别的标志物包括抗凝血酶Ⅲ和D-二聚体。HELLP中前者下降，后者升高，而TPP中二者水平正常。HELLP患者通常在分娩后可自行缓解，虽然有一小部分患者产后发病。糖皮质激素或可减低炎症指标，尽管两个随机对照试验表明激素应用并未改善疗效。若激素治疗无效的溶血和（或）分娩后仍反复出现溶血，可考虑予以血浆置换，尤其在未能排除TTP的情况下。

镰状细胞肾病

镰状细胞病并发肾病变是由于肾髓质的直小血管闭塞所致。在低动脉血氧分压和高渗透压情况下，血红蛋白S聚集和红细胞镰状改变。肾受累表现为低渗尿、血尿及肾乳头坏死。此时肾将通过调节前列腺素介导肾血流量和滤过率增加。这种对前列腺素的依赖，可能解释与其他患者比较，此型患者服用非甾体消炎药后肾小球滤过率下降程度更为显著。肾小球通常增大，镰状细胞在毛细血管内被破坏和吞噬，可引起膜增生性肾小球肾炎样病变，严重时可见局灶节段性肾小球硬化。20%～30%患者有蛋白尿，出现肾病范畴的蛋白尿和肾功能衰竭的进展有关。ACEI的应用可减少蛋白尿，尽管缺乏证据支持此对肾功能具有保护作用。镰状细胞病患者容易发生急性肾衰竭，这被认为与非创伤性横纹肌溶解、高热、感染和全身镰状细胞形成所引起的微血管阻塞有关。12%～20%患者表现为慢性肾病。尽管镰状细胞病患者肾受累多见，但少见伴有高血压。

肾静脉血栓

肾静脉血栓患者可表现为患侧腰肋疼痛、腹部压痛、血尿、肾功能快速下降和蛋白尿，也可无明显临床症状。在诊治肺栓塞时偶见肾静脉血栓。左侧肾静脉血栓多见，2/3病例表现为双侧血栓。其病因可分为三大类：血管内皮损伤、静脉血流淤滞和血液高凝状态。高尿酸血症、血管内介入治疗和手术等可引起血管内皮损伤。脱水是导致儿童血流淤滞的常见原因，在男性患者中也较为多见。腹膜后病变，如腹膜后纤维化和肿瘤，也可挤压和扭转肾静脉致使血流淤滞。抗磷脂综合征患者可于包括肾静脉在内的肾血液循环各处形成血栓。肾病综合征，尤其是膜性肾病导致血液处于高凝状态，可促进肾静脉血栓形成。其他较为少见的与血液高凝状态有关的病因包括：蛋白C/S和抗凝血酶缺乏、凝血因子V Leiden突变、播散性恶性肿瘤、口服避孕药等。

多普勒超声检查可用于诊断肾静脉血栓，其比单纯超声检查更为敏感。CT血管造影的敏感度可接近100%。也可选择磁共振血管造影（MRA），但费用更昂贵。肾静脉血栓需进行抗凝治疗和积极治疗血栓形成的潜在原因。重症者可考虑予以血管内溶栓。肾切除仅适用于伴有危及生命并发症的患者。在腔静脉内放置滤网可防止血栓脱落、迁移。

第十一章　肾结石
Nephrolithiasis

Gary C. Curhan
（艾珍　译　李明　审校）

肾结石，又称为肾石病，是一种常见的疾病，治疗费用高。每年，数十亿美元投入在肾结石相关的医疗活动中，其中大多数支出用于已有结石的外科治疗。

小结石可能是由上尿路致结石因素结晶形成，随后可以移动至输尿管，从而引起肾绞痛。虽然肾结石很少致命，但是经历过肾绞痛的患者都称之为他们所经历过的最严重的疼痛。尽管基于临床建议的证据不如预期强，大多数专家认为通过细致的诊断和针对性的建议可以预防绝大多数类型结石的复发。预防治疗可能是终身的；因此，对肾结石的深入了解必然预示着最适合和最为患者所接受的个体化干预的实施。

肾结石存在着多种类型。鉴别结石类型有着重要的临床意义，预示着预后以及最优预防方案的选择。草酸钙结石是最常见的一种（约75%），其次分别是磷酸钙结石（约15%）、尿酸盐结石（约8%）、鸟粪石（约1%）及胱氨酸结石（<1%）。许多结石是由混合类型的晶体（比如草酸钙与磷酸钙）组成，并且在结石中含有蛋白质。比较罕见的是，有些结石是由药物成分组成，比如阿昔洛韦、茚地那韦和氨苯蝶啶。

感染性结石，如果没有得到适当的处理，将会产生灾难性的后果，导致终末期肾病。对执业医师进行预防结石复发及控制其发病率的策略的教育十分必要。

流行病学

肾结石是一种全球性的疾病。相关数据显示出其发病率逐年增加，可能是由于生活习惯的西方化引起（比如饮食改变和体重指数增加等）。国家健康与营养调查研究2007年至2010年的数据预示，多达19%的男性和9%的女性在他们一生中将至少出现一次结石。黑种人中的发病率要比白种人低50%左右。肾结石的发病率（即以往无结石的人出现第一块结石的概率）随着年龄、性别和种族的不同而不同。在白种人男性中，40岁的年发病率约3.5/1000，而70岁时降到2/1000左右。在30至39岁年龄段的白种人女性中，其年发病率约为2.5/1000；在50岁以后，该数据降至1.5/1000左右。除了肾结石相关的医疗费用，肾结石也具有实质性的经济影响，因为患者经常处于工作年龄段。一旦患者有过结石，预防复发是至关重要的。已发布的复发率因其定义和诊断方法的不同而有差别。一些报告依赖于症状，而其他的则基于影像学。大多数专家认为，即使新的第二块结石尚未引起症状，它的影像学证据也应当被视为结石复发。

相关的疾病状况

肾石病是一种系统性的疾病。结石容易在一些情形下形成，包括胃肠道吸收不良（如克罗恩病、胃分流术)、原发性甲状旁腺功能亢进症、肥胖、2型糖尿病以及远端肾小管性酸中毒。许多其他的疾病状况更有可能发生在有肾结石病史的人群中,包括高血压、痛风、胆结石、骨矿物质密度降低和慢性肾病。

髓质海绵肾(MSK)是根据解剖学特征描述的一种疾病,其患者经常有代谢方面的异常,如尿钙水平偏高,尿枸橼酸水平偏低,更容易形成磷酸钙结石。由于静脉尿路造影术现在很少使用,海绵肾的诊断变少。幸运的是,海绵肾的诊断不影响肾结石的评估及治疗建议。因此,暂没有必要去追问肾结石的诊断。

尽管肾结石并不直接导致上尿路感染,存在结石阻塞的泌尿系统感染是泌尿外科的急症,需要紧急干预来恢复尿路通畅。

发病机制

将尿液看成一种复杂溶液有助于对晶体形成过程进行思考。临床上一个有用的概念是过饱和(组分浓度积超过溶度积常数)。然而,尽管大多数人的尿液中有一种或多种晶体是过饱和的,结晶抑制剂防止大多数人体内持续形成结石。临床上最重要的含钙结石抑制剂是尿枸橼酸。尽管过饱和度是一个计算值(不是直接测量值),不能完全预测结石的形成,但它综合了24h收集的尿液中多种成分的测量,是一个实用的指标。

最近的研究改变了结石形成起始部位的范式。对结石患者的肾活检发现了肾间质中的磷酸钙。推测磷酸钙延伸至乳头并通过乳头上皮细胞侵蚀,为草酸钙和磷酸钙的晶体沉淀物提供了场所。大多数草酸钙结石长在位于肾乳头上方的磷酸钙上(兰德尔斑块)。因此,结石可能在被临床检测识别出来的多年前就开始形成了。肾间质结石沉积的过程正在积极调查研究中。

风险因素

肾结石的风险因素可归类为饮食、非饮食,或者尿液相关。这些风险因素因结石类型及临床特性不同而不同。

饮食风险因素 结石患者经常改变他们的饮食,因此,评估饮食的回顾性研究可能会被记忆偏差所阻碍。一些研究经常使用计算的过饱和度来调查饮食和尿液中致结石成分变化的关系。但是,尿液的成分并不能完全地预测风险,而且不是所有影响风险的成分都包含在过饱和度的计算中。因此,饮食的关联分析最好在以检测到实际结石形成为结局的前瞻性研究中进行。增加肾结石风险的相关饮食因素包括动物蛋白质、草酸盐、钠、蔗糖和果糖。降低风险的相关饮食因素包括钙、钾和植酸盐。

钙 膳食钙的作用值得特别关注。虽然以往膳食钙被怀疑可增加患结石的风险,但一些前瞻性观察性研究和一个随机对照试验表明,高膳食钙的摄入与较低的结石形成风险相关。风险的降低可能是由于肠道对膳食草酸盐的吸收减少,导致较低的尿草酸。低的钙摄入是禁忌,因为它会增加结石形成的风险,并且可能导致结石患者的骨密度降低。

尽管钙补充剂具有与膳食钙类似的生物利用效率,但它可能增加结石形成的风险。膳食钙与钙补充剂的风险差异可能是由于钙补充剂摄入的时机,或者较高的总体钙浓度导致较高的尿钙排泄。

草酸盐 尿草酸盐既来源于内源性的生成,又来自膳食草酸盐的吸收。食物里的大多草酸盐由于其生物利用度低且具有差异性,可能不容易被吸收,但是在结石患者中的吸收率可能比较高。尽管观察性研究表明膳食草酸盐只是结石形成的较弱的风险因素,但尿草酸盐是形成草酸钙结石的强风险因素,所以避免高草酸盐摄入应当是有益处的。

其他营养成分 一些其他营养成分经研究也参与结石的形成。高动物蛋白摄入可能增加钙和尿酸的排泄,并且会减少尿中柠檬酸盐的排泄,这些都增加了结石形成的风险。高钠和蔗糖摄入增加了钙的排泄而不受钙摄入的影响。高钾摄入可减少钙的排泄,许多富含钾的食物由于其碱含量增加了尿枸橼酸的排泄。其他与结石风险降低相关的不确定的饮食因素包括镁和植酸盐。

维生素C补充剂会增加草酸钙结石形成的风险,可能是因为尿液中草酸含量的增加。因此,草酸钙结石患者应被建议避免使用维生素C补充剂。虽然高剂量的维生素B_6补充剂可能对特定的1型原发性高草酸尿症患者有益,但维生素B_6补充剂对其他患者的作用是不确定的。

液体和饮料 随着尿量的减少,结石形成的风险增加。当每天的尿量小于1L时,结石形成的风险就会增加1倍以上。液体摄入量是尿量主要的决定因素,液体摄入对于防止结石形成的重要性已被观察性研究和随机对照试验所证实。观察性研究发现,咖啡、茶、啤酒和白酒可降低结石形成的风险,而含糖碳酸饮料的摄入可能会增加风险。

非饮食风险因素 年龄、种族、体型和环境都是肾结石重要的风险因素。结石病的发病率在白种人中年男性中是最高的,但是结石在婴儿和老人当中都可以形成。肾结石的发病率也存在着地理差异性，美国东南部的发生率最高。体重增长会增加结石形成的风险，越来越多的美国人出现肾结石的部分原因可能是由于肥胖的人群不断增加。环境和职业的影响也是重要的考虑因素，这些可能会导致尿量降低，比如在炎热的环境中工作，或者无法及时接触到水或卫生间。

尿液风险因素·尿量 正如上面提到的，低尿量可导致致结石因子浓度的增加，它也是一种常见的和可调控的危险因素。一项随机试验已经证明提高液体摄入量对增加尿量和减少结石复发风险是有效的。

尿钙 高水平的尿钙排泄增加了草酸钙及磷酸钙结石形成的可能性。虽然高尿钙这个术语经常被使用，但区分正常和异常的尿钙排泄没有一个被广泛接受的界值。实际上，尿钙和结石风险的相关性是连续性的，因此应避免随意使用一个阈值。有肾结石病史的人群的尿钙排泄水平更高，然而，其发生机制仍不明确。胃肠道增加的钙吸收是一个重要的原因，骨转换增加（伴随骨密度的减少）可能是另一个原因。一个少见的原因是原发性肾钙缺失，表现为降低的血清钙浓度和升高的血清甲状旁腺素（PTH）（以及正常的25-羟基维生素D水平）。

尿草酸 尿草酸的高排泄会增加草酸钙结石形成的概率。和尿钙一样，关于"不正常"的尿草酸排泄，目前没有被广泛认可的定义。考虑到尿草酸和结石风险的关系是连续性的，对尿草酸的排泄使用简单的二分法来评估风险是没有益处的。尿草酸的两个来源是内源性生成和膳食摄入，其中饮食中的草酸是主要来源且可调控。尤其是膳食中钙的高摄入可减少胃肠对草酸盐的吸收，从而减少尿草酸。

尿枸橼酸 尿枸橼酸是含钙结石的天然抑制剂，因此，低尿枸橼酸排泄会增加结石形成的风险。枸橼酸的再吸收受肾小管上皮细胞的胞内pH值影响。代谢性酸中毒可通过增加对滤过的枸橼酸的再吸收，来减少枸橼酸的排泄。然而，目前仍有一定比例的患者尿枸橼酸偏低的原因尚不清楚。

尿尿酸 尿液高尿酸水平——形成尿酸结石的一个风险因素——在嘌呤过度消耗和有罕见遗传背景的人身上被发现，导致尿酸的过度产生。这一特点似乎与草酸钙结石形成的风险无关。

尿pH值 尿液pH值影响一些晶体类型的溶解度。只有当尿液pH值持续低于5.5或者更低，尿酸结石才会形成；而当尿液pH值高于6.5或者更高时，磷酸钙结石更有可能形成。在较高的尿液pH水平，胱氨酸更具有可溶性。草酸钙结石则不受尿液pH值的影响。

遗传风险因素

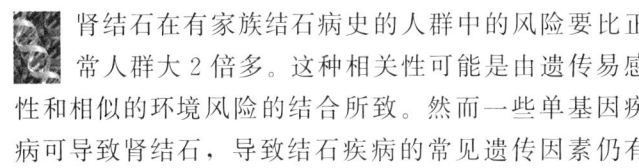

肾结石在有家族结石病史的人群中的风险要比正常人群大2倍多。这种相关性可能是由遗传易感性和相似的环境风险的结合所致。然而一些单基因疾病可导致肾结石，导致结石疾病的常见遗传因素仍有待明确。

引起结石形成的两种最常见的罕见单基因疾病是原发性高草酸尿症和胱氨酸尿。原发性高草酸尿症是一种常染色体隐性疾病，它导致肝过度地产生内源性草酸盐，随后在人体中形成草酸钙结石和水晶沉淀物。肾实质内的草酸钙沉淀最终可导致肾衰竭。胱氨酸尿是一种常染色体隐性疾病，引起对滤过的二元氨基酸的异常再吸收。尿胱氨酸排泄过多时不能被充分地溶解，会导致胱氨酸结石的形成。胱氨酸结石在平片上可见，经常表现为鹿角形结石或者多发性双侧结石。阻塞的反复出现会引起慢性肾功能障碍。

肾结石患者的处理方法

目前，尚无被广泛接受的对肾结石进行评估和治疗的循证指南。然而，对急性和慢性表现的患者，有标准方案可以合理地指导临床评估。

肾结石要长到能被临床检测到的尺寸，通常需要数周到数月（经常是更长的时间）。虽然结石的通过是一个引人注目的事件，但它的形成和生长是典型的临床无症状。在出现先兆（比如血尿）或者症状（比如疼痛）变得明显之前，一块结石在肾里可以保持多年或者甚至数十年无症状。因此，要记住肾结石症状的发作通常归因于结石移动至输尿管，并不能提供结石实际形成的时间。诱发结石移动的因素尚未知。

临床表现和鉴别诊断 急性肾结石的两种常见表现：肾绞痛和无痛性肉眼血尿。肾绞痛不是恰当的描述，因为疼痛通常不会完全消退，只是它的强度会有变化。当结石进入输尿管，通常单侧腹部会突然疼痛而产生不适感。疼痛的强度会迅速地增加，并且没有缓解的方法。这种疼痛经常伴随恶心，偶尔伴随呕吐，根据结石所在的部位可能有牵涉痛。如果结石停留在输尿管上部，疼痛可能向前方扩散；如果它在输尿管的下方，疼痛可以扩散到男性同侧睾丸或者女性同侧阴唇。偶尔出现血尿但不伴疼痛。

其他诊断可能会与急性肾绞痛混淆。如果结石正好处于右侧输尿管肾盂连接处，症状可能会与急性胆囊炎相似。若结石经过右骨盆缘时阻塞到输尿管，症状可能与急性阑尾炎相似，而阻塞在左骨盆缘时，则可能被混淆为急性憩室炎。如果结石停留在输尿管膀胱连接处时，患者可能会有尿急和尿频。在女性患者中，尿频尿急的症状可能导致误诊为细菌性膀胱炎；尿液中包含红细胞和白细胞，但尿培养会是阴性的。阻塞的结石周边感染可能表现为急性肾盂肾炎。存在输尿管阻塞的尿路感染是一种医疗急症，需要立即通过输尿管支架或经皮肾造瘘管来修复引流。其他考虑鉴别诊断的情况包括肌肉或骨骼疼痛、带状疱疹、十二指肠溃疡、腹主动脉瘤、妇科疾病、输尿管狭窄以及非结石材料引起的输尿管梗阻，比如血凝块或脱落的乳头。管腔外操作会导致输尿管压缩和梗阻，然而，由于这些症状缓慢进展，通常并不表现为肾绞痛。

诊断和干预 血清的化验结果通常是正常的，但白细胞的数量可能升高。尿沉渣检查通常会发现红细胞和白细胞，偶尔出现晶体（图11-1）。不出现血尿时不能排除结石的可能，尤其当尿液完全被结石所阻塞时。

肾结石的诊断经常依据病史、体检和尿检，因此，在处理症状前可能不需要等待射线照相技术的确认。结石是通过一个适当的成像技术——螺旋CT来确诊的。该技术高度敏感，使尿酸结石可视化（传统上被认为是"射线透射的"），且能够避免用显影剂（图11-2）。螺旋CT可以检测到其他显像方法可能错过的小至1mm的结石。通常情况下，螺旋CT可显示输尿管结石或者其最近经过的证据（如肾周间隙改变或者肾盂积水）。而普通的腹部射线照片（肾/输尿管/膀胱，或腹部平片）可能错过位于输尿管或者肾的结石，即使病灶处是不透射线的结石，该方法也不能提供阻塞的信息。腹部超声具有避免辐射的优点，并且提供肾盂积水的信息，但它不如CT敏感，而且只对肾和输尿管近端成像，因此大多数的输尿管结石不能被超声波检测到。

许多患者在经历初次绞痛时都会去寻求紧急的医疗护理。随机试验已经证明，肠道外给药的非甾体消炎药（比如酮咯酸）如同阿片类药物一样可有效缓解症状，且副作用较少。过多的液体管理并非是有益的，因此目标应当是维持体液等容。如果这种疼痛可以被适当地控制，且患者能够口服液体，就可以避免住院治疗。服用α受体阻滞药可能提高结石自发移动率。

除了有泌尿系统感染，结石自发移动的概率低（比如结石≥6mm或有解剖学异常），或者有顽固性疼痛的证据以外，泌尿外科干预应当延期。输尿管支架可以在膀胱镜下放置，但这个手术通常需要全身麻醉，支架放置会很不舒服，可能导致肉眼血尿，并增加尿路感染的风险。

如果要进行干预，最合适的干预选择取决于结石的大小、位置和成分，尿路的解剖结构以及泌尿科医师的经验。体外震波碎石术的侵入性最小，它使用体外产生的冲击波来震碎结石。腔内方法可以通过取石网篮或者激光破碎来去除结石。对于大的上尿路结石，经皮肾镜取石术移除结石的效果最好。泌尿外科方法和仪器的进步几乎消除了开放性手术

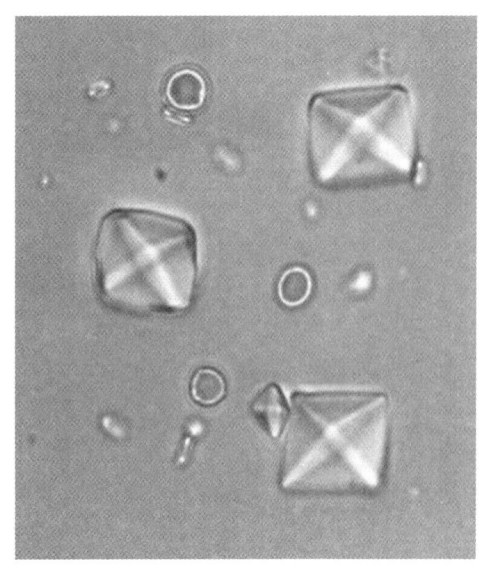 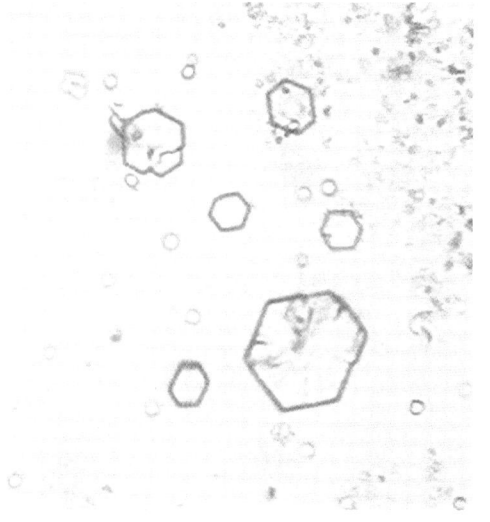

图11-1（见书后彩图） 草酸钙结石患者（左）和胱氨酸结石患者（右）的尿沉渣检查。二水草酸钙晶体呈双锥形，胱氨酸晶体是六角形的（*Left panel image courtesy of Dr. John Lieske，Mayo Clinic.*）

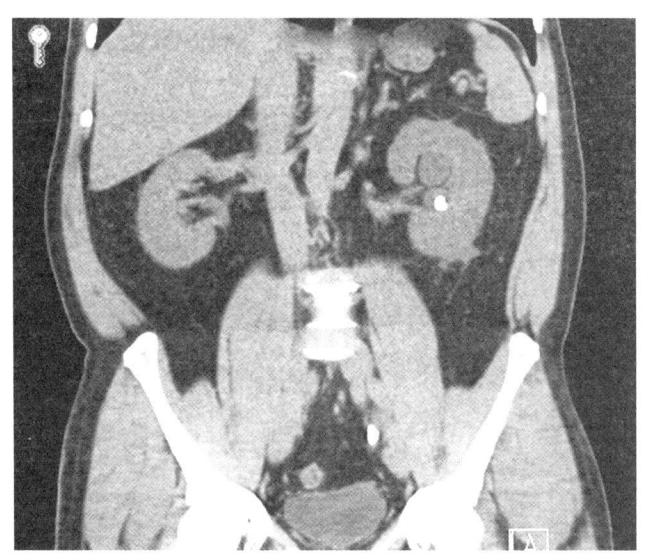

图 11-2　左侧肾绞痛患者的冠状位 CT 平扫图像。一块阻塞的结石出现在左输尿管末端，S1 水平，尺寸最长可达 10mm。患者有严重的左肾积水和相应的左肾周脂肪间隙改变。此外，有一块 6mm 的非阻塞的左肾结石在两极间的区域（*Image courtesy of Dr. Stuart Silverman，Brigham and Women's Hospital.*）

的需要，如输尿管切开取石术或者肾盂切开取石术等。

结石预防的评估　超过一半的初次结石患者在 10 年内会复发。仔细的评估可以明确发病诱因，据此可以调整，减少新结石形成的风险。在出现第一块结石后即进行评估也是恰当的，因为复发是常见的，并且常可通过花费甚少的生活方式的改变或者其他治疗来预防。

病史　从患者和全面的医疗记录那里得到的详细病史，应该包括结石的数目和发作的频率（区分结石的通道和结石的形成）、以往的成像结果、干预措施、评估和治疗。询问患者的病史应包括尿路感染、减肥手术、痛风、高血压以及糖尿病。结石家族史可能预示着遗传易感性。一个完整的当前处方和非处方药物的列表以及维生素和矿物质的补充情况都是必要的。系统性回顾应该注意识别与低尿量（比如高的不显性失水、低的液体摄入）、胃肠吸收不良相关的可能的病因学因素，以及明确患者日夜排泄的频率。

大量令人信服的证据已经表明了饮食在结石疾病上的重要作用。因此，饮食史应该包含常规的饮食习惯（膳食和小吃）、钙的摄入量、高草酸盐食物（菠菜、大黄、土豆）的摄入以及液体的摄入（包括特定的常规消耗饮料）等信息。

体格检查　体格检查应该评估体重、血压、肋椎角压痛、下肢水肿以及其他系统性疾病的迹象，如原发性甲状旁腺功能亢进和痛风。

实验室检查　近期如果没有进行测量，应该确定以下指标的血清水平：电解质（以发现低钾血症或者肾小管酸中毒）、肌酐、钙和尿酸。如果血清和尿钙浓度高于正常值或者有所提高，应该测量甲状旁腺素水平。通常，25-羟基维生素 D 与甲状旁腺素水平一起测量，来调查维生素 D 不足时甲状旁腺素水平继发性升高的可能作用。

尿分析，包括尿沉渣检查，可以提供有用的信息。在无症状残余肾结石患者中，红细胞和白细胞经常出现在尿液中。如果担心感染的可能性，应进行尿培养。尿沉渣中也可能发现晶体（图 11-1），可能有助于识别出结石类型和提供预后信息，因为结晶尿是新结石形成的强风险因素。

24h 尿液收集的检测结果可作为治疗建议的基础。生活方式改变的建议应该被推迟直至尿液收集完成。作为基线的评估，患者应该在常规饮食和常规液体摄入的情况下收集至少两次 24h 尿样本。应测量以下指标：总量、钙、草酸盐、柠檬酸盐、尿酸、钠、钾、磷、pH 值和肌酐。如果可以得到，计算出来的过饱和度也是有用的。许多相关指标的 24h 排泄在不同日有着显著的变化，所以，在建议患者长期改变生活方式或者使用药物前，获取两份样本的结果是重要的。对 24h 尿液结果的解释应该考虑到样本经常是患者周末留在家里时采集到的，一个人在工作或不在家时的习惯差别可能极大（有利或者有害）。不推荐诸如钙负荷或者钙限制之类的专业检测，因为它不会影响临床建议。

如果可得到结石或者碎片，进行结石成分分析是必要的，应鼓励患者找回已排出的结石。从 24h 尿液结果中不能肯定地明确结石类型。

成像　"金标准"的诊断检查是无强化的螺旋 CT。如果在急性发作期间没有做检查，应考虑进行 CT 检查来最终确立基线的结石负荷。一个未达最佳标准的成像结果可能检测不到残留的结石，如果残留的结石随后经过，就可能被误认为是一块新结石。在这种情况下由于结石早已存在，预防性治疗方法的调整可能就没必要了。

对患者后续的成像检查应该进行个体化的建议。尽管 CT 可提供最好的信息，它的辐射剂量也要大幅度地高于其他检查。因此，只有当检查结果会改变临床建议时才进行CT。虽然肾超声或者腹部平片检查不够敏感，但它们经常用于使辐射量最小化，识别起来有局限性。

防止新结石的形成 防止新结石形成的建议取决于结石类型和代谢评估的结果。在排除可治疗的继发性结石形成（比如原发性甲状旁腺功能亢进）的病因后，重点应转移到可减少新结石形成风险的尿液成分变化的调节。尿液成分是连续变量，相关的风险也是连续的，因此，没有确定的阈值。二分类为"正常"和"非正常"会产生误导，这种情况应当避免。

对于所有类型的结石，始终稀释的尿液可减少晶体形成的可能性。尿量应该至少每天2L。由于不显性的液体丢失和食物中液体的摄入，必需的液体总摄入量会因人而异。与规定液体摄入量相比，教导患者根据他们24h的尿量来确定他们还需要补充的液体量是更有用的。例如，如果每天的尿量是1.5L，那么应该建议患者每天至少多喝0.5L水，以提高尿量到每天2L的目标。

针对特定结石类型的建议

草酸钙 草酸钙结石的风险因素包括高水平的尿钙和尿草酸，以及低水平的尿枸橼酸。在生理范围内，该结石类型对pH值是不敏感的。

尿钙排泄较高的个体倾向于摄入吸收更高比例的钙。然而，限制膳食钙是没有益处的，实际上可能会是有害的（见上面的"饮食风险因素"）。在一项针对高尿钙和草酸钙结石复发的男性的随机试验中，饮食中含钙1200mg，钠和动物蛋白的低摄入，比低钙饮食（400mg/d）显著减少了后续形成的结石。但过多的钙摄入量（大于1200mg/d）应被避免。

使用高于治疗高血压剂量的噻嗪类利尿剂，可以大幅降低尿钙排泄。一些随机对照试验表明，噻嗪类利尿剂可以减少大约一半的草酸钙结石的复发。当服用噻嗪类时，限制饮食中的钠对降低尿钙排泄是必要的。虽然二磷酸盐可能减少某些人的尿钙排泄，但没有数据确定这类药物是否可以减少结石的形成，因此，目前不能单独将二磷酸盐作为预防结石的方法。

减少尿草酸将相应降低草酸钙的过饱和度。在常见形式的肾结石患者中，避免大剂量补充维生素C是唯一已知的可减少内源性草酸盐生成的策略。

草酸盐是新陈代谢的终产物，因此，任何食用草酸盐被吸收后都会从尿液中排出。减少外源性草酸盐的吸收有两种方法。首先，谨慎避免食用富含草酸盐的食物，比如菠菜、大黄和土豆。然而，考虑到被错误认为含有高草酸盐的食物所带来的其他健康好处，过度地限制草酸盐尚未被证明可以减少结石的复发，且如过度限制，可能对整体的健康有害。关于临床上大多数食物中草酸盐含量的相关测量（比如生物利用度）是存在着争议的。尤其是，较高的钙摄入可以减少草酸盐的吸收，因此，尿草酸高于预期的人应该被建议摄取足够的钙。草酸盐的吸收可以受肠道菌群影响，这取决于降解草酸的细菌的存在。然而目前尚没有可通过改变微生物群来长期有效影响尿草酸排泄的治疗方法。

枸橼酸是草酸钙结石和磷酸钙结石的天然抑制剂。食用较多富含碱性的食物（比如水果和蔬菜）可以增加尿枸橼酸。低尿枸橼酸患者的膳食改变，并不能适当增加尿枸橼酸，额外补充碱（通常是柠檬酸钾）将导致尿枸橼酸的排泄增加。钠盐，如碳酸氢钠，在提高尿枸橼酸的同时，由于钠对尿钙排泄的副作用，通常是要避免使用的。

以往报告表明，尿液中高水平的尿酸可能增加草酸钙结石的风险，但最近更多的研究并不支持其相关性。然而，一项在草酸钙结石和高尿酸的患者中的随机对照试验显示，别嘌呤醇减少了结石的复发。尿酸水平和草酸钙结石相关性的缺乏表明别嘌呤醇被观察到的有益作用有着不同的机制。

额外的饮食调整对减少结石复发可能是有益的。限制不含乳制品的动物蛋白（比如肉、鸡肉、海鲜）摄入是一种合理的方法，可能导致枸橼酸的高排泄和钙的低排泄。此外，减少钠摄入量至小于2.5g/d，可能减少尿钙的排泄。蔗糖和果糖的摄入量应该最小化。

遵循一种饮食模式比调控个人营养更能管理好患者，停止高血压膳食方法（DASH）的饮食是一种适当的可行的选择。随机试验的结论是DASH饮食降低了血压。目前，虽只有从观察性研究得到的数据，但这些数据表明DASH饮食和结石形成的风险之间始终存在着强负相关。

磷酸钙 磷酸钙结石与草酸钙结石有共同的风险因素，包括较高的尿钙浓度和较低的尿枸橼酸浓度，但其他因素也需要关注。高的尿磷酸水平和尿液pH值（通常≥ 6.5）与增加的磷酸钙结石形成的风险相关。磷酸钙结石在患有肾小管酸中毒和原发性甲状旁腺功能亢进的患者中更加常见。

磷酸钙结石患者没有任何基于随机试验的预防建议，所以干预应注重在对公认风险因素的调控。正如草酸钙结石的治疗方法所述，噻嗪类利尿剂（限钠）可以用来减少尿钙。对于尿枸橼酸水平低的患者，补碱（如柠檬酸钾）可以增加其浓度。然而，这些患者的尿液 pH 值应该得到仔细的监控，因为补碱可以提高尿液 pH 值，从而可能增加结石形成的风险。减少磷酸盐的食用可减少尿磷酸盐的排泄，可能是有益的。

尿酸 尿酸结石的两个主要风险因素是持续低的尿液 pH 值和较高的尿酸排泄。尿液 pH 值对尿酸的溶解有着主要影响，因此，预防尿酸结石形成的支柱是增加尿液 pH 值。虽然酸化尿液不容易做到，但碱化尿液可以很容易地通过增加富含碱性食物（如水果和蔬菜）的摄入和减少产酸性的食物（如肉）的摄入来做到。如有必要，补充碳酸氢盐或者枸橼酸盐（最好是柠檬酸钾）可以实现全天 pH 值 6 至 7 的目标。

尿液中尿酸的排泄是由尿酸的产生决定的。尿酸是嘌呤新陈代谢的终产物，因此减少摄入富含嘌呤的食物可以降低尿液中尿酸的排泄。值得注意的是，血清中尿酸水平取决于尿酸排泄比例，因此并没有提供尿液中尿酸排泄的信息。例如，一个尿酸产生较多同时尿酸高排泄的人，其尿液排出的尿酸会高，但血清尿酸水平正常（或者甚至低）。如果单独碱化尿液并不成功，并且膳食的改变也无法充分地减少尿酸，那么诸如别嘌呤醇或者非布司他的黄嘌呤氧化酶抑制剂的使用可以减少 40%～50% 的尿酸排泄。

胱氨酸 胱氨酸的排泄不容易调控。长期限制胱氨酸的摄入不太可行且不可能成功，因此预防胱氨酸结石的重点在于提高胱氨酸的溶解度。使用可共价结合胱氨酸（硫普罗宁和青霉胺）的药物和提高尿液 pH 值的药物进行治疗可能达到目标。硫普罗宁由于具有更好的不良事件记录，故是优先的选择。首选的碱化剂是枸橼酸钾，因为钠盐可以增加胱氨酸的排泄。与所有类型的结石一样，尤其在患有胱氨酸尿的患者当中，维持高尿量是预防的主要策略。

鸟粪石 鸟粪石，也被称为感染性结石或者三重磷酸盐结石。只有当上尿路被产脲酶菌（比如奇异变形杆菌、肺炎克雷伯菌或者普罗维登斯菌）感染，鸟粪石才会形成。这些细菌产生的脲酶可以水解尿素，提高尿液 pH 值至超出生理水平（大于 8.0）。鸟粪石可以快速增长，并且堵塞肾盂（鹿角形结石）。

鸟粪石需要泌尿科医师来完全移除。预防尿路感染可以避免新结石形成。对于复发性上尿路感染的患者（比如一些尿道排泄因外科手术改变或者脊髓受伤的个体），可以考虑脲酶抑制剂乙酰氧肟酸。但是，由于其潜在的副作用，应谨慎使用该药。

长期随访

总体而言，上面描述的预防方案不能根治其潜在的病理生理过程。因此，患者通常需要终身遵循这些建议，且医生给予患者能接受的建议方式是必要的。因为关于急性结石事件的记忆会被淡忘，患者经常会遵从老习惯（比如不充足的液体摄入）。长期的随访对于保证预防方案的实施以及确保新结石形成的风险已减少到预期而言是很重要的。

随访期的影像学检查应该被细致地规划。许多肾绞痛复发以至于急诊的患者经常要重复进行 CT 检查。虽然 CT 的确能提供最好的信息，但其辐射剂量也显著高于腹部平片（KUB）。腹部平片可能会错过小结石，超声在确定结石大小和数量方面的能力有限。使辐射照射最小化是长期随访计划的目标之一，并且必须与诊断效益相平衡。

第十二章　尿路梗阻
Urinary Tract Obstruction

Julian L. Seifter

（钟忠　译　李明　审校）

尿路梗阻往往伴随着尿流的停滞和尿路压力的增加，可损伤肾及泌尿管路的功能，也是急性和慢性肾衰竭相对常见的病因（梗阻性肾病）。如果能尽早解除梗阻，肾功能的损伤通常可以完全恢复。但是，慢性的尿路梗阻则可以引起永久性的肾体积缩小（肾萎缩）及肾排泄功能的下降，而且还会使肾更加容易发生局部感染及形成结石。因此，早期诊断和及时的治疗甚为重要，可以使尿路梗阻对肾结构及功能造成的损伤最小化。

病因

造成尿路梗阻的原因主要有内源性或外源性机械性阻塞，另外还有一些无泌尿系统固定阻塞但有功能性障碍的疾病。机械性阻塞可以发生在尿路的任何一个水平，从肾盂到尿道口都可以发生。尿路一些正常的狭窄是比较常见的发生梗阻的部位，如输尿管肾盂移行处，输尿管膀胱连接部，膀胱颈以及尿道口。当梗阻发生在膀胱以上，可以发生单侧的输尿管和肾盂肾盏的膨胀，分别出现输尿管积水和肾盂积水；当病变发生在膀胱以下则会导致双侧的尿路梗阻。

一些常见的梗阻发生原因详见表 12-1。儿童时期常见的病因包括先天尿路畸形，最常见的疾病有输尿管肾盂连接处狭窄及输尿管膀胱开口处狭窄。无尿路感染或膀胱颈梗阻的膀胱输尿管反流常常随着年龄的增长而逐渐消失。如果出现输尿管膀胱狭窄，又合并有肾功能受损或者在长期的抗菌治疗基础上仍然反复发作尿路感染，表示反流已经很严重，疾病不太可能会自发缓解。膀胱输尿管的反流可以引起胎儿期的肾盂积水，如果反流严重，还可导致尿路感染的反复发作和儿童时期的肾瘢痕化。后尿道瓣膜是男性儿童出现双侧肾盂积水最常见的病因。成人发生尿路梗阻主要是因为后天性的病变，包括盆腔肿瘤、结石和尿道狭窄等。盆腔及结肠的手术也可以导致输尿管的结扎或损伤，如果只发生在单侧，往往不容易被发现。梗阻性肾病还可因外源性的肿物（子宫颈及结肠的癌症）或炎症性疾病所致。淋巴瘤和盆腔或结肠的肿瘤在浸润到腹膜后的组织时可以引起输尿管梗阻。约一半40岁以上的男性会因为良性的前列腺增生而出现轻度的尿路梗阻症状，但在无膀胱出口梗阻时这些症状也可能发生。

当脑桥或骶椎排尿控制中枢发生异常导致尿液排空改变时，可有尿液排泄的功能障碍。它可以没有临床症状或只出现轻微的尿路梗阻症状，如尿频、尿急、尿后滴沥和急性尿失禁，夜尿、排尿困难、尿流细而无力、排尿踌躇和尿不尽感。需要询问患者是否有创伤、背部损伤、手术、糖尿病、神经病或精神病病史和药物使用情况。尿路梗阻的病因还包括神经源膀胱，这种疾病常有输尿管动力减弱和膀胱输尿管反流。儿童如果发生尿路反流可以导致严重的单侧或双侧的输尿管积水和肾盂积水。出现尿液潴留则可能是由于服用了α肾上腺素能和抗胆碱能药物，以及镇静催眠类药物。怀孕时期出现的肾盂积水可能是孕激素作用于肾盂平滑肌后出现的肌肉松弛，以及增大的子宫压迫输尿管所致。

鉴别尿路解剖学梗阻的诊断工具包括尿流量和排尿后残余尿的测量。膀胱尿道镜和尿道动力学检查可以用于那些有症状的患者，用来评估膀胱充盈时的压力（膀胱测压），膀胱的压力-容量关系，膀胱的顺应性及容量。排尿时行压力-尿流分析可以评估膀胱的伸缩性和膀胱出口的阻力。女性发生膀胱梗阻时主要特征是尿路压力的增加，而男性则可以根据尿液流速和排尿时压力来诊断膀胱出口的梗阻。排尿式膀胱尿路造影或许可以用于评估膀胱是否排空完全及膀胱颈部和尿路是否有病变。

临床特征及病理生理

尿路梗阻的病理生理学及临床特征总结在表12-2。因集合系统或肾小囊的膨胀所致的疼痛不适是导致患者就医的最常见症状。相比于尿路膨胀的程度，患者疼痛的严重程度受尿路膨胀速度的影响更大。膀胱以上的急性梗阻，如结石嵌顿在输尿管，可以引起极度的疼痛，称为肾绞痛。肾绞痛往往可以放射至下腹部、睾丸或会阴部。相比之下，还有其他许多导致尿路梗阻的隐匿性病因，如慢性的输尿管肾盂连接部狭窄，可以没有或只有轻微的疼痛，但同时也导致了受影响肾完全的损害。排尿时疼痛向胁腹部放射是膀胱输尿管反流的特异性病征。

表 12-1　常见发生尿路梗阻的机械性病因

输尿管	膀胱出口	尿道
先天性病变		
输尿管肾盂连接处狭窄或梗阻	膀胱颈梗阻 输尿管膨出	后尿道瓣膜 前尿道瓣膜
输尿管膀胱连接处狭窄或梗阻和膀胱输尿管反流		尿道狭窄
输尿管膨出		尿道口狭窄
腔静脉后输尿管		包茎
后天内源性病变		
结石	良性前列腺增生	尿道狭窄
炎症	前列腺癌	肿瘤
感染	膀胱癌	结石
创伤	结石	创伤
脱落的肾乳头	糖尿病神经病变	包茎
肿瘤	脊髓病变	
血凝块	抗胆碱能药物及α肾上腺素拮抗剂	
后天外源性病变		
妊娠子宫	宫颈癌，结肠癌	创伤
腹膜后纤维化	创伤	
大动脉瘤		
子宫平滑肌瘤		
子宫、前列腺、膀胱、结肠和直肠的癌症		
盆腔炎症性疾病、子宫内膜异位		
意外的外科手术误结扎		

表 12-2 双侧尿路梗阻的病理生理学		
血流动力学变化	肾小管变化	临床特征
急性		
↑肾血流量 ↓肾小球滤过率（GFR） ↓肾髓质血流量 ↑促使血管扩张的前列腺素，一氧化氮（NO）	↑输尿管和小管压力 ↑Na^+、尿素和水的重吸收	疼痛（肾球囊的膨胀） 氮质血症 少尿或无尿
慢性		
↓肾血流量 ↓肾小球滤过率（GFR） ↑扩血管的前列腺素类物质 ↑肾素-血管紧张素的产生	↓肾髓质渗透压 ↓肾尿液浓缩功能 组织结构损伤；实质萎缩	氮质血症 高血压 AVP-不敏感所致的多尿 尿钠排泄 高钾高氯血症性酸中毒
梗阻解除后		
GFR 缓慢地↑（可变的）	↓小管压力 ↑肾单位的溶质负荷（尿素，氯化钠） 促尿钠排泄因素的出现	梗阻后利尿 由于 Na^+、K^+、PO_4^{2-}、Mg^{2+} 和水分的丢失可出现血容量减少和电解质紊乱

缩写：AVP，精氨酸加压素；GFR，肾小球滤过率

尿路梗阻导致了梗阻近端的静水压升高，进而导致了疼痛的发生，以及肾集合系统的膨胀，小管内的压力升高则可触发小管的损伤。随着这种静水压力的升高，当影响到肾小球区域时，肾的滤过功能减低甚至完全消失。

当肾的排泄功能受损之后会出现氮质血症，常常在有膀胱出口处梗阻、双侧肾盂或输尿管梗阻以及独肾患者单侧梗阻时发生。当急性肾衰竭伴无尿发生时，都应该考虑双侧完全性尿路梗阻的可能。任何有难以解释的肾衰竭，或伴有肾结石、血尿、糖尿病、前列腺增生、盆腔手术、创伤或肿瘤病史的患者都应该评估有无尿路梗阻。

在急性的尿路嵌顿时，部分和双侧的尿路梗阻都可以出现肾前性的氮质血症合并高度浓缩的尿液和钠潴留。随着尿路梗阻时间的延长，部分尿路梗阻的患者往往会出现多尿和夜尿的症状，后期也会导致肾浓缩功能的减退。Na^+/K^+-ATP 酶，升支粗段的钠钾氯（NaK_2Cl）共转运体（NKCC）和集合管上皮细胞的钠离子通道（ENaC）等转运蛋白的下调，可以损害近端小管、髓袢升支粗段和集合管细胞的钠转运体的重吸收功能。结果还可能出现肾不能产生不含盐的尿液（尿钠排泄或尿钠增多），以及肾髓质高渗状态的异常导致尿液浓缩功能的缺陷。除了可直接影响肾转运机制之外，尿路梗阻发生后，前列腺素 E_2（PGE_2）［由于环加氧酶 2 的诱导（COX-2）］、血管紧张素 II（伴随着 Na^+ 转运体的下调）和心房钠尿肽或 B 型脑钠肽（ANP 或 BNP）（由于氮质血症患者的容量扩张）的增加都可以导致肾单位对盐的重吸收减少。

集合管水通道蛋白-2 的失调可以导致多尿的发生。而且使用抗利尿激素后不能改善多尿症状，也因此被认为是获得性肾源性尿崩症的形式之一。

有氮质血症的患者出现了尿量大幅度的波动应该考虑到间歇性或部分的尿路梗阻。如果液体摄入量不足可以出现严重的脱水和高钠血症。但是，如果患者有其他引起肾功能不全的病因，则过多摄入盐和水也会引起水肿和低钠血症。

部分双侧尿路梗阻常常可以导致获得性的远端肾小管酸中毒、高钾血症和肾无机盐的流失。位于集合管闰细胞顶部膜上的 H^+-ATP 酶对于集合管远端 H^+ 的分泌是非常重要的。尿路梗阻可干扰细胞内的 H^+ 泵转运胞质 H^+ 到胞外的过程。尿路梗阻发生后，集合管主细胞旁顶部膜上 Na^+ 通道功能的降低可以使 Na^+ 重吸收减少（盐分丢失），也可以降低肾小管管腔的负电荷特性。因此，K^+ 通道分泌 K^+ 减少（高钾血症），H^+-ATP 酶分泌 H^+ 也减少［远端肾小管酸中毒（RTA）］。尿路梗阻还可影响远端肾小管氨的生成，从而导致以 $NH4^+$ 形式清除的 H^+ 排出减少。这些肾小管功能的缺陷往往会伴随着肾小管间质的损伤。因此，氮质血症的患者如果出现高钾血症及代谢性酸中毒应该马上考虑到尿路梗阻的可能。

尿路梗阻的早期可出现肾间质组织水肿，并有单核炎症细胞的浸润。后期，则会发生间质纤维化和肾乳头及髓质的萎缩，最后还可影响肾皮质，出现皮质的纤维化和萎缩。需要注意到，血管紧张素的产生在尿路梗阻发生后也会增多，它可通过增加促纤维化细胞因子的形成，导致炎症反应和成纤维细胞的集聚。随着时间的延长，这些过程会导致肾的慢性损伤。

尿路梗阻的患者必须考虑到是否合并尿路感染和尿路结石的形成。尿流停滞会促使细菌的滋生。梗阻合并尿素分解细菌感染时，容易形成磷酸铵镁结石（鸟粪石）。在急性和亚急性单侧尿路梗阻时，高血压的发生是非常常见的，原因主要是因为受影

响一侧的肾释放的肾素增多。双侧尿路梗阻导致的慢性肾病，常常是与细胞外液容量扩张有关，也可能会有显著的高血压。红细胞增多症是梗阻性肾病不太常见的症状，主要由于肾促红细胞生成素分泌增加所致。

诊断

尿路梗阻患者中常有膀胱排空不全、疼痛、感染病史，或膀胱尿液容量的改变。可以通过腹部的触诊和叩诊，获得肾和膀胱增大的证据。仔细的直肠和生殖器检查可能会发现有增生或肥大的前列腺，异常的直肠括约肌张力，直肠或盆腔的肿块。

尿液检查可能会有血尿、脓尿和细菌尿。即使梗阻导致了明显的氮质血症或广泛的结构损害，尿液沉渣一般也是正常的。腹部平片或许可以发现肾钙质沉着症或不透X射线的结石。如图12-1所示，如果怀疑有尿路梗阻，需在膀胱内留置导尿管。腹部的超声检查可以用来评估肾和膀胱的大小，还可以发现有无鹿角型结石。腹部超声检查发现肾盂积水近乎可以达到90%的特异性和敏感性。但是，如果患者有多尿、肾囊肿，或存在一种正常的先天性变异——肾外性肾盂，可以出现假阴性的结果。先天性的输尿管肾盂连接处梗阻可能会被误认为是肾囊肿性疾病。当尿路梗阻持续时间小于48h或者有相关的体积收缩、鹿角型结石形成、腹膜后纤维化，或者有渗透性肾病，行超声检查可能会没有肾盂积水。尿路梗阻时采用双功能多普勒超声检查可以发现尿路的阻力指数增加。

随着近代技术的进展，需要深入评估尿路梗阻时，已有多种方法在很大程度上可以替代之前的标准静脉尿路造影。这些高分辨率多排探测器的电子计算机断层扫描（CT）在鉴别腹膜后病变方面有很大的优势，在鉴别梗阻是内源性还是外源性时也很有优势。对于有肾损伤的患者用无造影剂的CT扫描可以更清晰地看清尿路情况，而且对于有造影剂肾病风险的患者也更安全。磁共振尿路造影是一个非常有前景的技术，但在目前，它并不优于CT扫描，并且对于服用某些含钆药物的肾功能不全的患者存在风险，可能使其发生肾源性系统性纤维化。静脉尿路造影可以精确定位梗阻的部位，也可以显示梗阻部位以上的肾盂肾盏及输尿管的扩张情况。慢性的尿路梗阻还可以出现输尿管的迂曲。放射性核素扫描可以了解分侧的肾功能，但是在查看尿路解剖学结构的细节方面则不如CT和静脉尿路造影（IVU）。

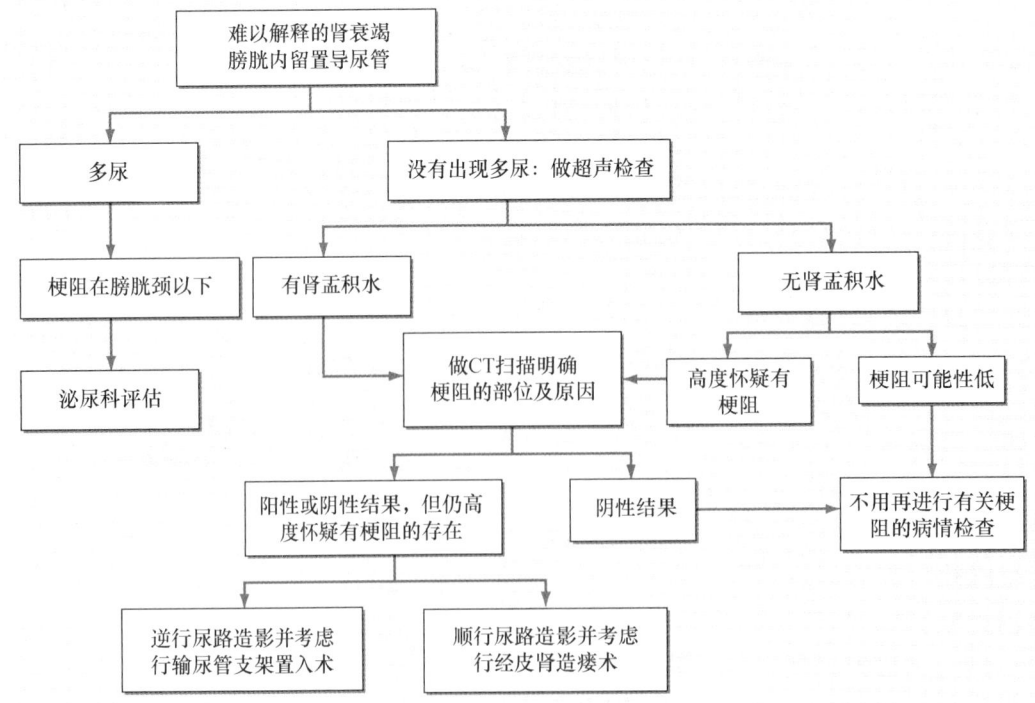

图12-1　难以解释的肾衰竭患者有无尿路梗阻的诊断方法。CT，电子计算机断层扫描

为了更清楚地看清输尿管或肾盂的病变，可以尝试顺行性或逆行性尿路造影。这些检查方法对于有肾功能不全的患者并不增加造影剂诱导的急性肾功能不全的风险。逆行性尿路造影的方法可通过膀胱镜向患者输尿管内插管，然而，顺行性尿路造影则需留置经皮至肾盂内的导管。虽然顺行性的方法可以为单侧尿路梗阻病变的患者立即解压，但许多泌尿科的医生一开始仍会尝试使用逆行性尿路造影，除非插管不成功。

排尿式膀胱尿道造影对于诊断膀胱输尿管反流、膀胱颈和输尿管的梗阻非常有价值。排空膀胱后行摄片检查可以评估残余尿量。泌尿科医生用内窥镜检查可以精确地辨别尿道、前列腺、膀胱和输尿管开口处的病变。

治疗　尿路梗阻

尿路梗阻可因合并感染而变得复杂，需要立即解除梗阻以预防全身脓毒症的发生和进行性的肾损伤。发生脓毒症时需要立即进行干预。肾造瘘术、输尿管造瘘术，或输尿管、尿道、耻骨上导管置入，都可能恢复排尿。合并感染时，还需要适当地延长抗生素使用时间。如果受梗阻影响的肾有肾功能不全，再合并慢性或复发性感染时可能需要行肾切除术。当不存在感染时，手术一般需要推迟到体内的酸碱、液体和电解质的状态得到纠正后。虽然如此，但还是需要尽快使用可行的方法确定梗阻发生的部位。当患者出现尿液潴留、复发性尿路感染、持续性疼痛，或进展性肾功能丢失，常推荐选择性减轻梗阻。良性的前列腺增生，可能需用α肾上腺素受体阻滞药和5α还原酶抑制剂治疗。继发于神经源性膀胱所致的功能性梗阻，或许可以经常性排空膀胱并使用胆碱能药物来减轻症状。

预后

当梗阻解除以后，关于肾功能恢复的情况主要看已经发生的肾损伤是否可逆。当梗阻还未解除时，肾功能的恢复主要看梗阻是否完全、是单侧还是双侧，以及是否合并尿路感染。完全梗阻又合并感染时可以在数天内造成肾彻底的损伤。如果完全性尿路梗阻发生在1~2周内，还可以恢复部分肾小球滤过功能，一旦超过8周，肾功能的损伤几乎不可能再恢复。如果没有肾损伤不可逆的确定性证据，就应该尽可能地解除梗阻以完全或部分地恢复肾功能。在解除压力一段时间后可以进行肾核素扫描，或许可以用来预测肾功能损伤的可逆性。

梗阻后利尿

单侧梗阻解除后不产生利尿效应，但是在双侧的完全性梗阻解除后，常常会导致多尿，有可能会出现大量排尿。排出的尿液常常是低渗的，而且还有可能含有大量的氯化钠、钾、磷和镁。这种尿钠排泄增加的部分原因和细胞外液的容量扩张被纠正为正常状态、肾衰竭时促进尿钠排泄的因素增加，以及尿流恢复后使盐和水的重吸收减少有关。当GFR增加以后，之前储存的尿素排泄增多，导致了渗透性利尿，并使排出不含电解质的尿液量增加。在多数患者中，这种利尿效应可以适当地排泄之前储存在体内的过多盐和水。当细胞外液容量和成分恢复正常以后，这种利尿的现象常常会自发停止。在临床上偶然也会看到，由于医生的治疗使细胞外液容量增加，从而在解除梗阻后还有多尿的症状。如果静脉补液量要少于尿液排出液体量，这种并发症常常是可以避免的。但是，如果患者出现了低血容量、低血压，或者血清电解质浓度紊乱，则需要积极进行液体管理。

无电解质的水分随着尿素一起流失可以导致高钠血症。可以根据血清和尿液钠的浓度及渗透压浓度来指导适当的静脉补液治疗。一般要求是用0.45%的含盐溶液进行补液替代治疗。梗阻解除后，尿液中的钠和水会丢失，丢失较多时可以诱发严重的脱水和血管塌陷。在这些患者中，小管重吸收功能的下降或许是显著性利尿的原因。对这些患者予以适当的治疗包括静脉内补充含盐的溶液替代缺失的钠和水分。

第二部分 泌尿系统相关感染性疾病
SECTION 2　Infectious Diseases of Urinary Tract

第十三章　尿路感染、肾盂肾炎和前列腺炎
Urinary Tract Infections, Pyelonephritis, and Prostatitis

Kalpana Gupta, Barbara W. Trautner
（尹沛然　译　郭群英　审校）

尿路感染（urinary tract infection，UTI）是一类常见的、令人痛苦的疾病。幸运的是，现代的抗生素治疗对于这类疾病疗效甚佳。在应用抗生素前，尿路感染可引起严重的并发症。希波克拉底曾写到一种类似急性膀胱炎的疾病，称这种疾病可持续1年方缓解，或者恶化、累及肾。在20世纪早期，当化学治疗药物被开始用于尿路感染的治疗时，疗效相对较差，治疗3周后感染仍持续者常见。20世纪50年代，呋喃妥因问世，它是第一个用于尿路感染治疗的耐受性好且有效的药物。

因为尿路感染最常见的临床表现是急性膀胱炎，而急性膀胱炎在女性中的患病率远高于男性，因此大部分尿路感染的临床研究纳入的研究对象是女性患者。很多研究纳入的女性来自于美国大学校园或大型的保健组织。因此，当回顾涉及尿路感染的文献或治疗建议时，临床医生必须考虑这些发现是否适用于他们的患者群体。

定义

尿路感染可以是无症状的（亚临床感染）或者有症状的（疾病）。因此，尿路感染包含多种的临床疾病，包括无症状性菌尿、膀胱炎、前列腺炎和肾盂肾炎。有症状的尿路感染和无症状性菌尿之间的差别主要是是否有临床表现。尿路感染和无症状性菌尿都存在尿路细菌感染，尿液中通常可见白细胞和炎性因子。但是，无症状性菌尿缺乏细菌感染引起的临床症状，通常不需要治疗。而尿路感染经常表现出明显的临床症状，需要抗菌治疗。许多涉及尿路感染的文章，特别是导管相关性感染，并未区分尿路感染和无症状性菌尿。在本章节中，尿路感染特指有症状的疾病；例如膀胱炎表示有症状的膀胱感染；而肾盂肾炎表示有症状的肾感染。单纯性尿路感染指的是在非妊娠的门诊女性中发生的、无解剖学异常或医源性尿路操作的急性膀胱炎或急性肾盂肾炎；复杂性尿路感染指的是除单纯性尿路感染外其他所有类型的尿路感染。复发性尿路感染不一定是复杂性尿路感染；个体偶发感染可以是单纯性的，且可依此治疗。导管相关性菌尿可以是有症状的（CAUTI）或无症状的。

流行病学和危险因素

除了婴儿和老年人，尿路感染在女性中的发生率远高于男性。新生儿阶段，男性发病率轻度高于女性，因为男性婴儿先天性尿路畸形更常见。而50岁以后，男性前列腺肥大所致梗阻更加常见，因而男性和女性尿路感染的发病率相近。在1岁至50岁之间，尿路感染和复发性尿路感染主要好发于女性。20岁至40岁女性中无症状菌尿的患病率约为5%，在老年女性和男性中，无症状菌尿患病率可能高达40%～50%。

在普通人群中，高达50%～80%的女性在一生中会发生至少1次尿路感染，大部分病例是单纯性膀胱炎。近期使用杀精子剂隔膜，频繁性交，以及尿路感染病史是发生急性膀胱炎的独立危险因素。膀胱炎与近期性交的相关呈现出一种剂量效应的相互关系，发生膀胱炎的相对风险从1周内发生1次性交可增加至1.4倍，至1周内发生5次性交可增加至4.8倍。在健康的绝经后女性中，性行为、糖尿病和失禁是发生尿路感染的危险因素。

女性膀胱炎的易感因素同样可以增加肾盂肾炎的风险。在年轻的健康女性中，与肾盂肾炎独立相关的因素包括频繁性交、新的性伴侣、过去12个月内尿路感染史、母亲尿路感染史、糖尿病和失禁。因为典型的肾盂肾炎是由于膀胱中细菌上行至上尿路所致，所以膀胱炎和肾盂肾炎有共同的危险因素并不令人惊讶。但是，肾盂肾炎可以在没有明确的前期膀胱炎的情况下发生。

20%～30%的女性在发生一次尿路感染后会出现反复发作。早期再次发生（2周内）经常是由于上次感染复发，而非再感染，因而提示需要追踪关注患者。

有研究证实尿路感染的动物模型的膀胱上皮细胞内存在感染生物体的生物荚，但是这种现象在人类是否存在及重要性如何尚不清楚。尿路感染复发率在每个患者是每年 0.3 至 7.6 次，平均为每患者每年 2.6 次。在首次感染后的多次复发并不罕见，这导致了聚集发作。聚集发作可能与新的危险因素出现相关，或者与急性膀胱炎时细菌附着引起的保护性膀胱上皮层脱落相关。随着上次感染后时间的延长，复发的可能性降低。一项主要纳入了发生复发性尿路感染的绝经前白种女性的病例对照研究表明，频繁性交、使用杀精子剂、新的性伴侣、15 岁前发生首次尿路感染和母亲尿路感染史是复发性尿路感染的独立危险因素。唯一明确的复发性尿路感染的行为方面危险因素包括频繁性交和杀精子剂的使用。在绝经后女性中，复发性尿路感染的主要危险因素包括绝经前尿路感染病史和影响膀胱排空的解剖学因素，例如膀胱膨出、尿失禁和尿潴留。

在妊娠女性中，无症状性菌尿会导致临床不良后果，筛查和治疗是必要的。特别要强调的是，妊娠期无症状性菌尿与早产、胎儿围生期死亡和母亲发生肾盂肾炎相关。一项科克伦的 meta 研究发现，对妊娠期女性无症状性菌尿治疗可降低 75% 患肾盂肾炎的风险。

大部分尿路感染的男性有功能性或器质性尿路异常，最常见的是继发于前列腺肥大的尿路梗阻。即便如此，并非所有尿路感染的男性存在可检测的尿路异常；这种观点尤为适用于年龄≤45 岁的男性。未行包皮环切术也和尿路感染风险的增加相关，因为大肠埃希菌更有可能定植在龟头和包皮上，随后迁移至尿路。

与不伴糖尿病的女性相比，合并糖尿病的女性发生无症状性菌尿和尿路感染的风险增加 2～3 倍；尚无充分的证据说明男性中也存在相应的情况。糖尿病病程的增加和使用胰岛素而非口服药也与女性糖尿病患者尿路感染风险增加相关。膀胱功能差，尿路梗阻和排空不完全是糖尿病患者尿路感染风险增加的其他常见因素。细胞因子分泌受损可能导致女性糖尿病患者无症状性菌尿的发生。

病因

尿路感染可由不同的尿路病原菌引起，但通常为肠道来源的革兰氏阴性杆菌迁移至尿路所致。这些病原菌的易感性与临床因素和地域特征有关。在美国，急性单纯性膀胱炎的病原菌很大程度上可以被预测：大肠埃希菌占分离菌的 75%～90%；腐生葡萄球菌占到 5%～15%（尤其在年轻女性中分离得到）；克雷伯杆菌、变形杆菌、肠球菌和枸橼酸杆菌属和其他病原菌占 5%～10%。欧洲国家和巴西有类似的病原菌谱。引起单纯性肾盂肾炎的病原菌谱是类似的，占主要的同样是大肠埃希菌。对于复杂性尿路感染（例如导管相关性尿路感染），大肠埃希菌仍是主要的致病菌，但其他的需氧革兰氏阴性杆菌，例如铜绿假单胞菌、克雷伯杆菌、变形杆菌、枸橼酸杆菌、不动杆菌和摩根菌也经常被分离出来的。革兰氏阳性菌（例如肠球菌和金黄色葡萄球菌）和酵母菌也是引起复杂性尿路感染的重要致病菌。病原学和耐药性方面的数据主要是来自于实验室研究，人们应该意识到病原菌的鉴定只是在那些做尿培养的病例中进行的，例如，典型的情况是当怀疑复杂性尿路感染或肾盂肾炎时才做。目前可得到的数据表明大肠埃希菌对常用于治疗尿路感染的抗生素的耐药性在全球范围内增长。北美和欧洲来自女性急性膀胱炎的研究表明，在一些地区，对甲氧苄啶-磺胺甲恶唑（TMP-SMX）和环丙沙星的耐药率 >20%。在社区获得性感染中，产超广谱 β 内酰胺酶的病原菌患病率增长，使目前口服治疗的选择很少。由于耐药率存在地区差异与时代差异，患者存在个体差异，利用现有的、当地的数据帮助选择治疗方案十分重要。

发病机制

尿路可被视为由尿道至肾连续输送尿液的解剖单位。在大多数尿路感染中，细菌定植感染路径是从尿道上行至膀胱。从输尿管连续上行至肾是大部分肾实质感染的途径。但是，细菌进入膀胱后并非一定会引起持续的有症状的感染。宿主、病原体和环境因素的相互作用决定了是否发生组织侵入以及症状性感染是否发生（图 13-1）。例如，细菌经常在性交后侵入膀胱，但是膀胱正常的屏障和宿主天然性防御机制可以清除这些病原体。尿路中任何异物，例如导尿管或结石，都会为细菌提供一个惰性表面定植。异常排尿和（或）明显的残余尿容积促使感染发生。用最简单的术语，任何能增加细菌侵入和定植在膀胱可能性的情况都能增加尿路感染的发生风险。

细菌也能通过血流侵入尿路。但是，血源性扩散所引起的尿路感染不足 2%，而且通常是由相对强的病原体所致菌血症引起的，例如沙门菌和金黄色葡萄球菌。事实上，从未插尿管或无其他器械的患者尿液中分离出任何一种此类病原体都提示可能需要寻找其血液来源。血源性感染可能造成局部脓肿或肾局部肾盂肾炎，尿培养结果阳性。念珠菌的发病机制不同，其血行转移是常见的。在无器械且免疫功能正常的患者尿液中存在念珠菌提示生殖器污染或潜在的广泛的内脏扩散。

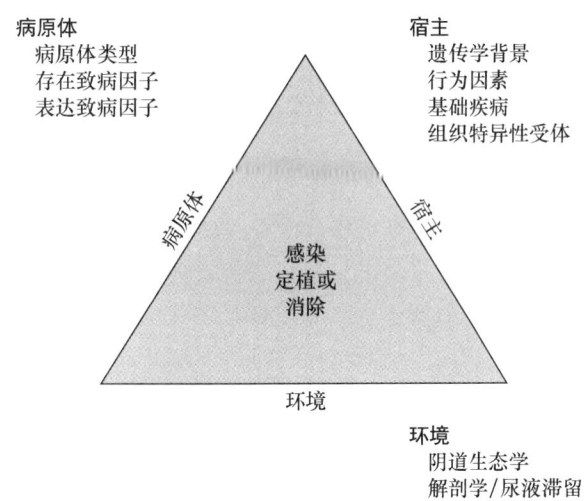

图 13-1 尿路感染的发病机制。特定宿主、病原体和环境因素之间的关系决定了临床预后

环境因素·阴道生态学 女性的阴道生态学是影响尿路感染风险性的一个重要的环境因素。来自肠道的微生物（通常是大肠埃希菌）在阴道口和尿道周区域的定植是尿路感染发病机制中关键的始动环节。性交可增加大肠埃希菌在阴道定植的风险从而增加尿路感染的风险。杀精子剂中的壬苯聚醇-9 对阴道正常的微生物群有毒性，因此也可增加大肠埃希菌在阴道的定植和菌尿的风险。在绝经后女性中，原本占主导地位的阴道乳酸菌被革兰氏阴性菌取代。在绝经后女性中外用雌激素来预防尿路感染是有争议的；考虑到全身激素替代治疗的副作用，口服雌激素不应该用于预防尿路感染。

解剖学和功能性异常 任何导致尿液潴留或梗阻的情况都会使人体对尿路感染的易感性增加。异物（例如结石或导尿管）为细菌定植提供了滞留的表面，从而使生物膜形成。因此，膀胱输尿管反流、继发于前列腺肥大的输尿管梗阻、神经源性膀胱和尿流改道术为尿路感染创造了有利的环境。在这种情况下，缺乏典型尿路毒性的大肠埃希菌菌株是常见的感染原因。输尿管蠕动受抑制和输尿管结石引起的膀胱输尿管反流是妊娠期女性肾盂肾炎发病的重要机制。解剖学因素——特别是尿道至肛门的距离，被认为是年轻女性而不是年轻男性易患尿路感染的主要原因。

 宿主因素 宿主的遗传背景，至少在女性中，影响了个体对复发性尿路感染的易感性。对尿路感染和肾盂肾炎的家族易感性都有充分的证据。复发性尿路感染的女性更有可能在 15 岁前发生过首次尿路感染以及有母亲尿路感染病史。复发性尿路感染的家族易感性的根本机制之一可能是大肠埃希菌在阴道的持续定植，甚至是在无症状阶段。复发性尿路感染的女性，其阴道和尿道周黏膜细胞结合的致肾盂肾炎的细菌是无复发性感染女性黏膜细胞结合细菌的 3 倍。某些血型抗原的非分泌型女性的上皮细胞中可能携带特定类型的大肠埃希菌结合受体，从而有利于细菌定植和侵入。宿主反应基因突变（例如 Toll-样受体和白细胞介素 8 受体）也与复发性尿路感染和肾盂肾炎相关。白细胞介素 8 的特异性受体基因 *CXCR1* 的多态性与人体对肾盂肾炎的易感性相关。中性粒细胞表面 CXCR1 的低水平表达可损伤中性粒细胞依赖的宿主对细菌侵入肾实质的防御功能。

微生物因素 解剖学正常的尿路较异常的尿路具有更强的感染防御屏障。因此，引起尿路侵入的症状性感染的大肠埃希菌菌株在正常宿主中经常具有和表达遗传毒性因子，包括介导细菌结合在尿路上皮细胞表面特定受体的黏附素。研究最多的黏附素是 P 菌毛，具有毛发蛋白结构，与肾上皮细胞上的特定受体相互作用（P 表示这些菌毛结合至血液 P 抗原的能力，P 抗原包含有 D-半乳糖-D-半乳糖残基）。P 菌毛在肾盂肾炎和随后从肾侵入血液的发病机制中发挥着重要作用。

另一种黏附素是 1 型菌毛，所有的大肠埃希菌菌株都具有这种菌毛，但并非所有的大肠埃希菌菌株都表达。1 型菌毛被认为在大肠埃希菌启动膀胱感染过程中发挥着关键作用；它们介导细菌结合至膀胱尿路上皮细胞管腔面的尿空斑蛋白（uroplakins）。大肠埃希菌的 1 型菌毛与尿路上皮细胞上受体的结合启动了一系列复杂的信号通路，导致了细胞凋亡和尿路上皮细胞脱落，与黏附的大肠埃希菌病原体一起自尿液排出。

临床综合征的处理方法

当怀疑发生尿路感染时，需要关心的最重要的问题是临床综合征的特征，例如无症状性菌尿、单纯性膀胱炎、肾盂肾炎、前列腺炎或复杂性尿路感染。这些信息将会决定诊治策略。

无症状性菌尿

只有当一个患者没有尿路感染相关的局部或系统性症状时，才考虑无症状性菌尿的诊断。临床表现通常是患者因为某个与泌尿生殖道不相关的原因而进行尿培养检查时偶然发现有菌尿。在尿培养阳性的情况下存在系统性标志性症状，例如发热、精神状态改变和白细胞增多者，并不能够确定症状性尿路感染的诊断，除非已经考虑排除了其他潜在的病因。

膀胱炎

膀胱炎的典型症状是尿痛、尿频和尿急。遗尿、排尿费力、耻骨上不适和肉眼血尿也经常出现。单侧背部或肋部疼痛通常被认为是累及上尿路的标志。发热也是肾或前列腺侵入性感染的标志。

肾盂肾炎

轻度肾盂肾炎可表现为低热伴或不伴下背部或肋脊角疼痛,但是严重的肾盂肾炎可表现为高热、寒战、恶心、呕吐以及肋部和(或)腰痛。膀胱炎的初始症状通常是急性的,而且膀胱炎的症状可能不出现。发热是鉴别膀胱炎和肾盂肾炎的主要特征。肾盂肾炎发热的典型表现为一个高峰的"栅栏"模式,并在超过72h治疗后消退。20%~30%的肾盂肾炎发展为菌血症。糖尿病患者中,当肾乳头脱落阻塞尿路时可表现为急性肾乳头坏死相关的梗阻性肾病。肾乳头坏死在一些肾盂肾炎病例中也提示着梗阻、镰状细胞病、镇痛剂肾病的存在或这些情况共存。在少见的双侧肾乳头坏死中,血肌酐水平迅速升高可能是其最早表现。气肿性肾盂肾炎是肾盂肾炎特别严重的一种类型,它与肾和肾周组织中气体产生相关,几乎只在糖尿病患者中发生(图13-2)。黄色肉芽肿性肾盂肾炎在慢性尿路梗阻(经常是鹿角形结石)时发生,与慢性感染共同引起肾组织化脓性破坏(图13-3)。在病理学检查时,残余肾组织经常呈现黄染,伴有吞噬了大量脂质的巨噬细胞浸润。肾盂肾炎也可伴有肾实质内脓肿形成,当一个患者即便进行抗菌治疗仍出现持续发热和(或)菌血症时,应该怀疑这种情况。

前列腺炎

前列腺炎包括感染性和非感染性前列腺异常。感染性前列腺炎可以是急性的或慢性的,实际上几乎都是细菌性的,而且远不及非感染性前列腺炎慢性盆腔疼痛综合征(原来被称为慢性前列腺炎)常见。急性细菌性前列腺炎表现为排尿困难、尿频、前列腺、盆腔或会阴区域疼痛。发热和寒战经常出现,膀胱出口梗阻症状常见。慢性细菌性前列腺炎表现更为隐匿,表现为反复发作的膀胱炎,有时出现相关的盆腔和会阴疼痛。男性出现反复发作的膀胱炎时应该考虑前列腺问题。

复杂性尿路感染

复杂性尿路感染表现为男性或女性中出现膀胱炎或肾盂肾炎的症状,这些患者存在易感的解剖学异常,尿路中存在异物或存在某些易感因素。

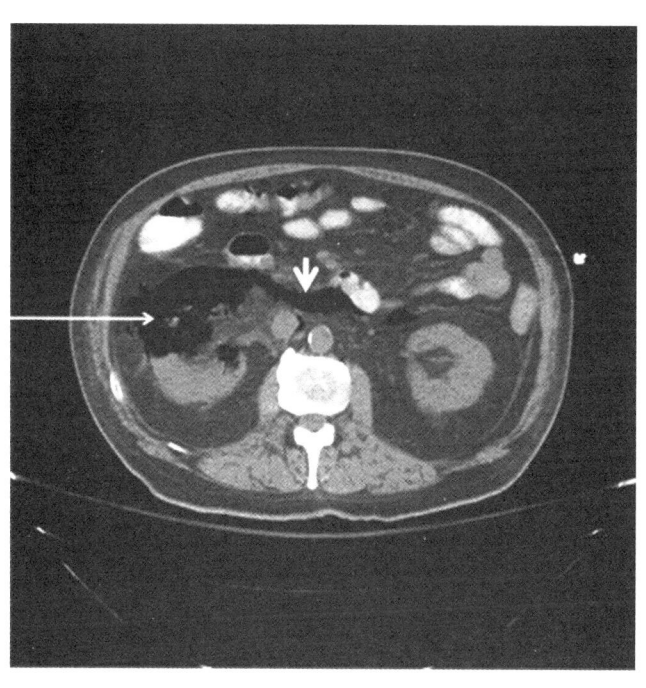

图13-2 气肿性肾盂肾炎。一例糖尿病男性右肾大肠杆菌感染,这种细菌是可形成气体的兼性厌氧菌,导致了肾实质(箭头)破坏和气体在腹膜后间隙(箭头)移动

诊断方法

病史 任何尿路感染综合征或无症状性菌尿的诊断均从收集详细的病史开始(图13-4)。患者提供的病史对单纯性膀胱炎具有很高的预测价值。一项基于病史和查体结果来评估急性尿路感染可能性的meta分析表明,在表现至少一个尿路感染症状(排尿困难、尿频、血尿或腰痛)且没有并发症的女性中,急性膀胱炎或肾盂肾炎的可能性是50%。复发性尿路感染的女性自行诊断的准确率高可能是患者自发初始治疗成功的主要原因。如果不存在阴道分泌物异常和并发症,并且存在尿路感染的危险因素,那么根据病史诊断尿路感染的可能性接近90%,且不需要实验室诊断。同样,在不存在阴道分泌物异常的情况下同时出现排尿异常和尿频使尿路感染的可能性增加到96%。在这类患者中,进一步的实验室检查(包括尿液试纸检查或尿培养)在进行初始的确定性治疗前不是必要的。

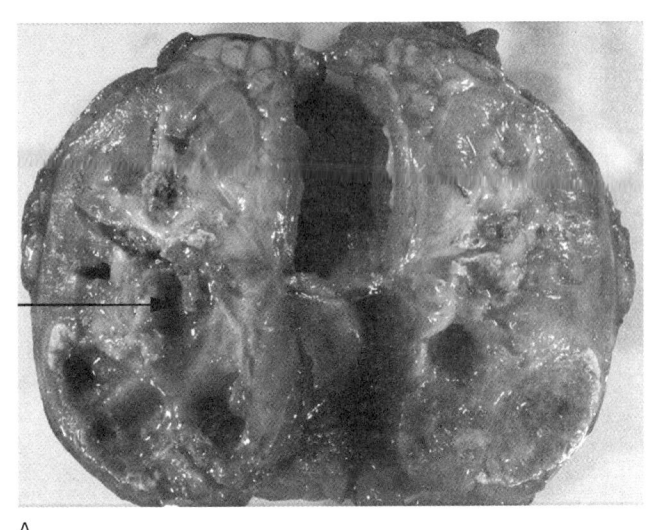 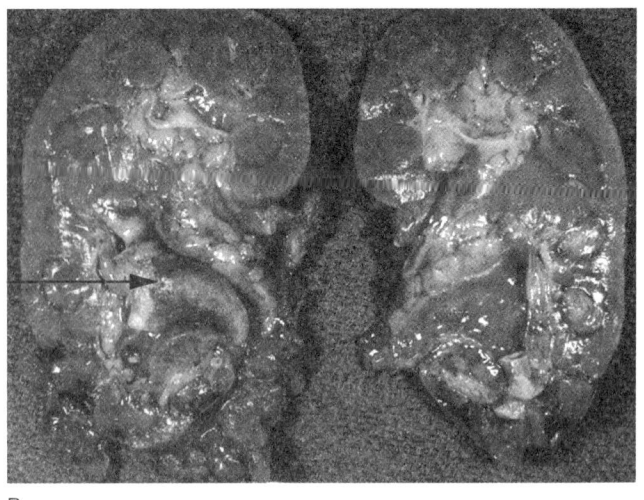

图 13-3（见书后彩图） 黄色肉芽肿性肾盂肾炎。**A**. 这张图片展示的是由于长期化脓性炎症所致的广泛肾实质破坏，诱因是鹿角形结石引起的梗阻，这个结石已经被取出，留下压痕（箭头所指）。黄色肉芽肿性肾盂肾炎引起的最大影响是可以模拟肾恶性肿瘤。**B**. 图中可见一个巨大的鹿角形结石（箭头所指）阻塞了肾盂肾盏系统。肾下极可见出血和坏死以及肾皮质区域坍塌（*Images courtesy of Dharam M. Ramnani, MD, Virginia Urology Pathology Laboratory, Richmond, VA.*）

当患者的病史被用作诊断工具时，需要注意的一点是，上面引用的 meta 分析中所包括的研究并未纳入儿童、青少年、妊娠女性、男性或复杂性尿路感染的患者。一个非常值得关注的问题是性传播疾病——特别是沙眼衣原体引起的——可能被不适当地当成尿路感染治疗。这个问题在 25 岁以下的女性患者中尤为常见。当女性出现排尿困难时需要考虑的鉴别诊断包括宫颈炎（沙眼衣原体，淋病奈瑟菌），阴道炎（白色念珠菌，阴道毛滴虫），疱疹性尿道炎，间质性膀胱炎和非感染性阴道或外阴刺激。拥有一个以上性伴侣和不使用避孕套的女性存在较高的发生尿路感染和性传播疾病的风险，且单独依据症状鉴别这些情况也存在一定的限制。

尿液试纸条检查、尿液分析和尿培养 有用的诊断工具包括可提供即时检查信息的尿液试纸检查和尿液分析，以及可以回顾性确定先前诊断的尿培养。理解尿液试纸条检查的指标对解释其结果是重要的。只有肠杆菌科家族成员可以将硝酸盐转换为亚硝酸盐，并且尿液中的亚硝酸盐必须累积到足够达到检测阈值的水平。如果一位急性膀胱炎的女性被强迫饮水并频繁排泄，则即便存在大肠埃希菌感染，亚硝酸盐的试纸条检查阳性的可能性也较小。粒细胞酯酶检查可检测尿液中宿主的分叶核细胞的这种酶，不论细胞是完整的还是裂解的。很多综述曾尝试描述试纸条检查的诊断准确度。临床医生的希望是至少尿液试纸条检查可以确定一个具有较高发病风险的患者患单纯性膀胱炎的诊断。亚硝酸盐或粒细胞酯酶中任一个阳性均可解读为阳性结果。血尿也提示尿路感染的诊断。同一类型患者的试纸条检查结果，若亚硝酸盐和粒细胞酯酶指标均阴性，则提示着需要考虑对患者症状的其他解释以及需采集尿液进行培养。一个阴性的试纸条检查结果并不足以敏感地排除妊娠女性的菌尿，因为对妊娠女性进行多次检测是重要的。试纸条检查的准确性在男性（高度特异）和未插尿管的社区居民（高敏感）间存在差异。

尿液显微镜检查揭示了几乎所有的膀胱炎病例的脓尿和约 30% 病例的血尿。在现行方法中，大部分医院实验室采用自动系统而非手动方法来进行尿液显微镜检查。一个机器吸取一份尿液标本然后通过大小、形状、对比、光散射、体积和其他特性来鉴别各种微粒。自动系统不能辨别大量的异形红细胞、白细胞或晶体；一般来说，细菌计数的准确度低于红、白细胞计数准确度。编者的临床推荐是患者的症状和表现的重要性应该高于一个不一致的自动尿液分析的结果。

尿培养检测到细菌是尿路感染的诊断"金标准"；但是不幸的是，尿培养结果只能在患者临床表现出现 24h 以后得到。鉴别特定的微生物需要额外的 24h。在存在膀胱炎症状的女性的研究中发现，在女性急性膀胱炎的诊断中，菌落计数阈值 $>10^2$/ml 比阈值为 10^5/ml 更加敏感（95%）和特异（85%）。在男性中，表明感染的最低水平似乎为 10^3/ml。尿液标本经常被尿道远端、阴道或皮肤的正常菌群污染。如果所采集的尿液被允许在室温下存在，这些污染菌群可以大量生长。在大部分实例中，培养生长出混合菌群表明是污染的，除非是长期留置导尿管、慢性尿潴留，或者尿路和胃肠道或生殖道之间存在瘘管的情况。

诊断

诊断思路会受到所拟诊的尿路感染综合征临床类型的影响（图13-4）。

女性单纯性膀胱炎 女性单纯性膀胱炎可以单独根据病史治疗。但是，如果症状不特异或者无法得到可靠的病史，那么应该进行尿液试纸条检查。有尿路感染一个症状的女性，其亚硝酸盐或粒细胞酯酶结果阳性使尿路感染的可能性从50%增至近80%，可以不需要进一步检查，考虑进行经验性治疗。在这种情况下，试纸

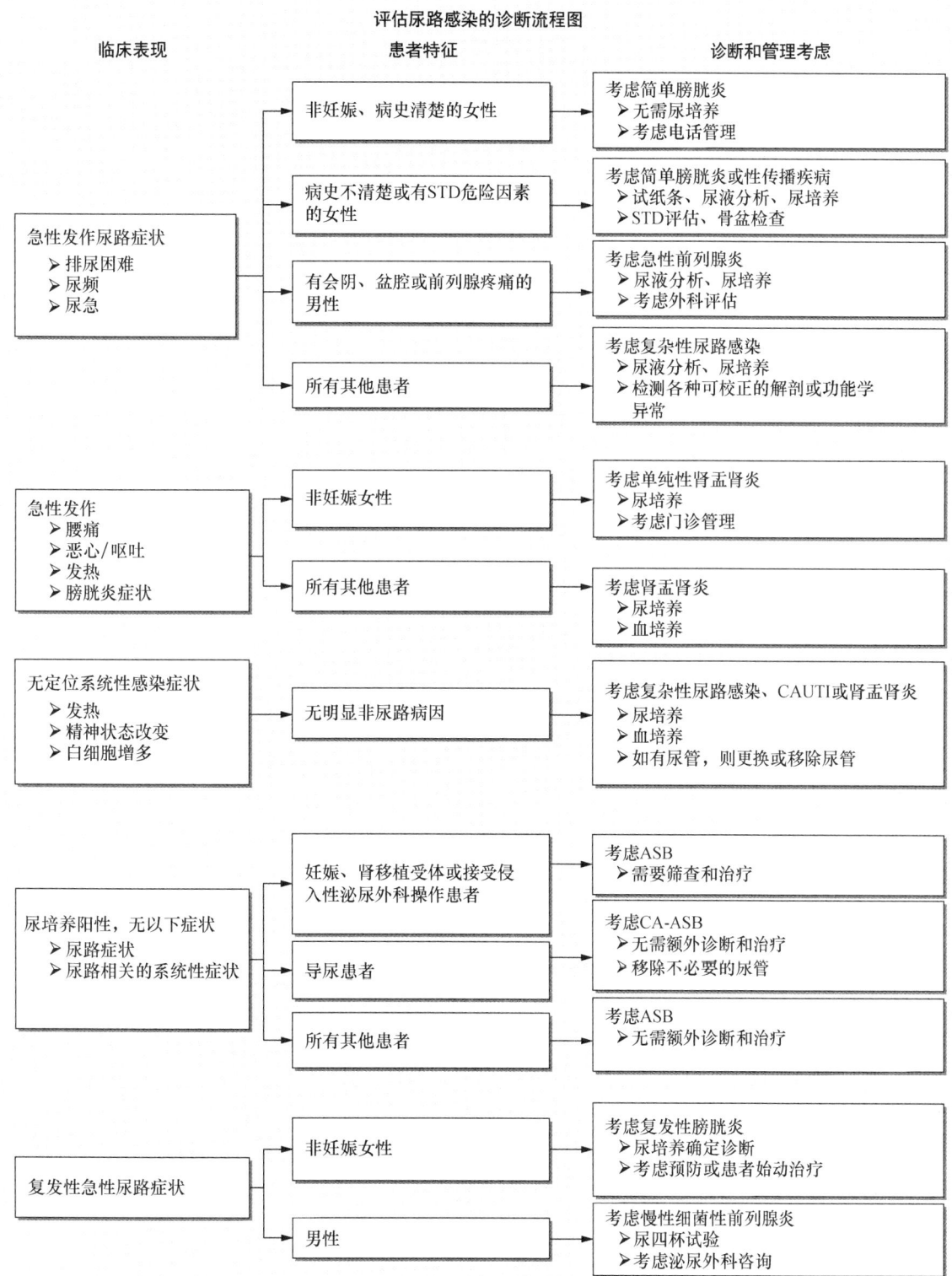

图13-4 尿路感染（UTI）诊断程序。STD，性传播疾病；CAUTI，导管相关性尿路感染；ASB，CA-ASB，导管相关性无症状性菌尿

条结果阴性不能排除尿路感染,此时推荐进行尿培养、密切的临床随访,可能的话可进行盆腔检查。这些推荐的实施需确定没有与复杂性尿路感染相关的因素,例如妊娠等。

男性膀胱炎 男性膀胱炎的体征和症状与女性类似,但是在男性人群中这一疾病有许多重要特征。当一个男性有尿路感染症状后,强烈推荐收集尿液进行培养。细菌培养有无可以鉴别较少见的急性及慢性细菌性前列腺炎综合征和非常常见的慢性盆腔疼痛综合征,原因是后者与细菌感染无关,通常对抗菌治疗无反应。如果诊断不明确,应该采用两杯或四杯试验(前列腺按摩后采集尿液)鉴别细菌性和非细菌性的前列腺综合征,且患者应就诊于泌尿外科医生。伴发热的尿路感染的男性经常出现血清前列腺特异性抗原水平升高以及超声下前列腺增大和精囊增大,这些提示累及前列腺。在一项纳入85例男性伴发热的尿路感染患者的研究中,尿潴留症状、尿路感染早期复发、随访中血尿和排空障碍常提示存在外科手术可纠正的疾病。不伴这些症状的男性在泌尿外科检查时,其上尿路及下尿路是正常的。

无症状性菌尿 无症状性菌尿的诊断包括微生物学和临床标准。微生物学标准通常是≥10^5细菌菌落计数(CFU)/ml,而在导尿管相关疾病中≥10^2 CFU/ml是界值。临床标准指的是无尿路感染相关的体征或症状。

治疗　尿路感染

任何有症状的尿路感染均需要抗菌治疗。抗菌剂的选择以及治疗的剂量和疗程取决于感染部位和是否存在复杂因素。每种尿路感染根据其特异的临床综合征需要不同的治疗方法。

尿路病原菌的耐药性在地区之间存在差异并影响了经验性治疗方法。在世界范围内,大肠埃希菌ST131是引起多重耐药尿路感染的主要多基因座序列类型。治疗推荐必须考虑当地耐药情况和不同国家使用抗菌药的情况。例如,磷霉素和匹美西林并非在所有国家都可得,但在可得到它们的地区,这些药物被作为一线选择,因为它们对大部分产广谱β-内酰胺酶的尿路病原菌有杀菌活性。因此,治疗选择应该取决于当地耐药性、药物可得性和患者个体因素(例如近期旅行和抗菌剂的使用)。

女性单纯性膀胱炎

由于引起急性单纯性膀胱炎的细菌种类和对抗生素的敏感性可以高度预测,很多单纯性膀胱炎的发作可以通过电话方式指导治疗(图13-4)。大部分其他尿路感染综合征患者需要进一步诊断性评估。尽管通过电话方式指导治疗发生严重并发症的危险性似乎较低,电话方式指导治疗算法的研究普遍纳入的是健康的发生复杂性尿路感染风险较低的白人女性。

在1999年,美国感染性疾病协会发表的指南推荐将甲氧苄啶-磺胺甲噁唑(TMP-SMX)作为简单尿路感染治疗的一线用药。后来尿路病原菌耐药导致单纯性膀胱炎增加,对其附带损害(如下方定义)重要性的认识增加,而且新的抗菌药被研发出来。不幸的是,再也没有治疗急性单纯性膀胱炎单用的最好的药物。

附带损害指的是抗菌治疗不利的生态影响,包括杀死正常菌群和耐药菌产生。艰难梭菌的暴发感染提供了在医院环境中附带损害的一个实例。在这种情况下,附带损害提示我们:对于一个对治疗尿路感染高度有效的药物而言,如果它对正常菌群有明确的继发影响或者有可能改变细菌耐药模式,则它不一定是理想的一线药物。对粪便菌群影响最小的被用于治疗尿路感染的药物包括匹美西林、磷霉素和呋喃妥因。相反,甲氧苄啶、甲氧苄啶-磺胺甲噁唑、喹诺酮类和氨苄青霉素对粪便菌群的影响更大,这些药物被报道使耐药水平增加。

一些有效的治疗方案对急性单纯性膀胱炎的女性而言是可得到的(表13-1)。研究较完善的一线药物包括甲氧苄啶-磺胺甲噁唑和呋喃妥因。二线药物包括氟喹诺酮和β-内酰胺化合物。尽管磷霉素治疗急性膀胱炎的单次给药方法在欧洲普遍应用,但是在随机试验中显示出不一致结果。现在对由多重耐药的大肠埃希菌引起的尿路感染(包括复杂性感染)使用磷霉素治疗的经验增多。匹美西林目前在美国或加拿大无法得到,但在一些欧洲国家很受欢迎。其他治疗的利弊在下面有简略的讨论。

习惯上,甲氧苄啶-磺胺甲噁唑被推荐作为治疗急性膀胱炎的一线用药,而且其适合在耐药性不超过20%的地区使用。甲氧苄啶-磺胺甲噁唑的耐药性有着临床重要性:甲氧苄啶-磺胺甲噁唑治疗的患者耐药分离菌中,症状缓解时间更长且临床和微生物学失败率均更高。与对甲氧苄啶-磺胺甲噁唑耐药的大肠埃希菌引起的尿路感染风险升高相关的宿主方面因素包括:近期使用了甲氧苄啶-磺胺甲噁唑或其他抗菌剂,以及近期去过高甲氧苄啶-磺胺甲噁唑耐药率高的地区旅行。经验性使用甲氧苄啶-磺胺甲

表 13-1　急性简单膀胱炎治疗策略

药物和剂量	估算临床有效率,%	估算细菌有效率,ª%	常见副作用
呋喃妥因，100mg，每日2次×5～7d	84～95	86～92	恶心、头痛
TMP-SMX，1粒复合制剂，每日2次×3d	90～100	91～100	皮疹、荨麻疹、恶心、呕吐、血液系统异常
磷霉素，单次剂量3g	70～91	78～83	腹泻、恶心、头痛
匹美西林，400mg，每日2次×3～7d	55～82	74～84	恶心、呕吐、腹泻
氟喹诺酮类，剂量根据药物不同而不同；3天给药	85～95	81～98	恶心、呕吐、腹泻、头痛、疲倦、失眠
β-内酰胺类，剂量根据药物不同而不同；5天给药～7天给药	79～98	74～98	腹泻、恶心、呕吐、皮疹、荨麻疹

ª 微生物反应根据尿液中细菌计数减少评估。
注：有效率指的是根据2010年美国感染性疾病协会/欧洲临床微生物学和感染性疾病协会治疗简单膀胱炎指南纳入的数据和研究所计算的均值或范围。TMP-SMX，复方新诺明，复方制剂

恶唑的理想情况是一个女性患者的单纯性尿路感染，这个患者与临床医生有着确定的联系，并且如果她的症状没有迅速进展时可以寻求进一步治疗。

尽管呋喃妥因已使用了超过60年，但其耐药性一直较低。因为这种药物通过多种途径影响细菌代谢，所以细菌进化产生耐药性需要数个突变步骤。呋喃妥因对大肠埃希菌和大部分非大肠埃希菌群具有高度活性。变形杆菌、假单胞菌、沙雷氏菌、肠杆菌和酵母菌均对该药具有内在的耐药性。尽管习惯上规定呋喃妥因7天给药，但对女性急性膀胱炎患者采用呋喃妥因5天给药方案，或甲氧苄啶-磺胺甲恶唑3天给药方案有相似的微生物学和临床疗效；对急性膀胱炎不推荐采用呋喃妥因3天给药方案。呋喃妥因在组织中达不到有效水平，故不能用于治疗肾盂肾炎。

大部分氟喹诺酮类短程治疗膀胱炎是高效的；莫西沙星是例外的，它在泌尿系统中可能达不到足够的水平。常用来治疗尿路感染的氟喹诺酮类药物包括氧氟沙星、环丙沙星和左氧氟沙星。使用氟喹诺酮治疗急性膀胱炎的主要问题是对氟喹诺酮耐药性的扩散，不仅是在尿路病原菌中，也在其他生物体中扩散，在其他部位引起了更为严重和难以治疗的感染。氟喹诺酮的使用也是促使医院环境中艰难梭菌暴发的一个因素。大部分专家现在呼吁限制氟喹诺酮类使用，仅特定用于其他抗菌剂不适用的单纯性膀胱炎。喹诺酮在某些人群中的适用，包括年龄大于60岁的成年人，与跟腱断裂有关。

除了匹美西林外，β内酰胺类药物在治疗急性膀胱炎中的疗效一般不如甲氧苄啶-磺胺甲恶唑或氟喹诺酮类。β-内酰胺类药物病原菌清除率更低，复发率更高。通常的解释是β-内酰胺类药物无法从阴道清除病原菌，也有人提出细菌在细胞内形成由生物菌膜包裹形成小体。很多对甲氧苄啶-磺胺甲恶唑耐药的大肠埃希菌菌株也对阿莫西林和头孢氨苄耐药；因此，这些药物应该只能用于治疗敏感菌株感染的患者。

泌尿系统镇痛药在某些情况下对膀胱不适的缓解是合适的。尿路镇痛药非那吡啶应用广泛，但是会引起严重的恶心。联合使用包含防腐剂（乌洛托品、亚甲蓝）的镇痛药、尿液酸化剂（磷酸钠）和止痉剂（莨菪碱）也是可行的。

肾盂肾炎

由于肾盂肾炎是组织侵入性疾病，治疗方法的选择应该具有根除致病微生物高度可能性，且应该迅速达到治疗的血药浓度。肾盂肾炎患者中大肠埃希菌对甲氧苄啶-磺胺甲恶唑的高耐药率使得氟喹诺酮类成为治疗急性单纯性肾盂肾炎的一线用药。氟喹诺酮类是口服给药还是不经肠道给药，取决于患者对口服摄入的耐受性。一个随机临床试验表明，口服环丙沙星7天治疗方案（每日2次，每次500mg，伴或不伴初始的静脉注射400mg剂量）对门诊肾盂肾炎的初始治疗是高度有效的。口服甲氧苄啶-磺胺甲恶唑（复合剂，每日2次，治疗14天）对急性单纯性肾盂肾炎的治疗也是有效的，前提是已知尿路病原菌对其是敏感的。如果尚不知尿路病原菌的敏感性而使用甲氧苄啶-磺胺甲恶唑，推荐初始静脉注射头孢曲松1g剂量。口服β-内酰胺类药物不如氟喹诺酮类的效果，且应该谨慎使用并密切随访。单纯性肾盂肾炎非肠道给药治疗的选择包括氟喹诺酮类，一种广谱头孢菌素类伴或不伴一种氨基糖苷类，或一种碳青霉烯类。一种β-内酰胺类抗生素联合一种β-内酰胺酶抑制剂（例如氨苄西林-舒巴坦，替卡西林-克拉维酸，哌拉西林-他唑巴坦）或亚胺培南-西司他丁，可用于伴有更复杂病史、既往有肾盂肾炎发作或近期有尿路操作的患者。通常来说，这类患者的治疗方案应该根据尿培养结果制定。一旦患者有了临床疗效，口服给药应该替代非肠道

给药治疗。

妊娠女性尿路感染

呋喃妥因、氨苄西林和先锋霉素族抗生素在妊娠早期被认为相对安全。一个回顾性病例-对照研究所提示的呋喃妥因和出生缺陷之间的关系并未被确定。磺胺类药物无疑应该被避免，无论是在早期妊娠（由于致畸的可能）和近期妊娠（由于发展为核黄疸的可能作用）。氟喹诺酮类药物由于其对胎儿软骨发育的可能副作用应该避免使用。氨苄西林和先锋霉素族抗生素已在妊娠患者中广泛使用，而且是治疗无症状的或有症状的这类尿路感染患者的可选药物。伴有明显肾盂肾炎临床表现的妊娠女性，应用口服 β-内酰胺类抗生素治疗，该药联合或不联合氨基糖苷类是标准方案。

男性尿路感染

由于前列腺在大多数发热的尿路感染男性病例中受累，在这些患者中的治疗目标是根除前列腺感染以及膀胱感染。如果尿路病原菌是敏感的，7天至14天的氟喹诺酮或甲氧苄啶-磺胺甲恶唑疗程是被推荐的。如果怀疑急性细菌性前列腺炎，抗菌治疗应该在尿液和血液被采集培养后开始。治疗方案可以根据尿培养结果调整，且应该继续2～4周。对于明确的慢性细菌性前列腺炎，4周至6周的抗菌疗程经常是必要的。复发（在慢性前列腺炎中并不少见）需要12周的疗程。

复杂性尿路感染

复杂性尿路感染（不同于前面所讨论的）在伴有多种尿路或肾解剖或功能学异常的异质的患者群体中发生。病原菌的种类和对抗生素的敏感性同样也是异质的。因此，复杂性尿路感染的治疗必须个体化且根据尿培养结果调整。通常复杂性尿路感染患者在经验性治疗前已经存在尿培养数据的指导，尽管尿培养结果需要等待。黄色肉芽肿性肾盂肾炎需要肾切除术治疗。经皮引流可被作为气肿性肾盂肾炎的初始治疗，且可下一步根据需要进行选择性肾切除术。肾乳头坏死伴有梗阻要求干预以解除梗阻和保护肾功能。

无症状性菌尿

进行无症状性菌尿的治疗不会降低症状性感染或并发症的频率，除非是在妊娠女性、正在进行泌尿外科手术患者以及可能有中性粒细胞减少症的患者和肾移植受者中。在妊娠女性和正在进行泌尿外科手术的患者中，应该根据尿培养结果指导无症状性菌尿的治疗。在其他所有人群中，不建议筛选和治疗无症状性菌尿。大部分导管相关性菌尿的病例是无症状的，且不建议抗菌治疗。

导管相关性尿路感染

导管相关性尿路感染的定义是导尿的患者出现菌尿和症状。多个单位发布了治疗导管相关性尿路感染的指南。该病体征和症状可以定位在尿路，或者包含其他不能解释的系统表现，例如发热。公认的满足导管相关性尿路感染定义的菌尿阈值是 $\geq 10^3$ CFU/ml，而满足无症状性菌尿定义的菌尿的阈值是 $\geq 10^5$ CFU/ml。

尿管菌膜的形成（尿路病原菌有活性的膜）是导管相关性尿路感染的首要机制，且影响到治疗和预防策略。菌膜中的微生物对抗菌杀除作用相对抵抗，而且如果不移除导管，消除导管相关性菌膜是困难的。此外，由于提供了细菌进入膀胱的途径，长时间使用导管时菌尿是不可避免的。

尿路感染典型的体征和症状，包括疼痛、尿频、排尿困难、发热、外周血白细胞增多和脓尿在内，对诊断导尿患者感染的预测价值较低。此外，一个发热且导尿的患者尿中细菌的存在不一定预示了导管相关性尿路感染，且应该考虑对发热的其他解释。

导管相关性尿路感染的病因是多种多样的，且尿培养结果对指导治疗是必不可少的。已有有力的证据支持治疗导管相关性尿路感染治疗过程中应更换导尿管。治疗目标是移除可作为再感染病灶的菌膜相关性微生物。病理学检查表明很多长期导尿的患者存在隐匿的肾盂肾炎。一个在脊髓损伤间歇导尿患者中的随机试验发现3天治疗后再发比14天治疗后再发更加常见。一般来说，抗生素的7天至14天疗程是推荐的，但是需要进一步进行关于最佳治疗持续时间的研究。

在长期使用尿管的情况下，全身抗生素、膀胱酸化剂、抗菌的膀胱洗涤剂、外用消毒剂和抗菌的引流袋溶解液对预防菌尿发作均是无效的，且与耐药微生物的出现相关。预防导管相关性尿路感染最佳策略是防止不必要的插管，并且一旦尿管不必使用了就移除。临床证据不足以推荐耻骨上导尿管和避孕套导尿管作为内置导尿管的替代物来预防导管相关性尿路感染。然而，间断置管在一些人群中（例如脊髓损伤人群）可能较长期留置导尿管对于预防感染和解剖学并发症更好。充满银或呋喃西林的抗菌导管未发现能在减少症状性尿路感染率方面获得显著的临床收益。

念珠菌尿

尿中念珠菌的出现是留置导尿管越来越常见的并发症，尤其是在监护室的患者、服用广谱抗生素的患者和糖尿病患者中。在很多研究中，超过 50% 分离出的尿念珠菌是非白色念珠菌的类型。其临床表型从无症状性实验室结果阳性到肾盂肾炎甚至脓毒血症各不相同。在超过 1/3 的无症状病例中移除导尿管会使念珠菌尿消失。无症状患者的治疗不能降低念珠菌尿复发频率。推荐治疗症状性膀胱炎或肾盂肾炎和有高播散性疾病患病风险的患者。高度危险的患者包括中性粒细胞减少、进行泌尿外科操作、临床不稳定的患者和低出生体重的婴儿。氟康唑（每日 200～400 mg，治疗 14 天）在尿液中达到高水平，是治疗尿路念珠菌感染的一线用药。尽管报道了一些新型唑类和棘白菌素类药物成功消除念珠菌尿的实例，这些药物以低水平的尿液排泄为特征，因此不被推荐。对于分离出对氟康唑具有高度耐药性的念珠菌，口服氟胞嘧啶和（或）肠道外使用两性霉素 B 都是可选择的。用两性霉素 B 进行膀胱冲洗通常是不推荐的。

女性复发性尿路感染的预防

育龄女性单纯性膀胱炎复发是常见的，如果复发性尿路感染干扰到患者的生活，应该采用预防策略。每年两个或更多症状性发作的阈值是不绝对的；干预决策应该将患者的选择考虑在内。

有三种预防策略是可取的：持续的治疗、性交后的治疗和患者始动治疗。持续的预防和性交后预防通常需要小剂量甲氧苄啶-磺胺甲噁唑，一种氟喹诺酮或呋喃妥因。这些药物在积极使用抗生素期间都高度有效。典型的情况是，一种预防药物开具 6 个月处方然后停止，这个时间点的复发性尿路感染率经常回到基线。如果麻烦的感染复发，医生可以重新制订一个更长期的预防方案。在服用预防性抗生素 12 个月的女性中的研究中记录了排泄物菌群中耐药菌株的选择。

患者始动治疗包括提供给患者尿培养的材料和在有感染首发症状时自行服用一个疗程的抗生素。尿培养是冷藏的并运送到医生办公室来确定诊断。当存在建立的可靠的医患关系时，只要症状性发作对短程治疗完全有反应，且随访没有复发，尿培养可以被忽略。

预后

膀胱炎是复发性膀胱炎和肾盂肾炎的一个危险因素。无症状性菌尿在老年和导尿患者中常见，但其本身不会增加死亡率。复发性尿路感染、慢性肾盂肾炎和肾功能不全之间的关系被大量研究。在没有解剖学异常的情况下，儿童和成人的复发感染不会导致慢性肾盂肾炎或肾衰竭。此外，感染在慢性间质性肾炎中并不起到主要作用；这种情况下的主要病因是滥用止痛剂、梗阻、反流和毒物暴露。在存在潜在的肾异常（尤其是梗阻结石）中，感染是加速肾实质损伤的次要因素。在脊髓损伤的患者中，长期使用内置膀胱导管是明确的膀胱癌危险因素。慢性菌尿导致的慢性炎症是这种现象的一个可能解释。

索引

C
常染色体显性多囊肾病 81
常染色体隐性多囊肾病 84

D
多囊肾 80

E
复杂性尿路感染 115
腹膜透析 45

G
梗阻后利尿 111
梗阻性肾病 107
供体 51
过敏性间质性肾炎 88

I
IgA 肾病 67

J
急性间质性肾炎 88
急性肾损伤 15，17
经皮肾镜取石术 104

K
抗磷脂综合征 100

L
狼疮肾炎 65
临床综合征 60
螺旋 CT 103

M
慢性肾病 31
慢性肾小管间质性肾炎 92
免疫抑制治疗 53
膜性肾病 71

N
尿毒症 34
尿路感染 112
尿路梗阻 107

P
膀胱输尿管反流及反流性肾病 92
膀胱炎 114
排尿式膀胱尿道造影 111
胚胎发育 1

R
溶血性尿毒症综合征 97

S
肾单位 4
肾单位减少 13
肾单位肾痨 86
肾结石 101
肾静脉血栓 101
肾前性氮质血症 18
肾实质性疾病 18
肾适应性应答 14
肾小管转运 2
肾小球滤过 2
肾移植 49
肾盂肾炎 114
受体 50
水钠平衡 7
髓质囊肿性肾病 86

T
糖尿病肾病 72
体外震波碎石术 104
透析疗法 44

W
无症状性菌尿 114

X
血管通路 46
血栓性微血管病 97
血栓性血小板减少性紫癜 97
血液透析 45

Y
远程缺血预适应 16

Z
组织分型 51

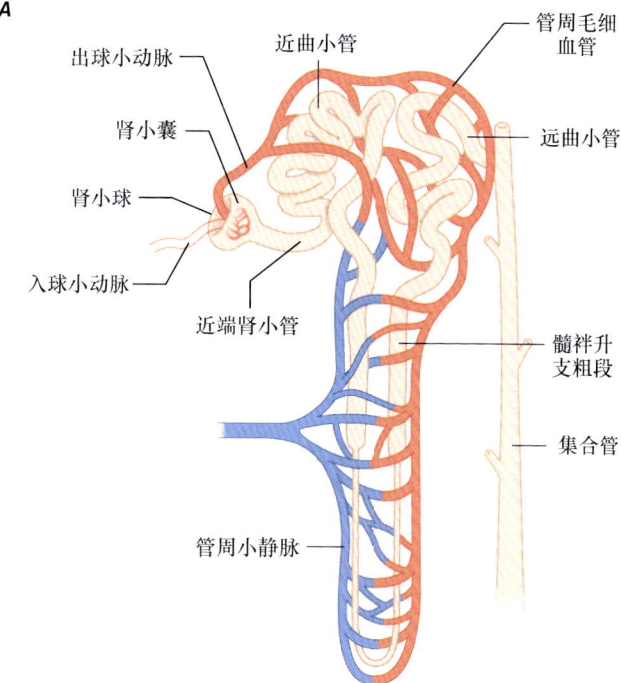

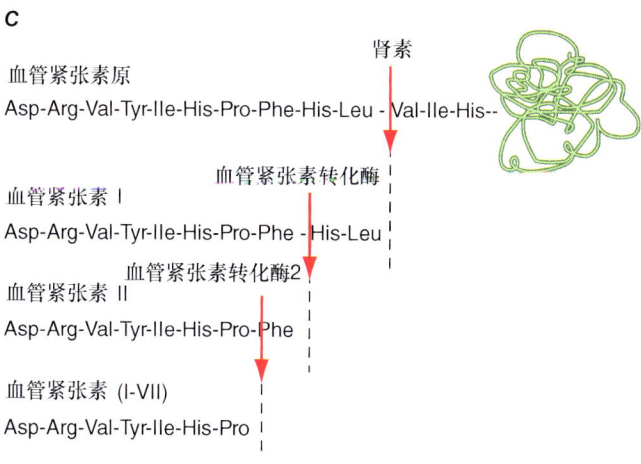

彩图 1-2

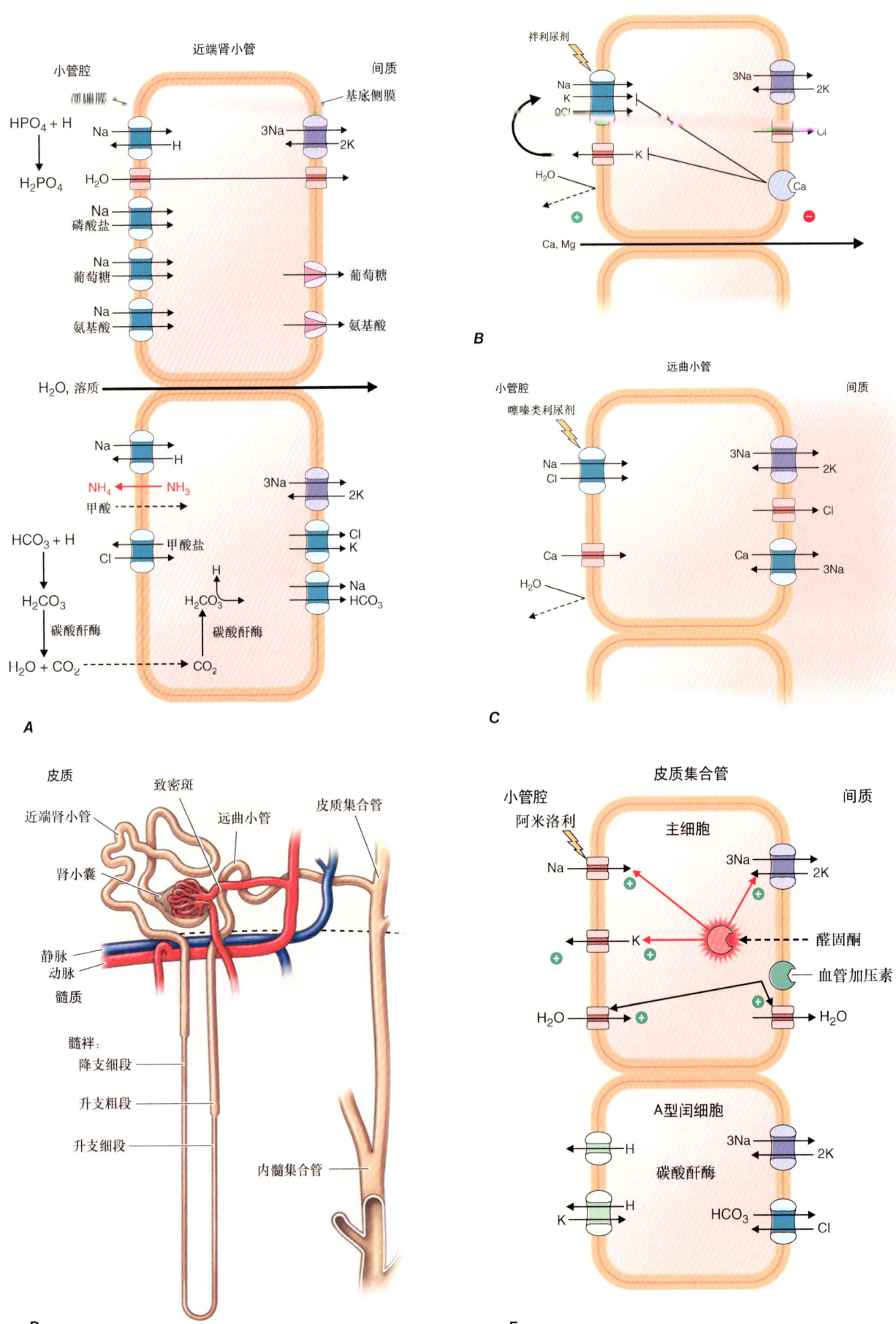

彩图 1-3

内髓集合管
小管腔
间质
Na
ANP
K
3Na
2K
尿素
血管加压素
H_2O
H_2O

F

彩图 1-3 续

肾实质性肾衰竭
小血管:
肾小球肾炎、血管炎、TTP/HUS、DIC、粥样硬化栓子、恶性高血压、钙调磷酸酶抑制剂、败血症
肾小管:
中毒性ATN（内源性：横纹肌溶解、溶血；外源性：造影剂；铂类、庆大霉素）；缺血性ATN；败血症
小管内:
内源性[骨髓瘤蛋白、尿酸（肿瘤溶解综合征）、细胞碎片]；外源性（阿昔洛韦、甲氨蝶呤）
皮质肾小球
近曲小管
髓旁肾单位
近曲小管
远曲小管
远曲小管
髓袢升支粗段
直部
皮质
外髓部
髓质
内髓部
直部
髓袢升
支粗段
亨氏环
亨氏环
髓袢降
支细段
集合管
大血管:
肾动脉栓子、剥离、血管炎，肾静脉血栓形成，腹腔间隔室综合征
间质:
过敏（PCN、利福平等），感染（重度肾盂肾炎、军团菌感染、败血症），浸润（淋巴瘤、白血病），炎症（干燥综合征、小管间质性肾炎和葡萄膜炎、败血症）

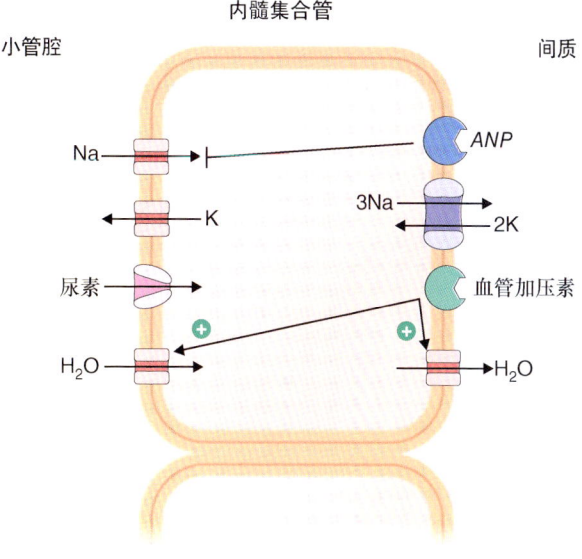

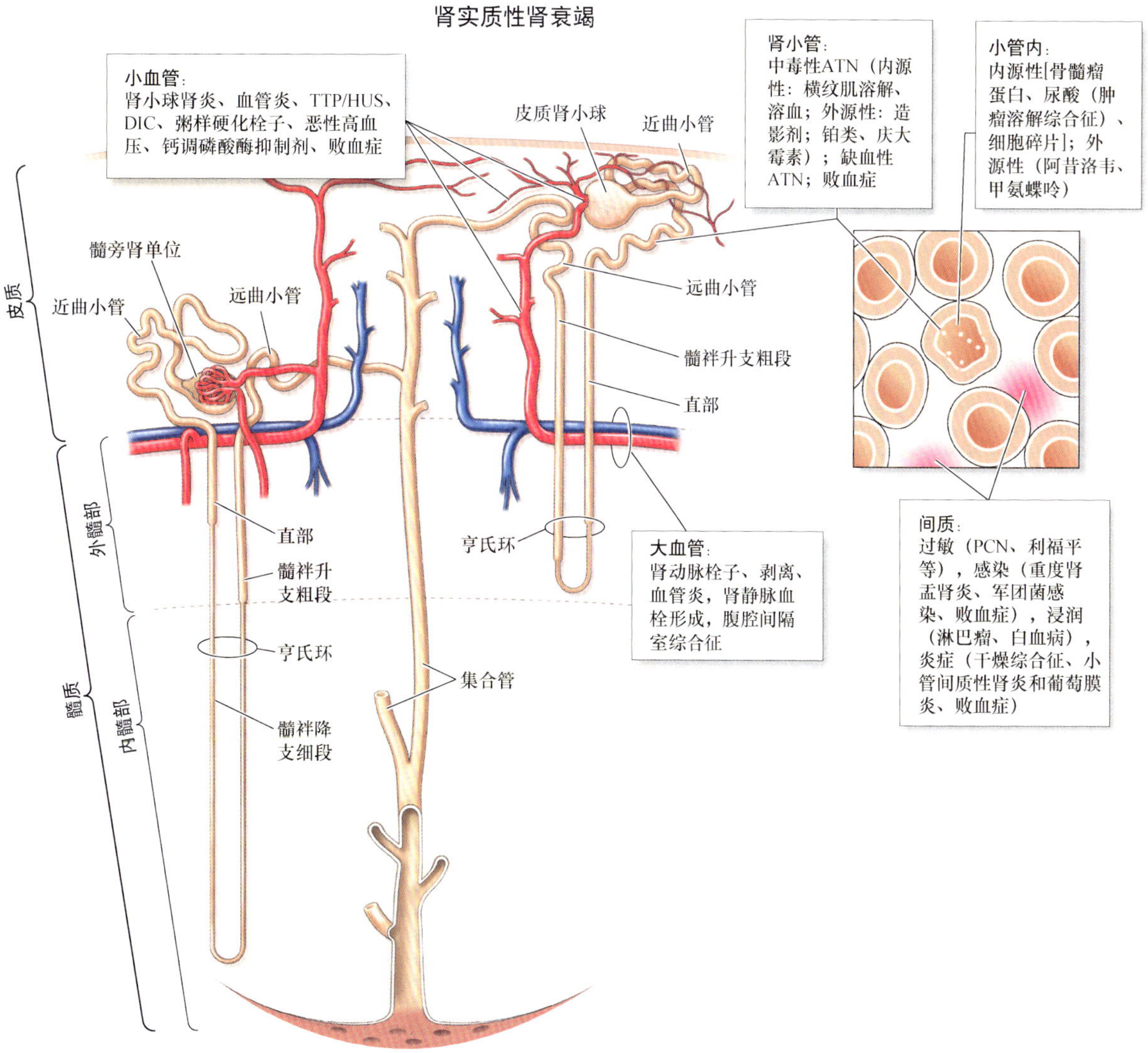

彩图 3-3

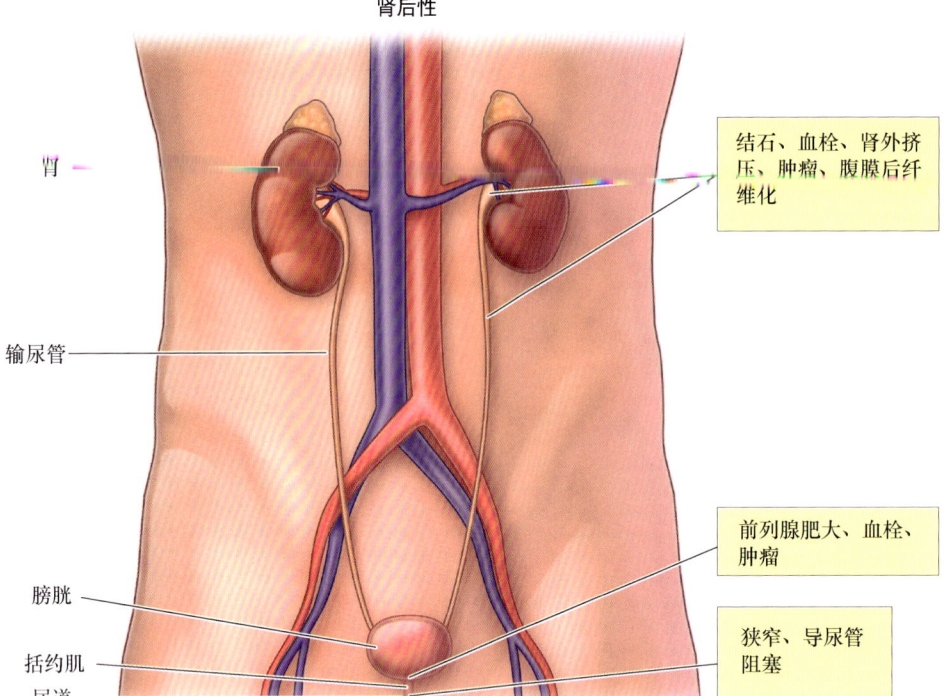

彩图 3-5

依据GFR及白蛋白尿的CKD进展分期：KDIGO 2012			持续性白蛋白尿分类描述及范围		
			A1	A2	A3
			正常到轻度升高	中度升高	重度升高
			<30mg/g <3mg/mmol	30～300mg/g 3～30mg/mmol	>300mg/g >30mg/mmol
GFR分类[ml/(min·1.73m²)]描述及范围	G1	正常或升高	≥90		
	G2	轻度下降	60～89		
	G3a	轻度到中度下降	45～59		
	G3b	中度到重度下降	30～44		
	G4	重度下降	15～29		
	G5	肾衰竭	<15		

彩图 4-1

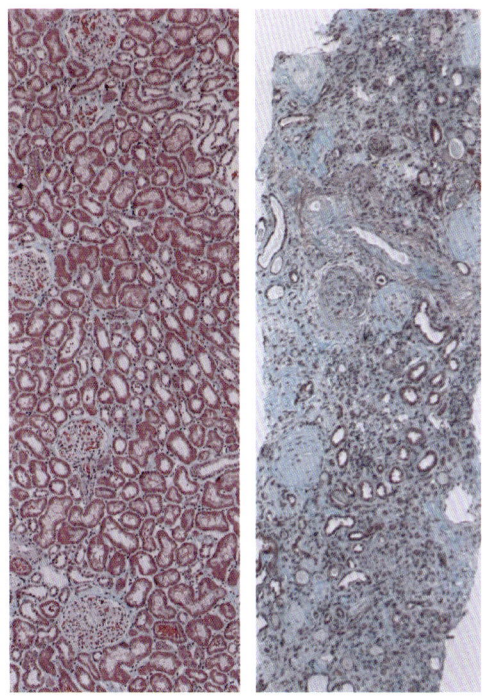

彩图 4-3

钙化防御

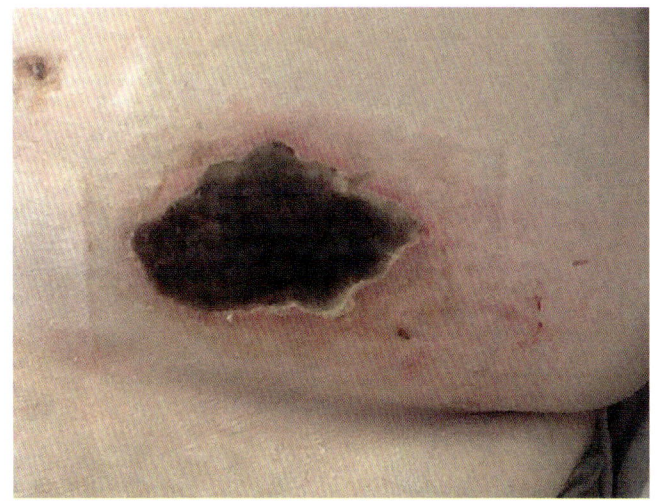

彩图 4-5

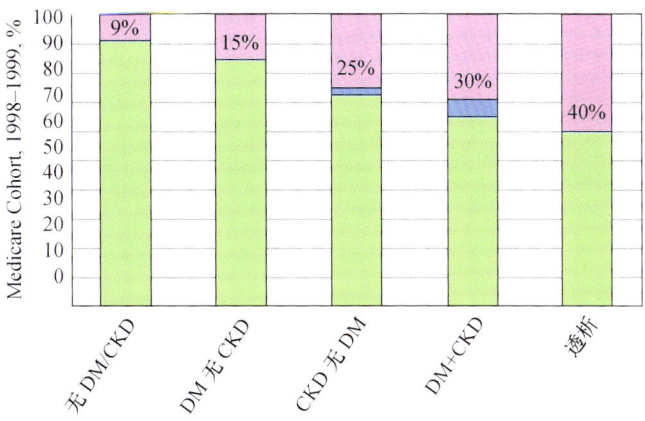

彩图 4-6

静脉
动脉
透析液
水化治疗
（消电离和反渗透）
酸离子浓度
Na+ Cl-
K+ Acetate-
Ca2+ Mg2+
NaBicarb
NaCl
V
动静脉瘘
A
透析液
静脉导管
动脉导管
中空纤维滤器
动脉压
静脉压
血流速率
空气（渗漏）检测
透析液流速
透析液压力
透析液传导率
血液（渗漏）检测
透析液流出
运载系统

彩图 5-1

基底膜
上皮下沉积
内皮细胞
足细胞
内皮下沉积
线性IgG荧光
块状IgG荧光
A
B
C
TH1/2
免疫沉积
Mθ
N
细胞因子
趋化因子
趋化因子
细胞因子
基底膜损伤
毛细血管内增生
毛细血管外增生
氧化物
蛋白酶
C3/C5-9MAC
D

彩图 7-2

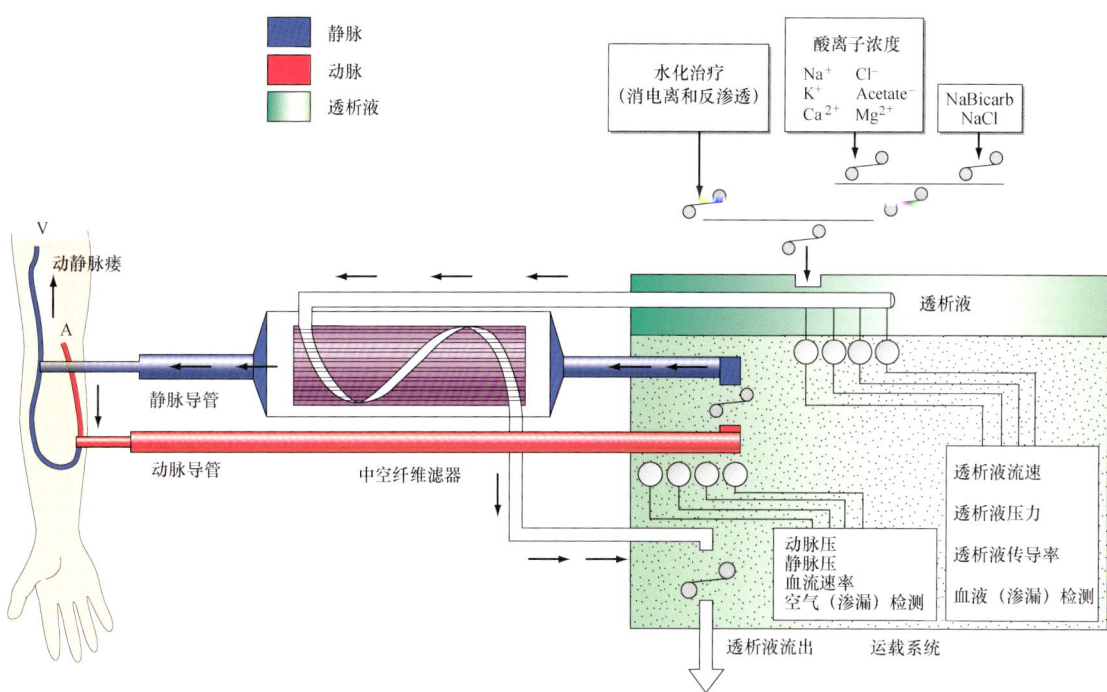

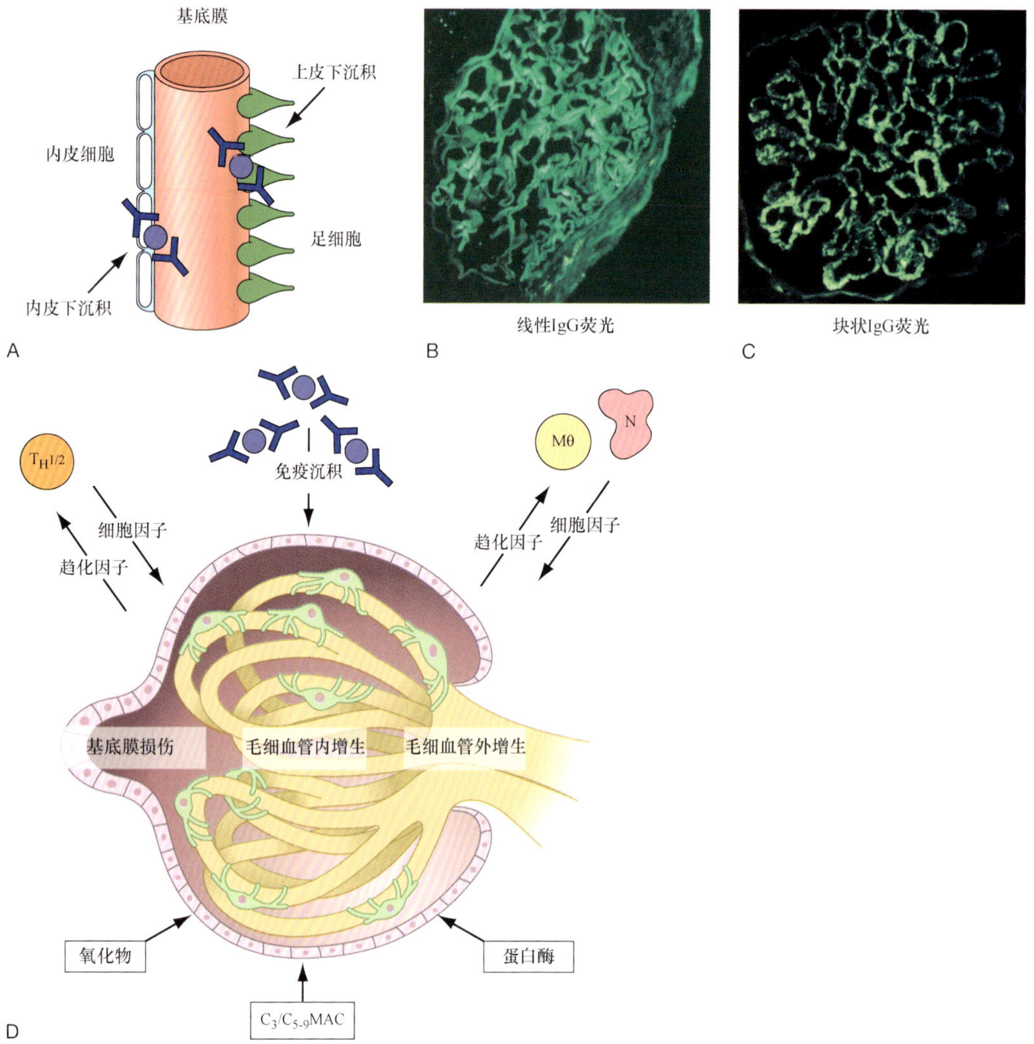

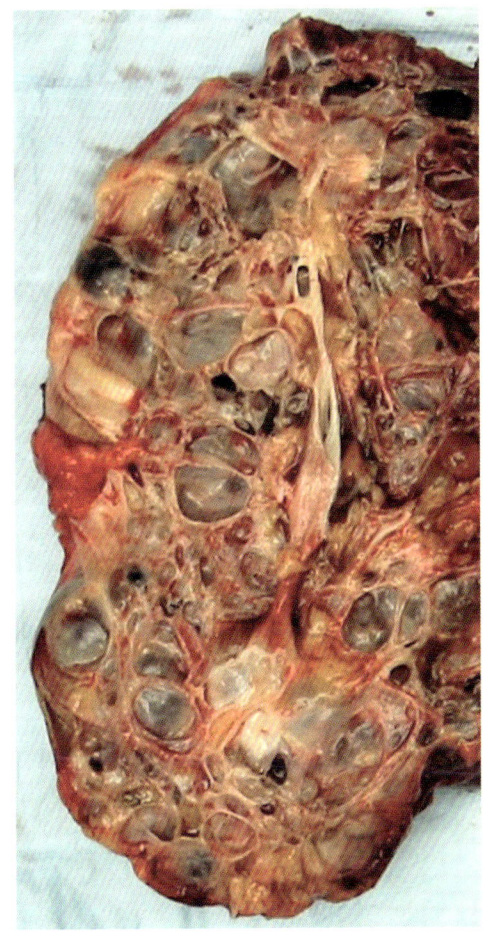

彩图 8-2

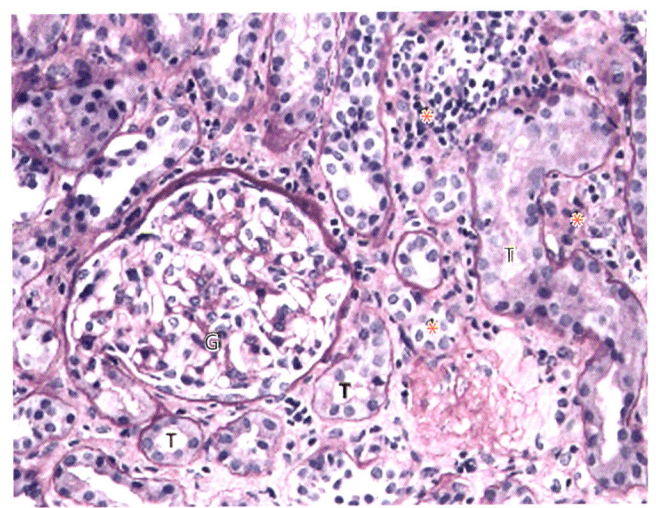

彩图 9-2

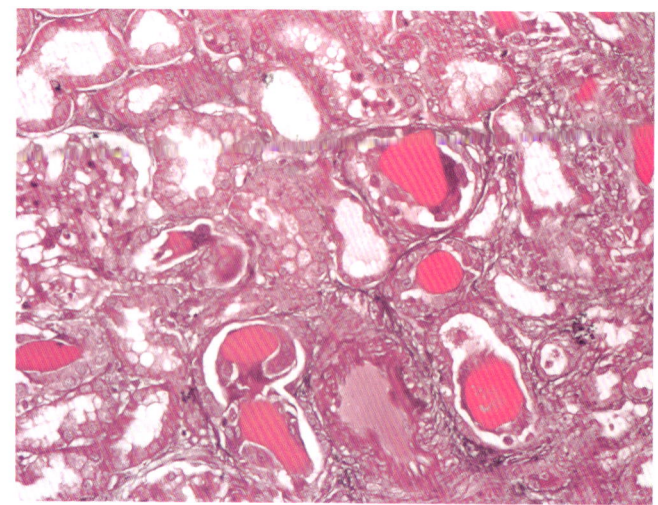

彩图 9-3

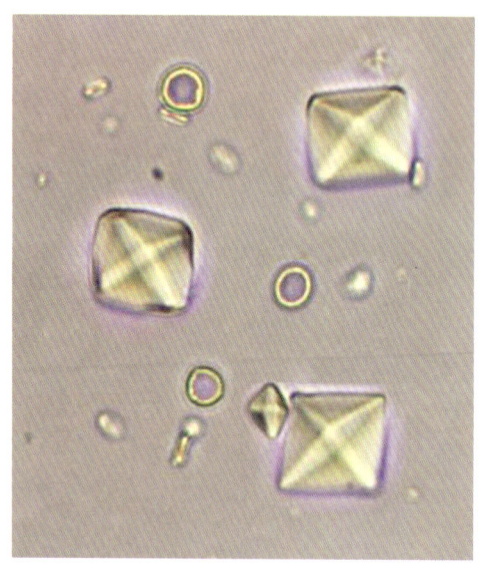
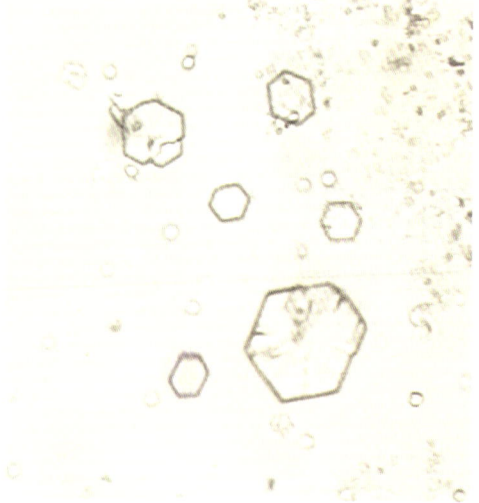

彩图 11-1

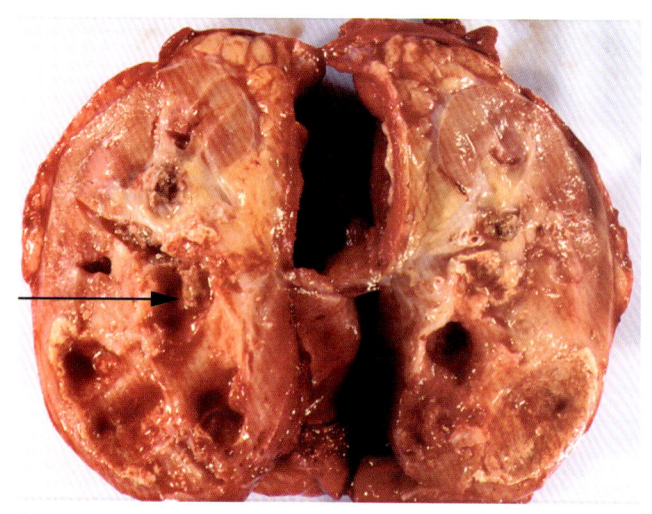
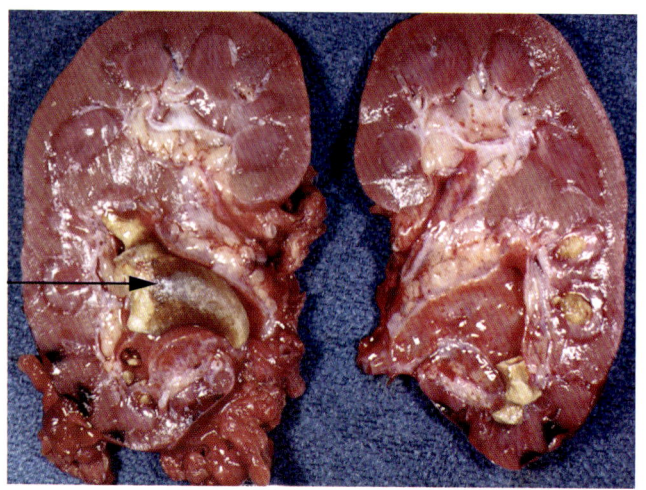

A B

彩图 13-3